Sergio Felleti

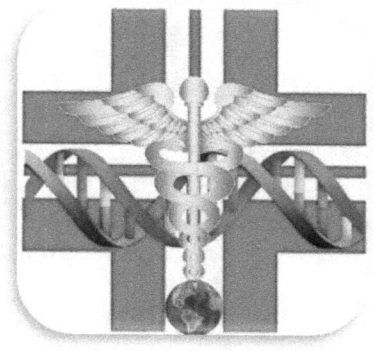

M M S
MINERAL MASTER SUPPLEMENT

UN ANTIDOTO IN PIU' CONTRO IL

CANCRO

CHIRURGIA - CHEMIO – RADIO E ALTRE TERAPIE
OSPEDALIERE, SONO OK,
MA NON SEMPRE BASTANO PER ELIMINARE UN TUMORE

Independently published

Titolo | MMS – UN ANTIDOTO IN PIU' CONTRO IL CANCRO

Autore | Sergio Felleti
sergiofelleti@gmail.com

ISBN | 9781977083395
Ag. ISBN: Intern. Standard Book Number - AIE-Ass. Ital Ed. - Ediser – Mi. Italy
© Tutti i diritti riservati all'Autore ® - © Copyright – Worldwide ®

Nessuna parte di questo libro può essere riprodotta, in qualsiasi formato, senza il preventivo assenso scritto e firmato dell'Autore.

Eventuali errori o imprecisioni presenti nell'opera non comportano responsabilità dell'Editore o dell'Autore, che hanno posto la massima cura all'elaborazione dei testi e nella riproduzione dei documenti.

Una copia gratuita di questo libro, in formato PDF, si può richiedere presso:
sergiofelleti@gmail.com

INDICE

5	– Nota.
7	– Prefazione.
11	– Cos'è il cancro e come nasce un tumore"
14	– Sfatiamo 14 leggende sulla malattia: Cancro.
20	– Cancro & Bufale prive di fondamento.
27	– Differenze tra: Tumore maligno e Tumore benigno.
31	– La terapia chirurgica (Domande e Risposte).
33	– I Linfonodi.
38	– La sola Chemioterapia può combattere il Cancro?
39	– Chemioterapia: 100 risposte a 100 domande.
82	– Glossario.
87	– Che cos'è la Radioterapia?
98	– Cos'è la Radioterapia esterna, e come funziona?
101	– Che cos'è la Radioterapia interna e come funziona?
107	– Le cure ormonali sono efficaci contro il cancro?
109	– Tumore per tumore: Una guida per conoscere, prevenire e curarlo.
111	– Combattere prima l'acidità dei tessuti corporei per poter iniziare a sconfiggere il tumore.
114	– L'equilibrio acido-base – Una breve spiegazione scientifica.
117	– I segni che rivelano l'acidità del corpo e i metodi per alcalinizzarlo.
119	– Come migliorare la propria alcalinità.
120	– Cosa sono gli Integratori alcalinizzanti?
124	– Come testare il pH del tuo corpo e farlo andare ai livelli ottimali.
128	– Il cancro non si cura con una dieta particolare.
130	– Come affrontare il cancro anche a tavola.
136	– Schede e Foglio illustrativo dei farmaci chemioterapici antitumorali.
138	– Ciò che troppi pazienti non sanno.
151	– Scheda e Foglio illustrativo dell'MMS.
153	– L'MMS – il Mineral Master Supplement.
155	– Che cos'è effettivamente l'MMS grezzo?
157	– L'impiego operativo del Clorito di sodio ($NaClO_2$).
161	– L'MMS è veramente pericoloso per la salute?
163	– L'MMS e la scoperta casuale di Jim Humble.
165	– Alcune informazioni sulla chimica dell'MMS.
170	– La terapia con l'MMS per via orale.
173	– Domande e risposte sull'MMS.
189	– Altre opzioni di somministrazione dell'MMS: • Terapia MMS per via endovenosa. • Terapia MMS con il clistere. • Terapia MMS per sanare il cavo orale.

195 — L'MMS è una importante terapia integrata.
200 — I meccanismi dietro al successo o al fallimento del trattamento con MMS.
202 — La FDA è All'apice della politica mafiosa dietro i farmaci?
209 — Epilogo.
211 — Ringraziamenti.
213 — Nota informativa & Copyright.
215 — Video attinenti al tema: MMS e Cancro.
215 — Fonti di riferimento e Citazioni.

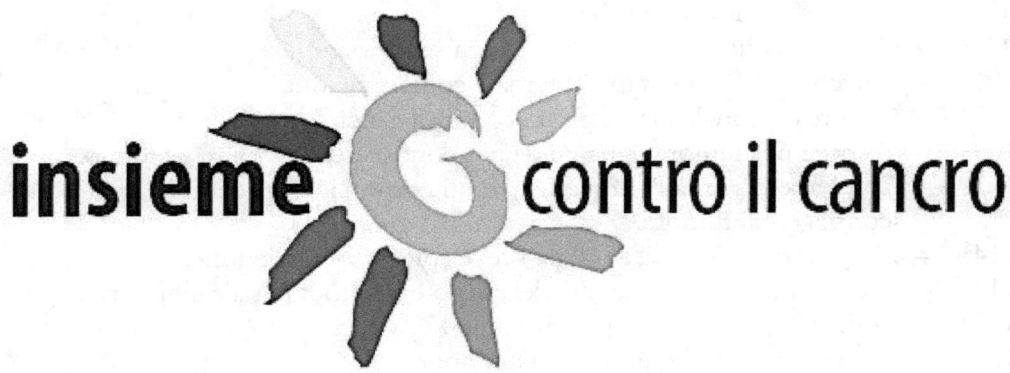

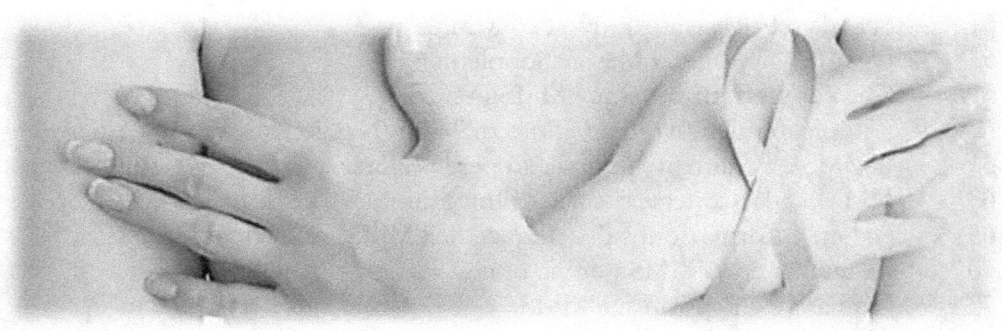

NOTA

Com'è consuetudine scrivere in ogni libro che parla di patologie, di cure mediche e di medicine, per motivi generali, legali e non, anche l'Autore di quest'opera ritiene giusto e opportuno, oltre ad usare il condizionale, indicare la seguente avvertenza:

"Pur ritenendo in alta misura l'esattezza e il rigore scientifico delle informazioni qui di seguito esposte, tutti i ragguagli presenti nei seguenti articoli non sostituiscono in nessun modo il parere del vostro medico e oncologo. Le notizie descritte in questo libro devono servire solo ad informare ulteriormente e a migliorare, e quindi non a rimpiazzare il rapporto medico-paziente.

In nessun caso e mai, i testi qui descritti, sostituiscono la priorità e l'importanza primaria e decisiva che ha la consulenza medica specialistica.

L'Autore, l'Editore e chi per loro, declinano ogni responsabilità con riferimento alle indicazioni fornite sui trattamenti e sui farmaci, ricordando a chiunque, a tutti i pazienti e lettori, che in ogni singolo caso, pur se minimo, di disturbi, malattie, stati patologici per alterazione delle funzioni di un organo o di tutto l'organismo e soluzioni e cure a patologie di ogni genere, è sempre necessario, comunque e in ogni evenienza, rivolgersi subito e direttamente al proprio medico curante.

Per qualsiasi tipo di cancro e di tumore, e qualsiasi proprietà questo possa avere, è sempre convenevole rivolgersi ad uno o più oncologi specializzati e seguire attentamente le loro linee di trattamento e di cura. Solo i medici che operano nelle strutture ospedaliere oncologiche, riconosciute dal Ministero della Salute, sono in grado di diagnosticare il concetto celato in questa grave patologia che può essere anche terminale; e, tramite numerose accurate analisi, dopo averne definito il tipo, le proprietà e la gravità, anche attraverso i sintomi e le reazioni del paziente, e dopo averne considerato con altri colleghi medici ogni singolo aspetto, costoro potranno prognosticare un giudizio clinico su un particolare metodo di cura da eseguire e sulla sua evoluzione".

Gli articoli di tipo scientifico e medico si basano su quanto pubblicato in materia sulle più recenti e autorevoli riviste, libri, documenti scientifici e sulle linee guida sanitarie internazionali più accreditate.

I dati epidemiologici internazionali sono tratti, tra l'altro, dalle ultime pubblicazioni edite dall'Organizzazione mondiale della sanità e della Comunità europea. Alcuni dei dati epidemiologici italiani si basano, tra l'altro, sulle rilevazioni dell'Associazione Italiana Registri Tumori (AIRTUM).

Né l'Autore e tantomeno l'Editore hanno alcuna relazione commerciale o preferenze con le aziende mediche-farmaceutiche menzionate che commerciano i prodotti citati in questo libro. Dopo averne consultato il proprio medico, ognuno è libero di acquistare ciò che preferisce presso una qualsiasi farmacia, parafarmacia, erboristeria o altre aziende riconosciute e autorizzate dal Ministero della Salute.

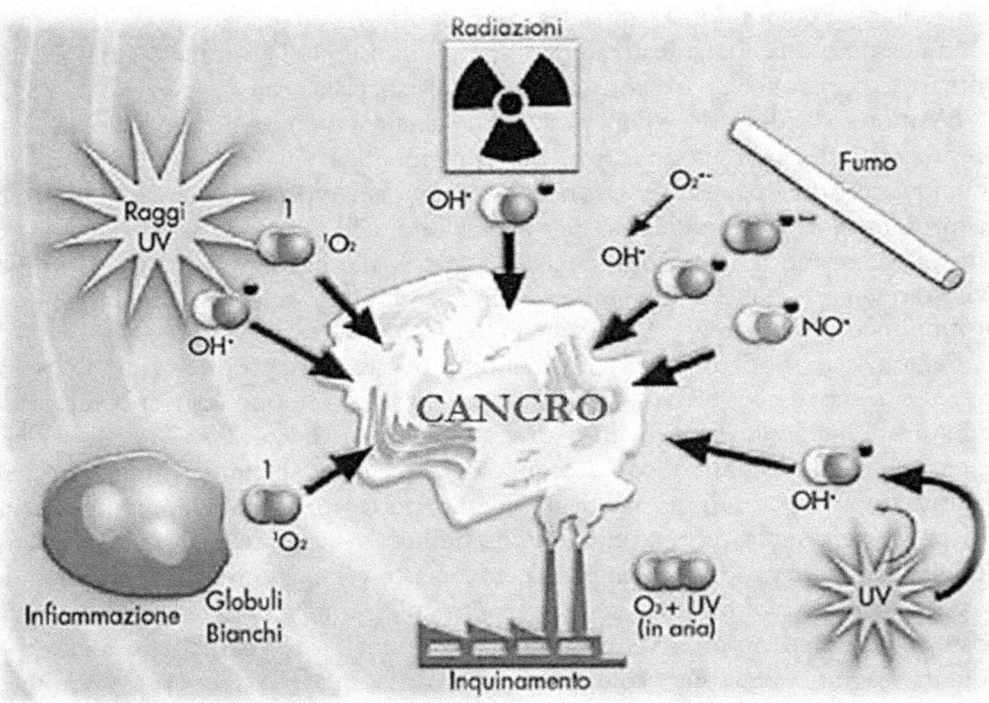

PREFAZIONE

Avendo avuto un grande successo editoriale, e quindi, essendone stata fortemente consigliata la lettura da diversi medici e oncologi, per coloro che non hanno letto il mio precedente libro, dal titolo: "CANCRO? GUARISCE MA SOLO COSI'", ritengo opportuno iniziare nel riscrivere una sua quasi identica breve Prefazione.

Dopo oltre un decennio di ricerche svolte in Olanda in laboratori medici universitari e accademici propensi a debellare il cancro, nonché studi su medicine allopatiche, alternative, complementari e omeopatiche contro i tumori, il parere di Sergio Felleti, qual autore di quest'opera, o meglio dire, di colui che ha assemblato in questo unico volume le migliori risorse intellettuali di centinaia di medici e prominenti oncologi, è il seguente:

E' da ritenere che i migliori e superlativi trattamenti oncologici ospedalieri, di cui non ne sono affatto contrario, pur se eseguiti in un'ottima e ben attrezzata struttura ospedaliera e con l'assistenza di medici e oncologhi laureati e altamente qualificati, non garantiscono quasi mai una percentuale superiore al 50% che la recessione del tumore, l'eliminazione del cancro e quindi la guarigione avverrà veramente entro i primi 5 anni da che fu constatato per la prima volta.

Ma ciò non è tutto. Ricordiamo che, siccome alcune delle formule risolutive oncologiche ospedaliere potrebbero essere alquanto aggressive, poiché si basano spesso su tre procedure molto rischiose e altamente invasive, cioè: la chirurgia, la chemioterapia e la radioterapia, fin troppo spesso accade che, se non si interviene nell'aiutare il sistema immunitario del malato, i vari effetti collaterali provenienti dai potenti farmaci chimici-ospedalieri somministrati, provochino al paziente dei disagi fisici e mentali alquanto gravi e dolorosi. Tra questi, siccome anche il sistema immunitario del paziente s'indebolisce, potrebbe provocare ulteriori patologi, inoltre come accade alquanto spesso, il risorgere di nuove cellule tumorali (metastasi) e quindi il proseguimento del cancro in altre parti del corpo.

Teniamo presente che il nostro sistema immunitario è una complessa rete integrata di mediatori chimici e cellulari, di strutture e processi biologici sviluppatasi nel corso della propria crescita fisica e mentale, ed è di vitale importanza per difendere l'organismo da qualsiasi forma di insulto chimico, traumatico o infettivo e per salvaguardare, guarire e mantenere ben funzionanti e integri gli organi, inclusi quelli vitali, e quindi l'ottima salute dell'intero corpo.

Per tale motivo, per essere efficace e completo, un ottimo trattamento oncologico non dovrebbe tentare di debellare solo le cellule cancerose presenti e ogni manifestazione che accompagna un tumore, ma è essenziale che ne elimini pure la causa. Perciò, mentre si combatte l'insieme dei sintomi, necessita rimuovere anche l'origine della fonte che ha provocato il cancro.

Quasi sempre, nei vari tessuti di un qualsiasi paziente affetto da cancro, vi sono formazioni fungine muffose, tossiche e distruttrici, inoltre, scorie e residui inquinanti e contaminanti di ogni genere, microscopici germi, vermi, parassiti, virus e batteri patogeni, microbi infettivi, bacilli fermentosi e pericolosi, questi e tante altre sostanze nocive sono spesso i responsabili del cambiamento del DNA avvenuto nelle cellule divenute tumorali e del loro squilibrio ormonale e comportamentale.

Tramite una più ampia vista panoramica si è potuto esaminare accuratamente l'efficacia di guarigione che stanno avendo i migliori trattamenti medici oggi esistenti e attuati, sia quelli riconosciuti come ufficiali dal Ministero della Salute, sia alcuni che non sono brevettabili ma inquadrati come integratori alimentari, e sia altri singoli metodi di cure che vengono severamente criticati da alcuni del mondo medico oncologico.

L'obiettivo principale è di coniugare e assemblare i più vantaggiosi sistemi e tecniche di cura attuati oggi negli ospedali di oncologia e renderli conciliabili con altri trattamenti che hanno dato prova di possedere un'alta virtuosità pur se chiamati supplementari.

Perciò, rimanendo non ciecamente positivo ma prendendo in seria considerazione gli aspetti concreti e realistici, l'intento finale di questo libro, è di collegare e unire in sinergia ciò che diventa il miglior effetto terapeutico prodotto dall'aggruppamento e dall'azione unita, combinata, simultanea e a volte graduale ma ben compatibile dei migliori protocolli medici oggi esistenti. Solo con questo sano concetto si può ottenere una cura sanitaria unica nel suo genere favorendone una percentuale di guarigione maggiore, più completa, più rapida e con più efficacia e potenzialità contro il famigerato cancro".

Proseguendo nella compilazione di quest'Opera medica-letteraria che tratta il tema: "CANCRO", a differenza della precedente edizione che, essendo globale ma alquanto tecnica e superficiale, in questo proseguo è rivelato dettagliatamente un particolare componente supplementare, le dosi e le cure di una formula che il paziente potrebbe assumere di fianco alle cure mediche ospedaliere, siano esse: Chemioterapia e Radioterapia di vario tipo, una o più operazioni chirurgiche oncologiche e quant'altro diagnosticato, consigliato ed eseguito dagli oncologi nel tentativo di debellarne il cancro.

Questa formula supplementare compatibile con le cure mediche oncologiche ospedaliere si chiama:

MMS (Mineral Master Supplement) Clorito di sodio (NaClo2).

Inoltre, per favorire al paziente una percentuale superiore di guarigione dal micidiale cancro, oltre ad una dieta temporanea, è consigliabile affiancarvi i due seguenti soprappiù: Disintossicanti efficaci e Acque alcaline con la capacità di neutralizzarne l'azione degli acidi corporei in eccesso.

Tuttavia, prima di iniziare a parlare di importanti cure appropriate e innovative, è essenziale che il paziente e/o il familiare che lo assiste capisca bene che cosa è e come si evolve questa grave patologia chiamata: Cancro, ovvero Tumore.

L'efficacia dell'MMS non è da sottovalutare

Eppure, L'MMS ha dato prova di essere uno dei più potenti killer di cellule tumorali, di agenti patogeni e disintossicatore del mondo.

Questo ulteriore trattamento che è pure in grado di ristabilire il giusto DNA del paziente (che non ha effetti collaterali rilevanti) si chiama MMS (Mineral Master Supplement) e aggiunge un'importante surplus al ristabilimento delle condizioni di salute, che a sua volta si addiziona ai valori percentuali che riguardano la giusta alimentazione e altri importanti fattori emotivi.

Considerando che la sola somministrazione di dosi chemioterapici potrebbero anche uccidere il paziente, è quindi d'obbligo assisterlo, fornendogli gli ulteriori e giusti elementi supplementari e complementari necessari a salvarlo da un eccessivo pericolo che potrebbe provenire da una conseguenza secondaria o da un effetto collaterale letale.

Naturalmente, nel caso che un paziente sia affetto da un cancro maligno, parecchio aggressivo, e che il tumore si trovi in uno stato di metastasi molto avanzato, con l'aggravante che uno o più dei tessuti o organi vitali ne siano stati colpiti, invasi e inattivati, e che abbia iniziato a fare ricorso di cure in uno stadio alquanto ritardato, non può sperare e aspettarsi che esista un elisir, una formula magica o un rimedio toccasana pronto e sicuro al 100% che possa essere considerato prodigioso alla sua guarigione.

Per questi e per tanti altri fattori, necessita che, se si vuole aumentare la percentuale di guarigione, già da subito, sia somministrato al paziente tutto ciò che gli manca e ciò che gli necessita per debellare la sua patologia e per completare la cura consigliata dall'oncologo e da altri medici specialisti.

Purtroppo, spesso queste e tante altre informazioni essenziali e importanti modalità supplementari non vengono né somministrate e neppure suggerite ai pazienti dai medici e oncologhi ospedalieri.

Non pretendiamo che questo libro sia visto come una panacea risolutiva, comunque, include tutte le notizie indispensabili che completano e danno una marea di risposte esaurienti al titolo esposto in copertina:

"MMS – UN ANTIDOTO IN PIU' CONTRO IL CANCRO"

L'assemblaggio delle migliori cure oncologiche

Questo libro si propone di salire per un attimo su un gradino superiore a tutta l'attuale scienza medica internazionale che studia la patologia: Cancro e Tumori. Tramite una più ampia vista panoramica si è potuto esaminare accuratamente l'efficacia di guarigione che hanno i migliori trattamenti medici oggi esistenti e attuati, sia quelli riconosciuti come ufficiali dal Ministero della Salute, sia alcuni che, non essendo brevettabili, sono stati inquadrati come integratori alimentari, e sia altri singoli che vengono severamente criticati da alcuni medici scettici del mondo medico oncologico.

L'obiettivo principale di questo libro è quello di coniugare e assemblare il più vantaggioso sistema e tecnica di cura tumorale attuato oggi negli ospedali di oncologia e renderlo compatibile con quello che ha una maggiore virtuosità, pur se in gergo è chiamato alternativo o supplementare.

L'intento finale, è stato quello di collegare e unire in sinergia l'effetto terapeutico prodotto dall'aggruppamento e dall'azione unita, combinata e simultanea dei vari protocolli medici esistenti con quelli ufficialmente riconosciuti dal Ministero della Salute. Questo sano concetto di ottenere una cura di trattamento unica nel suo genere e che favorisca una guarigione maggiore, più certa, più completa, più rapida e con più efficacia e potenzialità, ha già avuto numerosi esiti più che soddisfacenti.

L'Autore vi augura una piacevole lettura

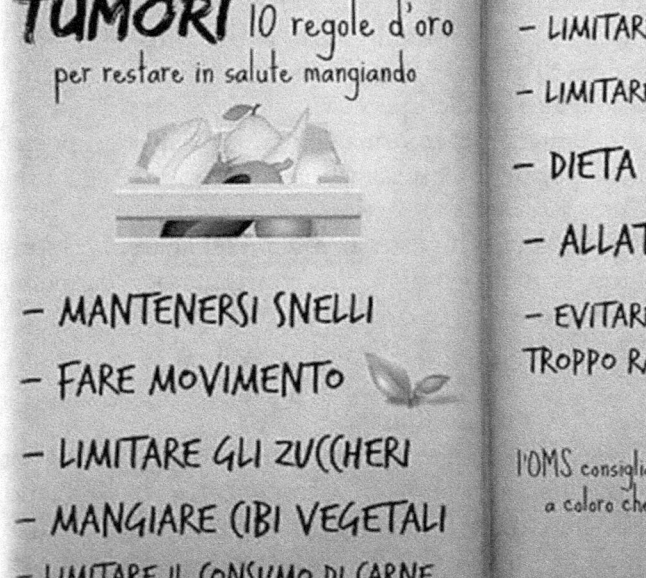

CHE COS'È IL CANCRO E COME NASCE UN TUMORE?

Il cancro può colpire uno e contemporaneamente o progressivamente più organi e tessuti differenti. Considerando che esistono circa 200 tipi di cellule in un organismo adulto, non sorprende che ci siano oltre 200 tipi diversi di cancro.

Alla domanda: Cos'è il cancro? gli studiosi fanno ancora fatica a dare una risposta precisa e convincente. E replicano che la domanda è mal posta. Che non bisogna parlare di cancro, ma di cancri.

In realtà, per cancro s'intende la proliferazione di cellule anormali e irregolari, che risulta letale se non curata.

Il nome cancro è stato dato a questa patologia per la somiglianza delle ramificazioni della malattia con le zampe dell'animale (il crostaceo: granchio [latino: "Cancer" - greco "karkinos"] con cinque paia di arti ambulacrali - chele); ad esempio: per chi non lo avesse mai visto, provate ad guardare la schiena di un paziente affetto da un tumore mentre si trova nella fase terminale una settimana prima della sua morte. Vedrete uno spettacolo orrendo: un grande tatuaggio graffito dall'interno della cute che spinge verso l'esterno dell'intera schiena; la sua forma somiglia letteralmente ai tentacoli o chele di un Granchio.

Cancro è quindi la parola che unisce tutti i tipi di tumori (da tumor = tumefazione, gonfiore) che si trovano nei diversi tessuti, canali sanguigni (linfonodi) e organi del corpo. Per Neoplasia (da neos = nuovo e plasis = formazione) s'intende la formazione di un nuovo tessuto, una massa patologica dell'epitelio formata da cellule proliferanti anomale.

In effetti non si può parlare di un'unica malattia chiamata cancro, ma di diversi tipi di malattie, che hanno cause diverse e distinte, che colpiscono organi e tessuti differenti, che richiedono quindi esami diagnostici e soluzioni terapeutiche particolari.

Esistono però alcune proprietà e caratteristiche che accomunano tutti i tumori, e che consentono di tentare a dare una risposta valida - almeno in linea generale - per tutte le forme della malattia. Per usare una metafora, si può dire che ad un certo punto, una cellula dell'organismo "impazzisce" - perde alcune sue proprietà, ne acquisisce altre - e comincia a moltiplicarsi al di fuori di ogni regola.

All'interno di ogni cellula esistono in realtà dei "geni controllori" destinati a impedire che una cellula "sbagliata" possa sopravvivere dando magari origine a un tumore. Affinché il processo tumorale si inneschi bisogna che anche questi geni di controllo siano fuori uso. A causa di questo "guasto" nel meccanismo che ne controlla la replicazione, le cellule si dividono, e quindi si moltiplicano quando non dovrebbero, generando un numero enorme di altre cellule con lo stesso difetto di regolazione. Questa loro duplicazione incontrollata si chiama: metastatizzazione.

Le cellule sane finiscono quindi per essere soppiantate e quindi sostituite dalle più esuberanti cellule malate di neoplasia.

Sia le cellule di un tumore benigno sia quelle di un tumore maligno tendono a proliferare in maniera abnorme ma, e questa è la differenza fondamentale, solo le cellule di un tumore maligno - in seguito ad ulteriori modificazioni a carico dei geni - tendono a staccarsi, a invadere i tessuti vicini, a migrare dall'organo iniziale di appartenenza per andare a colonizzare altre zone dell'organismo.

Il tumore benigno rimane dunque limitato all'organo in cui si è sviluppato, mentre il tumore maligno - nel corso di un processo che può avere una lunghezza estremamente variabile e che dura in genere anni - estende la malattia ad altri organi, fino a colpire e compromettere organi vitali quali il polmone, il fegato, il cervello e altri. Questo processo prende il nome di metastatizzazione e le metastasi rappresentano la fase più avanzata della progressione tumorale, oltre che la causa reale dei decessi per cancro.

Le cause della mutazione genetica

Sappiamo ormai con buona certezza che il cancro origina da un accumulo di mutazioni, cioè di alterazioni dei geni che regolano la proliferazione e la sopravvivenza delle cellule, la loro adesione e la loro mobilità. Le mutazioni possono svilupparsi in tempi molto differenti, anche sotto l'influenza di stimoli esterni. Il tumore benigno può essere considerato la prima tappa di queste alterazioni. Tuttavia, purtroppo molto di frequente, ci si accorge di essere affetti da un tumore e quindi questa prima tappa viene saltata e si arriva alla malignità senza evidenti segni precursori.

Quali sono, però, le cause della mutazione genetica? Oggi gli scienziati sanno che solo in rari casi le cause necessarie e sufficienti per lo sviluppo del tumore sono già "scritte" all'origine nei geni, cioè sono ereditarie.

Altre cause che provocano un tumore

Nella stragrande maggioranza dei tumori, invece, le alterazioni dei geni che sono responsabili della malattia sono determinate da cause ambientali. Sono provocate dall'esposizione prolungata ad agenti cancerogeni, di origine chimica, fisica o virale.

Tuttavia il fumo di sigaretta, l'amianto, alcune sostanze sviluppate dalla combustione del petrolio o del carbone, lo smog, l'inquinamento atmosferico, i raggi ultravioletti del sole, le sostanze chimiche a cui possono essere sottoposti i lavoratori in certi processi industriali o in agricoltura, l'assunzione di cibi e di bevande inquinate, il troppo alcol e una dieta squilibrata, possono sommarsi ad una "fragilità" genetica predeterminata e arrivare a provocare delle mutazioni che - alle stesse dosi e durate di esposizioni - non si riscontrano in altri individui. In alcuni casi poi, le mutazioni si generano per errori nel meccanismo di replicazione delle cellule, indipendentemente dall'ambiente esterno.

La risposta della scienza medica

Per affrontare questo tipo di problematica si è sviluppata un'enorme quantità di lavoro di laboratorio per studiare il DNA e le componenti genetiche che condizionano l'aumentata suscettibilità allo sviluppo tumorale.

Ma c'è anche una scienza specifica - l'epidemiologia - il cui obiettivo è identificare le cause dei tumori e i fattori di rischio associati. Grazie agli studi epidemiologici è stato possibile, per esempio, dimostrare con certezza che il fumo di sigaretta aumenta il rischio di tumore del polmone o che l'alimentazione scorretta contribuisce ad aumentare il rischio di molte neoplasie come quelle dell'apparato digerente e del seno.

E' attraverso la loro identificazione che è possibile mettere in pratica quella prevenzione che rappresenta uno degli obiettivi più importanti per arrivare alla sconfitta del cancro. O, meglio, dei diversi tipi di cancro.

Un paziente affetto da un tumore si fa molte domande:
• Perché le cellule diventano tumorali?
• Che cosa sono le metastasi?
• Mi devo preoccupare per un linfonodo ingrossato?
• Come nasce un tumore.
• Le cause del cancro.
• Metastasi: le domande più frequenti.
• Metastasi sotto assedio.
• Il cancro è sempre più curabile.
• Tumori benigni.
• Linfonodi: le domande più frequenti.
• Staminali, la benzina del tumore.

Nel seguente sito web si possono trovare le migliori risposte a queste e a tante altre domande: www.airc.it/tumori/cosa-e-il-cancro.asp
1)*

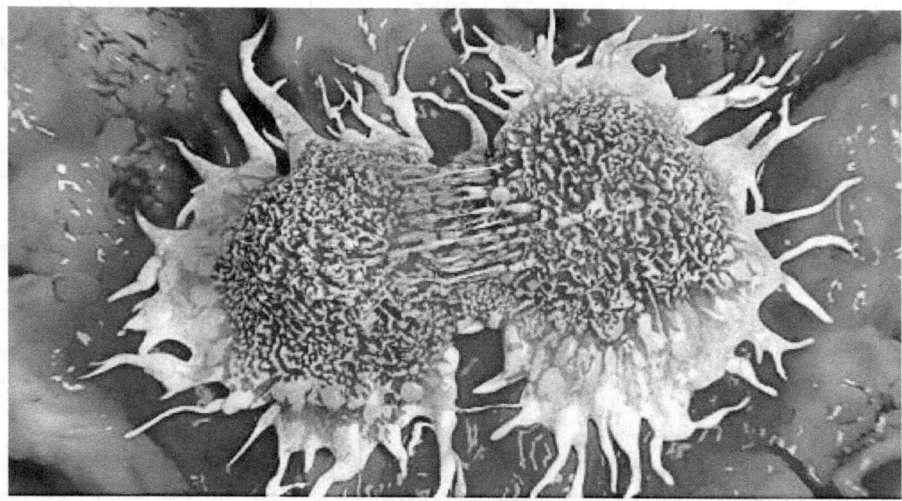

DUPLICAZIONE DI UNA CELLULA TUMORALE

SFATIAMO 14 LEGGENDE SULLA MALATTIA: CANCRO

- Il cancro è di origine genetica!?
- Lo stress aumenta il rischio d'insorgenza di questa malattia!?
- Le protesi mammarie possono provocare un tumore al seno!? ...

... E' tante altre affermazioni, commentate e scritte pure da medici laureati non corrispondono a verità. Si, sul cancro circolano innumerevoli svariati pareri, giudizi differenti e dichiarazioni diverse, alcune idee personali sono vere, mentre altre sono totalmente false e infondate. Quest'articolo aiuta a distinguere le leggende dalla realtà:

1) Il numero dei tumori è in aumento!
Risposta: **Vero**

Sono 369mila i nuovi casi di tumore in Italia stimati nel 2017 (192.000 fra i maschi e 177.000 fra le femmine), nel 2016 erano 365.800.

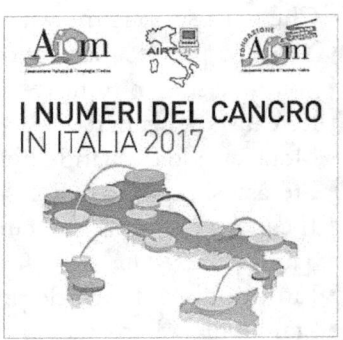

La diagnosi di cancro del polmone fra le donne è elevata: 13.600 nel 2017 (+49% in 10 anni), dovuto alla forte diffusione del fumo fra le italiane. Crescono in entrambi i sessi anche quelli del pancreas, della tiroide e il melanoma; in calo, invece, le neoplasie allo stomaco e al colon-retto, grazie anche alla maggiore estensione dei programmi di screening.

Oggi oltre 3 milioni e trecentomila cittadini (3.304.648) vivono dopo la diagnosi, addirittura il 24% in più rispetto al 2010. Inoltre una conferma: il cancro colpisce più al Nord della Penisola, ma al Sud si sopravvive di meno.

Sono questi alcuni dei dati che emergono da "I numeri del cancro in Italia 2017", il censimento ufficiale dell'Associazione Italiana di Oncologia Medica-AIOM e dell'Associazione Italiana Registri Tumori-AIRTUM, presentato a Roma nell'Auditorium del Ministero della Salute in un convegno nazionale.

«La conoscenza dei dati presentati in questo volume - spiega il Ministro della Salute, Beatrice Lorenzin, nella prefazione - potrà rendere più facile e incisiva l'azione di miglioramento del livello delle prestazioni e dei servizi, in particolare per lo sviluppo dei percorsi e delle reti oncologiche, garanzia di uguale accesso, tempestività, qualità e appropriatezza sia negli iter diagnostici che nelle cure per tutti i cittadini in tutte le Regioni. Ricerca clinica e traslazionale, umanizzazione, rapporto medico-paziente, informazione e prevenzione sono alcune tra le parole chiave da conoscere ed implementare per chi ha compiti di responsabilità nei confronti dei cittadini ammalati di tumore».

Le 5 neoplasie più frequenti nel 2017 nella popolazione sono quelle del colon-retto: (53mila nuovi casi), seno: (51mila, in crescita solo nelle fasce di età dove si è avuto un ampliamento dello screening, cioè fra i 45-49 anni e nelle over 70), polmone: (41.800), prostata: (34.800) e vescica: (27mila).

Nel 2014 (ultimo dato ISTAT disponibile) sono stati 177.301 i decessi attribuibili al cancro. Le neoplasie rappresentano la seconda causa di morte (29% di tutti i decessi) dopo le patologie cardio-circolatorie: (37%). Il tumore che ha fatto registrare nel 2014 il maggior numero di decessi è quello al polmone: (33.386), seguito da colon-retto: (18.671), mammella: (12.330 decessi), pancreas: (11.186) e stomaco: (9.557).

2) Non tutti i tumori possono essere guariti!
Risposta: **Vero**

La medicina sta però facendo grandi progressi a riguardo. Oggi, più di un cancro su due può essere guarito, trent'anni fa il rapporto era uno su tre. Si tratta però di un concetto ancora abbastanza debole nelle persone colpite da un tumore, soprattutto a causa della confusione che ancora esiste tra i termini "guarigione" e "remissione".

«In caso di tumore, esistono tre situazioni possibili», spiega il Prof. Jean-Yves Blay, presidente del Sito di ricerca integrato sul cancro di Lione (LYRIC).

«Quella in cui si può operare o curare completamente, senza la comparsa di recidive. dopo un certo tempo, che varia in base al tipo di tumore, non si parla più di remissione ma di guarigione. Poi, naturalmente, esistono i casi in cui la malattia non può essere curata. infine ci sono i casi intermedi, in cui il cancro è stabilizzato e può restare così, senza evolvere, per molti anni.

In questi ultimi casi non vi è una "guarigione", ma il cancro può diventare una malattia cronica, stabilizzata a lungo termine, alla stregua del diabete o dell'ipertensione. - *prosegue il Prof. Blay* - Il paziente forse non debellerà mai il tumore, ma potrà vivere così per molti anni, conservando la qualità della vita».

Un concetto importante che aiuta a stemperare la rappresentazione negativa del cancro che spesso hanno i pazienti.

3) Evitare il cancro è impossibile!
Risposta: **Vero**

Promettere a qualcuno che non svilupperà mai un cancro è impossibile. La soluzione miracolosa per evitare questo male non esiste. In compenso, tramite un'accurata prevenzione è possibile intervenire su numerosi fattori e ridurre fortemente il rischio di soffrirne in futuro.

In prima fila tra questi fattori: il fumo, responsabile di oltre il 90% dei tumori al polmone e di oltre il 50% dei tumori alle vie aero-digestive superiori (bocca, laringe, faringe, esofago. Poi ci sono il troppo alcol e l'errata alimentazione.

Secondo l'Istituto Nazionale dei Tumori, la prevenzione e l'eliminazione dei principali fattori di rischio permetterebbe di diminuire di un terzo la diffusione di questa malattia letale.

4) L'origine del cancro è genetica!
Risposta: **Falso**

Questo opinione comune è dura a morire, e a ragione: alcuni tumori hanno effettivamente un'origine ereditaria, è il caso di alcuni tumori al seno o al colon-retto. L'esempio si trova in alcune mutazioni genetiche che aumentano il rischio di sviluppare la malattia. «L'ereditarietà può implicare un aumento dell'insorgenza di tumori in alcune famiglie. - *ammette il Prof. Blay, oncologo* - Ma il fatto di avere precedenti di tumori nella propria famiglia non significa necessariamente che ne svilupperemo uno».

Entrano in gioco numerosi altri fattori. I tumori sono malattie multifattoriali, dovute cioè a più fattori che, combinati, provocano la comparsa di cellule cancerogene. La genetica è uno di questi, ma non è certo l'unico. A titolo esemplificativo, un'esposizione a prodotti cancerogeni, una cattiva alimentazione o anche un'infezione (Papillomavirus umano nel collo dell'utero o l'Epatite B per il fegato) possono essere responsabili della comparsa di tumori.

5) Lo stress può provocare la comparsa di un cancro!
Risposta: **Falso**

Le attuali conoscenze sull'argomento sono contraddittorie e un legame di causalità non può essere sempre e direttamente stabilita tra lo stress e l'aumento del rischio di cancro.

«IL CONCETTO DI STRESS GENERALMENTE È VAGO. - *spiega la Dott.ssa Sarah Dauchy, presidentessa della Société française de psycho-oncologie* - Si utilizza questo termine senza distinzione per indicare sia i fattori stressanti che lo stato di stress in sé. al momento non abbiamo sufficienti dati scientifici per affermare che situazioni che generano stress possano aumentare il rischio di cancro, né che uno stato psicologico di stress possa far comparire questa malattia. - *prosegue la psichiatra* - Lo stato di stress e le sue manifestazioni fisiologiche sono complesse. Ogni volta che uno studio dimostra un legame tra questo stato e il cancro, lo fa appoggiandosi solo su alcuni anelli di questa catena, il che alla fine non dimostra niente.

Alcuni stati di stress, in compenso, possono condurre a comportamenti dannosi, come il consumo di tabacco o alcol in dosi massicce, o una cattiva ed errata alimentazione. Simili conseguenze dello stress possono effettivamente aumentare il rischio di sviluppare un cancro».

6) La depressione è una forte causa di cancro!
Risposta: **Falso**

«Moltissime meta-analisi si sono soffermate sul legame tra cancro e depressione. - *osserva la psichiatra Sarah Dauchy* - Non è possibile affermare che la depressione aumenti il rischio di cancro, e neanche che sia un freno alla sua guarigione. Se anche un rischio restasse possibile, si tratterebbe di un rischio "debole", associato unicamente alla presenza di una depressione di lungo corso.

In questi casi è molto probabile che lo stato depressivo abbia ripercussioni negative sull'igiene di vita, e sarebbe questa a favorire l'insorgenza di un tumore. La depressione frena inoltre l'accesso alle cure: i pazienti, infatti, tardano a farsi visitare e vengono diagnosticati a uno stadio più avanzato e spesso tardivo della malattia. - *prosegue la psichiatra.*

Per quanto riguarda lo stato depressivo dei pazienti malati di cancro e dei suoi effetti sulla malattia, il legame è ancora più complesso. Innanzitutto, il livello depressivo misurato non può essere interamente legato a una depressione, ma a un cancro più avanzato che, per esempio, provoca una grande stanchezza. - *spiega la Dott.ssa Dauchy* - Lo stato infiammatorio legato al cancro può anche, da solo, dar luogo a una depressione transitoria, così come alcuni trattamenti anticancerogeni possono essere all'origine di stati depressivi puntuali. Tutti questi quadri depressivi non possono essere considerati "vere" diagnosi di depressione».

7) Uno spirito combattivo aiuta a guarire!
Risposta: **Falso**

«Esistono molti luoghi comuni riguardo all'effetto della propria personalità sul cancro, ma sono quasi tutti falsi e servono solo a colpevolizzare i pazienti. - *insiste la Dott.ssa Sarah Dauchy* - No, le persone combattive non sono più protette di altre dal cancro e non hanno una maggiore possibilità di guarigione. Analogamente, quelle che hanno la tendenza a reprimere le loro emozioni non sono più a rischio di altre.

L'idea secondo la quale le possibilità di guarigione dipendano per metà dalla medicina e per metà dal paziente stesso e dalla sua battaglia contro la malattia è totalmente falsa, o perlomeno, non ha nessuna base scientifica. - *sostiene la psichiatra.*

Questo concetto del "Fighting spirit" viene spesso evocato nei pazienti in fin di vita, ai quali si rimprovera di aver "smesso di lottare" e di non avere più la "voglia di continuare". Sono parole dure e ingiustificate. - *conclude Sarah Dauchy* - Occorre comprendere che, quando succede ciò, è perché il cancro si sta espandendo e sta avendo la vincita sul sistema immunitario del paziente ed è solo questo a creare quella condizione mortale, non l'arrendersi del paziente».

8) I deodoranti sono responsabili di tumori al seno!
Risposta: **Falso**

Si tratta di un altro luogo comune molto diffuso, nato negli anni '90. Diverse sostanze nei deodoranti e negli antitraspiranti (soprattutto l'alluminio) sono state accusate di costituire un rischio di sviluppare un cancro al seno.

«Questa voce è stata formalmente smentita dagli studi di alcuni esperti francesi di fama nazionale e internazionale». - *afferma la Fondazione Arc per la Ricerca sul Cancro.*

«Questa informazione è totalmente sbagliata, eppure è ancora molto diffusa. - *conferma il Prof. Jean-Yves Blay, oncologo.* - Fa parte di quelle accuse che servono più che altro a spostare l'attenzione dai principali fattori di rischio di cancro».

9) Le protesi mammarie possono provocare un cancro!
Risposta: **Falso**

La chirurgia plastica al seno viene spesso messa sotto accusa. Secondo la Fondazione ARC per la Ricerca sul cancro: «Nessun aumento di rischio (di cancro) sembra essere associato a (tali) chirurgie plastiche eseguite per ridurre o per aumentare il volume dei seni».

Secondo le attuali conoscenze mediche, le protesi mammarie non sarebbero dunque un fattore di rischio.

«È un'opinione comune ma sbagliata, come quella che accusa i deodoranti di aumentare il rischio di cancro al seno». - *afferma l'oncologo Jean-Yves Blay.*

10) Allattare protegge dal cancro al seno!
Risposta: **Vero**

Molti studi si sono interessati alla questione, approfondendo i vantaggi dell'allattamento. Un'analisi pubblicata dalla rivista Lancet, che raggruppa i risultati di 47 di questi studi, coprendo 30 Paesi, è arrivata alla conclusione che le donne che hanno allattato presentano un rischio inferiore rispetto alle altre di sviluppare un cancro al seno. Questo fattore di protezione, tuttavia, si è rivelato vero solo per gli allattamenti prolungati.

In effetti, il rischio di sviluppare un cancro al seno sarebbe diminuito dal 4 al 5% per le donne che hanno allattato per un totale di 12 mesi. Un simile effetto protettivo sarebbe dunque proporzionale alla durata cumulativa dell'allattamento.
2)*

11) L'attività fisica può proteggere dal cancro!
Risposta: **Vero**

Sì, la pratica di un'attività fisica regolare è associata a un minor rischio di cancro. Questo effetto protettivo è stato dimostrato nella comparsa di tumori al colon, al seno e al corpo dell'utero. Potrebbe avere un ruolo anche nella prevenzione dei tumori al pancreas, alla prostata e alle ovaie, così come nella prevenzione delle recidive.

Per rimanere in buona salute e conservare un buono stato fisico il "Programme National Nutrition Santé" raccomanda di praticare in media l'equivalente di 30 minuti di camminata veloce al giorno.

12) Il sovrappeso e l'obesità aumentano il rischio di cancro!
Risposta: **Vero**

Il sovrappeso e l'obesità sono fattori di rischio riconosciuti per alcuni tipi di cancro: al pancreas, al rene, al colon, al retto, all'esofago, al fegato e in particolare al cancro al seno nelle donne in menopausa. Queste condizioni sono spesso associate a cattive abitudini alimentari e a un'attività fisica troppo scarsa che possono aumentare il rischio di sviluppare uno o più tumori in varie zone del corpo.

Durante le terapie è consigliabile che il paziente raggiunga il peso e l'altezza ideale.

13) Esiste un regime alimentare anti-cancro!
Risposta: **Falso**

Affermare che alcune abitudini alimentari possano preservare al 100% dal cancro è sbagliato. Certo, alcune diete come quella mediterranea hanno dimostrato di avere effetti protettivi, ma non sono la panacea. Stessa constatazione riguardo all'effetto inverso di alcune diete considerate dannose.

«Un rischio aumentato di tumore è invece stabilito per il consumo eccessivo di prodotti grassi. È il caso del cancro al seno. - *spiega il Prof. Jean-Yves Blay, professore di Cancerologia all'università Claude Bernard di Lione* -

La carne rossa è spesso messa sotto accusa, così come alcune modalità di cottura, per esempio al barbecue. Anche se associati a un rischio aumentato di cancro, si tratterebbe di un rischio debole, finora non riconosciuto. - *prosegue il cancerologo* - Quello che può influenzare questo rischio al rialzo, come per tutto, è l'eccesso».

La "dieta" migliore resta dunque, semplicemente, un'alimentazione sana ed equilibrata, basata sulle raccomandazioni dell'INRAN, l'Istituto Nazionale di Ricerca per gli Alimenti e la Nutrizione: cinque porzioni di frutta e verdura al giorno, tre prodotti derivati dal latte, ecc..

14) I fattori ambientali sono cause importanti di tumori!
Risposta: **Falso**

Numerosi fattori ambientali sono accusati di provocare tumori. È il caso delle onde elettromagnetiche per i tumori al cervello, degli OGM e dei pesticidi per i tumori di origine alimentare.

«Gli studi condotti sull'argomento forniscono risultati contraddittori e al momento non consentono di affermare niente. Un effetto è comunque possibile, ma non è stato ancora del tutto dimostrato. - *chiarisce il cancerologo Jean-Yves Blay* -

L'aumento del rischio di cancro non è dunque riconosciuto e, in ogni caso, rimarrebbe debole rispetto ad altri fattori quali il fumo, l'alcol o una cattiva alimentazione».

L'Istituto Nazionale dei Tumori, tuttavia, per precauzione raccomanda di

limitare al massimo le esposizioni ambientali e professionali, in particolare quelle la cui pericolosità sia stata effettivamente dimostrata: inalazioni diretta di polveri fini, raggi UV, amianto, bisfenolo A e perturbatori endocrini, radon, ecc.
3)*

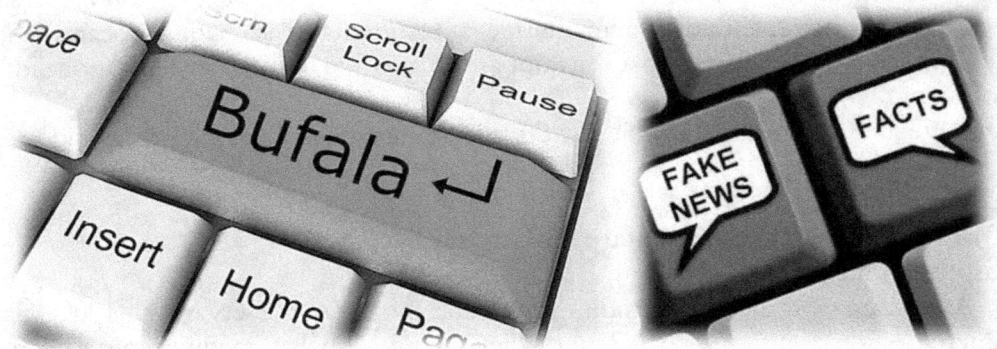

CANCRO E BUFALE PRIVE DI FANDAMENTO

Riguardo al cancro in generale, quest'articolo risponde alle domande più frequenti. L'elenco non può naturalmente essere esaustivo ma cerca di chiarire alcuni dei dubbi più essenziali a proposito dell'argomento. Il termine "cancro" è molto generico e serve a semplificare un problema medico molto vario e abbastanza complesso.

Non esiste IL cancro, ma bensì una serie di malattie che hanno caratteristiche simili. Per curare con efficacia i tumori non esistono "cure alternative", ma solo le cure che possiedono una base scientifica e che hanno dimostrato, anche tramite una miriade di testimonianze di avere efficacia. Molte di queste cure si praticano negli ospedali pubblici e sono basate su studi e protocolli che hanno avuto riscontri da test ed esperimenti validati in tutto il mondo.

Attenzione quindi, a chi promette guarigioni miracolose, a chi dice di aver scoperto una cura efficace contro il cancro e a chi si descrive come un genio incompreso o boicottato dalla scienza e dai Big Pharma internazionali.

Tra le tante bugie raccontate, eccone alcune:

1) Oggi di cancro si muore!
Risposta: **E' vero ma solo in parte**.

Il cancro (ovvero il tumore maligno) è una malattia mortale. Lasciata a se stessa e senza cure conduce nel 99% dei casi alla morte (esistono rarissimi casi di guarigione spontanea) anche in breve tempo e spesso con grandi sofferenze dovute all'estensione della malattia ed ai sintomi che procura.

Esistono però diversi tipi di tumore (e quindi è errato parlare di "cancro" come di un'unica entità) ed ognuno ha caratteristiche uniche di aggressività, curabilità o sopravvivenza. La medicina è riuscita a sviluppare delle terapie che riescono in alcuni tumori a guarire definitivamente la malattia, in altri a bloccare la malattia raggiungendo una sopravvivenza ed una qualità di vita accettabili (8-10 anni); in altri ancora a scarsi risultati.

La sopravvivenza dai tumori sta' aumentando di anno in anno grazie alle nuove terapie, alla loro personalizzazione ed al miglioramento dei protocolli. Nella cura dei tumori è fondamentale la prevenzione. La diagnosi precoce è la chiave per la guarigione. Un tumore molto grave diagnosticato nelle sue fasi iniziali è molto più curabile di un tumore "meno grave" ma diagnosticato molto tardi.

2) La medicina ufficiale non conosce i meccanismi di sviluppo e di progressione di un cancro!
Risposta: **Falso**.

La medicina conosce molto bene alcuni meccanismi, ma molto meno altri. L'origine dei tumori varia secondo il tipo di cancro. Esistono più di 200 tipi di tumori, molti sono causati da virus, da batteri e da funghi (che causano un danno ai nostri geni). Altri causati da difetti genetici, altri che hanno cause varie ("multifattoriali").

Quattro delle diverse maniere per essere affetti da un tumore sono le seguenti:
1) Il cancro è spesso una malattia "degenerativa", più si avanza con l'età quindi, più si rischia di sviluppare un tumore. Molti tumori implicano generalmente un difetto genetico in quanto la cellula per perdere le sue capacità di controllo (i tumori sono formati da cellule che perdono le normali caratteristiche di replicazione, crescita e morte) deve presentare un'anomalia nel suo DNA.
2) Uno dei tanti esempi di un tumore che sorge da un fattore patologico trascurato è il seguente: Una donna di mezza età si trova in menopausa, tuttavia, la cessazione definitiva delle mestruazioni non avviene e come conseguenza vi è una perdita di sangue continua. Col tempo, nel caso di mancata asportazione chirurgica dell'utero, questo crea una situazione cancerosa.
3) L'ingerire (mangiare e bere) e inalare sostanze inquinanti, velenose, alquanto nocive ed estremamente deleterie fanno indebolire il proprio sistema immunitario. Il sistema immunitario è una complessa rete integrata di mediatori chimici e cellulari, di strutture e processi biologici che hanno il compito di difendere l'organismo da qualsiasi forma di insulto chimico, traumatico o infettivo alla sua integrità. Senza alcuna difesa immunitaria il corpo è soggetto a tumori.
4) Oltre ad una combinazione completa presente a 360 gradi nell'individuo, formata da: stress, depressione, logorio psico-fisico e un inquinamento interno-fisico che esercita uno stato dannoso nel sangue e nei canali linfatici.

Di molti altri tipi di tumori non si conoscono la vera causa scatenante, tuttavia, il difetto genetico è quasi sempre alla base delle sue caratteristiche.

Altri meccanismi come ad esempio le metastasi sono abbastanza conosciuti, difatti, la diffusione di cellule tumorali che si diffondono dal luogo d'insorgenza ai vari organi, canali sanguigni e linfatici e la possibilità di cura per eliminarli è oggi in una fase molto avanzata.

3) La chemioterapia è una cura inefficace!
Risposta: **Falso**.

È bene chiarire che la chemio attualmente è la cura di elezione per i tumori del sangue (tumori della serie liquida). In tutti gli altri tumori (tumori solidi) la chemio affianca in maniera differente le altre terapie che sono rappresentate soprattutto dalla chirurgia e dalla radioterapia. Oggi si fa molta confusione perché si descrive la chemio come se fosse LA terapia per i tumori. Ciò non è vero, la chemio è solo una parte della cura di un tumore, per alcuni è molto utile ed efficace, per altri addirittura controindicata.

L'uso della chemioterapia a scopo terapeutico è quindi fondamentalmente riservato solo ai tumori del sangue e del sistema linfatico. Nel caso dei tumori solidi (tumori di organi come lo stomaco o il colon) deve essere considerata assieme alle altre terapie.

Secondo il tipo di tumore, il suo stadio e la sua estensione (e secondo anche lo stato del paziente), la chemio riesce ad essere efficace in maniera differente. E' efficacissima in alcuni tipi di tumori (leucemie, tumore testicolare), e poco efficace in altri (tumore pancreatico, allo stomaco).

Questo non vuol dire che da sola la chemio non abbia dato buoni risultati e ciò è evidente da svariate dimostrazioni ottenute negli anni (per esempio: nel tumore polmonare, in quello cerebrale o nelle metastasi da tumore gastrico).

Negli anni inoltre, l'efficacia della chemio è aumentata per l'affinarsi dei protocolli e la loro personalizzazione.

Esistono anche casi di uso di chemioterapia a scopo "palliativo", per diminuire cioè le sofferenze degli ammalati, per prolungarne di qualche mese la sopravvivenza e non a scopo curativo (per esempio un aumento di più 3 mesi di sopravvivenza in un tumore cerebrale con sola chemioterapia somministrata localmente, rispetto a quella classica).

Inoltre, la terapia chemioterapica può essere molto importante (a volte decisiva) per preparare un intervento chirurgico: riducendo le dimensioni e l'estensione di un tumore lo rende operabile o ne facilita l'asportazione.

4) La chemioterapia è cancerogena!
Risposta: **E' vero ma solo in parte**.

I farmaci chemioterapici non sono sostanze cancerogene in senso assoluto, né provocano obbligatoriamente l'insorgenza di un tumore. Essendo una sostanza che agisce sul DNA delle cellule che vuole colpire è per definizione cancerogena (tutto ciò che "altera" il DNA di una cellula è cancerogeno, compresi i raggi solari).

Questo è lo scopo stesso della chemio: distruggere le cellule neoplastiche in fase di replicazione. Affermare che la chemio sia cancerogena avrebbe lo stesso significato del dire che l'acqua è mortale (se ci si immerge senza respiratore per 1 ora).

D'altronde, anche i raggi X sono cancerogeni e si usano per la cura del cancro, persino alcuni antibiotici presentano possibilità di causare tumori.

5) Le statistiche mediche ospedaliere si fermano a 5 anni di vita dalla diagnosi, come si può parlare quindi di guarigione?
Risposta: **E' vero, non si deve parlare di guarigione ma di sopravvivenza.**

Le statistiche servono a comprendere i fatti. Quelle che studiano i tumori analizzano la sopravvivenza ad 1, 5 e 10 anni dalla diagnosi. In questo modo tutti: medici e pazienti, possono sapere le prospettive di cura di una malattia tumorale.

Esistono tipi di tumori che non fanno sopravvivere oltre un anno dalla diagnosi ed altri che guariscono completamente. Questo dipende da molti fattori. Esistono tumori molto aggressivi che si sviluppano in grandezza in pochi giorni.

È anche improprio parlare di "guarigione". Le statistiche guardano alla "sopravvivenza" e non alla guarigione. Il cancro infatti, è una malattia mortale e quindi terminale dalla quale non si guarisce se non ci si sottopone ad adeguata terapia. Dopo un periodo di sopravvivenza oltre i 10 anni comunque, pur se non fu mai utilizzato il termine guarigione, è ragionevole usarlo perché esiste un'evidente ottimo risultato terapeutico che il tumore non tornerà più.

6) Nemmeno gli oncologi si sottoporrebbero alla chemioterapia, lo hanno dimostrato in uno studio!
Risposta: **Falso.**

Lo studio realizzato da "Cancer Research UK" si trova nel seguente sito web: https://www.ncbi.nlm.nih.gov/pmc/articles/PMC2001499/?tool=pubmed

Questa considerazione negativa è ripetuta spesso nelle discussioni a proposito della chemio ed è un dato errato riportato in molti articoli di false notizie.

In realtà non è questa la conclusione (e nemmeno lo scopo) di quello studio. La moderna ricerca medica ha il seguente scopo etico: "E' giusto sperimentare terapie che sono conosciute come inefficaci per uno scopo scientifico?"

Per rispondere a questa importante domanda sono stati intervistati molti oncologi per capire a quale tipo di terapia si sarebbero sottoposti in vari tipi di tumori.

Gli oncologi intervistati hanno risposto evidenziando che le terapie sperimentali, ma conosciute come meno efficaci per un determinato tipo di tumore, non avrebbero ottenuto il loro gradimento se fossero stati dei pazienti.

Diversamente, a quelle terapie già conosciute, come l'attuale moderna e più efficace chemioterapia, avrebbero dato un accoglimento favorevole.

Per questo, per alcuni tipi di tumore e protocolli ospedalieri non sufficientemente testati, la chemioterapia ha ottenuto un gradimento bassissimo perchè non era la terapia d'elezione per quel particolare tipo di tumore.

Si conclude quindi che l'opinione degli esperti (gli oncologi) nella scelta delle terapie da sperimentare e da applicare, è molto importante per assicurare ai pazienti una valida efficacia delle cure. In confronto, la potenza sanatrice dei farmaci chemioterapici attualmente in uso nei reparti di oncologia ospedaliera è molto diversa e quindi efficacemente superiore a quella di 20 anni fa.

7) Esistono alcune cure alternative che hanno guarito migliaia di persone dal cancro!
Risposta: **Falso**.

Non vi è nemmeno una cura attualmente non riconosciuta dalla medicina ufficiale che abbia, da sola, ottenuto una percentuale di guarigione significativa dal cancro.

Certo, un vero antidoto in più o un efficace supplemento, come ad esempio: l'MMS - il Mineral Master Supplement (citato da pagina: 151), da assumere di fianco e in aggiunta alle cure mediche oncologiche ospedaliere, aiuta enormemente a favorire una guarigione contro il cancro, dando così all'intera cura una più alta percentuale di successo.

Nonostante esistano molte testimonianze che confermano la sua efficacia antitumorale, in verità, l'MMS assunto da solo, non sempre produce pienamente l'effetto voluto, necessita quindi che abbia il supporto ospedaliero di: chirurgia, chemioterapia, radiologia e altre cure ospedaliere indicate da un team di oncologi specializzati.

Quindi, nel momento in cui una qualsiasi singola cura mostrasse di essere efficace nella cura di una malattia diventerebbe immediatamente (dopo la sua sperimentazione definitiva) una cura "ufficiale".

Fino ad oggi, troppi "guaritori" alternativi hanno mostrato di diffondere con notevole malafede, dati falsi e finte guarigioni per procurarsi fama e/o denaro. Mentre molte delle cosiddette cure alternative non hanno dato alcuna azione benevola sul tumore, tante altre possono essere molto tossiche e persino letali.

8) I malati di cancro aumentano sempre di più!
Risposta: **Vero**.

Bisogna considerare molti fattori nell'apparente aumento di malati neoplastici; prima di tutto il benessere della popolazione che consente di arrivare ad una età più avanzata (l'aumento dell'età media è costante da almeno un secolo) e più si invecchia più aumenta il rischio di sviluppare un tumore (che è una malattia degenerativa).

Di fianco alla sedentarietà, al cibo con pochi nutrienti, il fumo e l'alcol sono inoltre le tecniche di diagnosi precoce che fanno aumentare i numeri relativi al cancro. È anche vero che l'uomo è continuamente esposto ad agenti potenzialmente cancerogeni ma questo incide in minima parte perché, per ironia della sorte, è proprio la capacità di scoprire i tumori che ne fa aumentare l'incidenza.

9) In cinquanta anni non abbiamo fatto nessun progresso nella cura del cancro!

Risposta: **Falso**.

Numerosissimi progressi sono attuali. In pochi decenni si è passati dall'assoluta incurabilità di alcune forme di cancro ad una sopravvivenza di parecchi anni, fino a 10 e più. In molti casi si è giunti addirittura alla guarigione totale dalla malattia, obiettivo considerato impensabile fino agli anni '90.

Dipende anche dal tipo di tumore e allo stadio (precoce o ritardato) da che si inizia la cura.

Un esempio può essere quello mammario, considerato mortale in poco tempo fino a 20 anni fa, oggi, se trattato in ottime strutture oncologiche si sopravvive nel 90% dei casi. Negli anni '90, la sopravvivenza a cinque anni dalla leucemia linfoide acuta era di circa il 10%, oggi di circa l'90%.

10) L'efficacia della chemioterapia nei tumori è solo del 2%!

Risposta: **Falso**.

Questa è una bufala diffusa da articoli non scientifici che trae spunto da un vecchio esito medico del 2004. Lo studio era un'analisi economica australiana (il cosiddetto: "Rapporto Morgan") che intendeva controllare se avesse senso investire altro denaro nella ricerca relativa ai risultati della chemioterapia.

Nel resoconto fu scritto che la sopravvivenza dai tumori a 5 anni (in Australia) era del 60%. Per capirlo, gli studiosi, cercarono di comprendere fino a che punto la chemio contribuisse alla cura dei tumori, impresa non certo facile poiché, per esempio, nel tumore del fegato la chemio è solo una parte della cura che va abbinata a chirurgica, radioterapia e altri farmaci. E' quindi un controsenso considerare solo la chemio per la soluzione di ogni tipo di tumore.

Nel lontano 2004 i ricercatori australiani presero come esempio alcuni tumori di vario tipo, sia quelli che rispondevano alla chemio, come ad esempio: i linfomi, e sia quelli che non rispondevano alla chemio, come quello gastrico. Ne controllarono la sopravvivenza a 5 anni e da questa ne sottrassero la percentuale di sopravvivenza che sarebbe dovuta dare alla chirurgia (dato rilevato da altri studi).

Visto che, ai tempi di questo studio (2004), un tumore si curava solo con chirurgia e la chemioterapia, la percentuale restante avrebbe dovuto mostrare il contributo della sola chemioterapia nella sopravvivenza dai tumori. Un modo un po' artigianale per arrivare ad un vero risultato finale.

In realtà, sommarono le varie sopravvivenze dei tumori studiati (con le ovvie differenze: quelli che rispondono hanno una sopravvivenza maggiore, quelli che non rispondono minore) e poi le hanno divise per il numero di tumori studiati (una media matematica). Il risultato finale fu del 2%. Gli autori quindi conclusero che non sarebbe conveniente investire nuovi fondi per studiare nuovi tipi di farmaci chemioterapici.

Questo vecchio studio ha molti limiti ribaditi anche da altri ricercatori:
A) Non ha analizzato alcuni tipi di tumori che rispondono bene alla chemio (come le leucemie).
B) Ha mescolato tumori che non rispondono per niente con altri che rispondono bene (e quindi malattie tumorali completamente diverse fra loro).
C) Per alcuni risultati questo studio si basò su pochissimi dati, facendo una media matematica troppo elementare.
D) Non sono riusciti a trovare un modo per capire veramente l'esatto ruolo della chemio (che non ha solo valore curativo ma anche di prevenzione e di preparazione alla chirurgia).
E) Il farmaco chemioterapico in uso nel 2004 era di un solo tipo e composizione è quasi identico a quello in uso negli anni '90. In altre parole, fino agli anni 2010 esistevano solo una mezza dozzina di diversi tipi e varianti di farmaci chemioterapici.

Attualmente invece, come descritto a pagina 147 di questo libro, la gamma di farmaci chemioterapici è formato da diverse decine di tipi differenti, ognuno per un tipo diverso di tumore e mirato a colpire esattamente solo quel dato organo, parte del corpo, tessuti, vasi sanguigni, canali linfatici, ecc, che sono affetti da cellule cancerose.

Quindi, dire oggi che "la chemio ha un'efficacia solo del 2%", oltre ad essere un'affermazione datata, non più attuale e quindi del tutto falsa è anche una vecchia polemica strumentale.

11) L'efficacia della chemioterapia nei tumori è arrivata quasi al 100%!
Risposta: **Vero ma ad una condizione**.

La circostanza è subordinata al fatto che il paziente si presenti in una struttura oncologica altamente qualificata e in una fase patologica iniziale.

A differenza di 20 anni fa, oggi, già all'inizio del terzo decennio del terzo millennio, il medico oncologo ha una vasto assortimento di chemioterapici dove può scegliere e decidere quale usare per quel particolare tipo di tumore. Alcuni chemioterapici, da soli o in combinazione, possono essere usati per singole specifiche forme di cancro, mentre altri farmaci sono usati solo per uno, due o più diverse forme di tumore.

Tutto dipende se un paziente è già stato o meno sottoposto in precedenza alla chemioterapia e se si hanno altri problemi di salute, come il diabete, malattie cardiache e altre patologie secondarie, dall'età, ecc.

La chemioterapia può: rallentare o arrestare del tutto la crescita delle cellule malate, che altrimenti aumenterebbero velocemente di numero e volume. Può diminuire le dimensioni di un tumore, distruggere le cellule malate in fase iniziali, annientare le cellule malate che si sono ripresentate (cancro ricorrente) o che si diffondono in altre parti del corpo (metastasi). Inoltre, fa sì che la radioterapia e la terapia biologica funzionino meglio.

NOTA: Per qualsiasi problema di salute, soprattutto se grave, rivolgetevi prontamente e periodicamente al vostro medico, contattate con fiducia solo gli ospedali con reparti di oncologia che si distinguono per la loro elevata qualità curativa.

Eccetto all'MMS – il Mineral Master Supplement, diffidate da chi si dipinge come un genio incompreso, da chi promette miracoli e da chi propone rimedi che non sono riconosciuti scientificamente. Si tratta di truffe, non di cure. Occhi aperti.

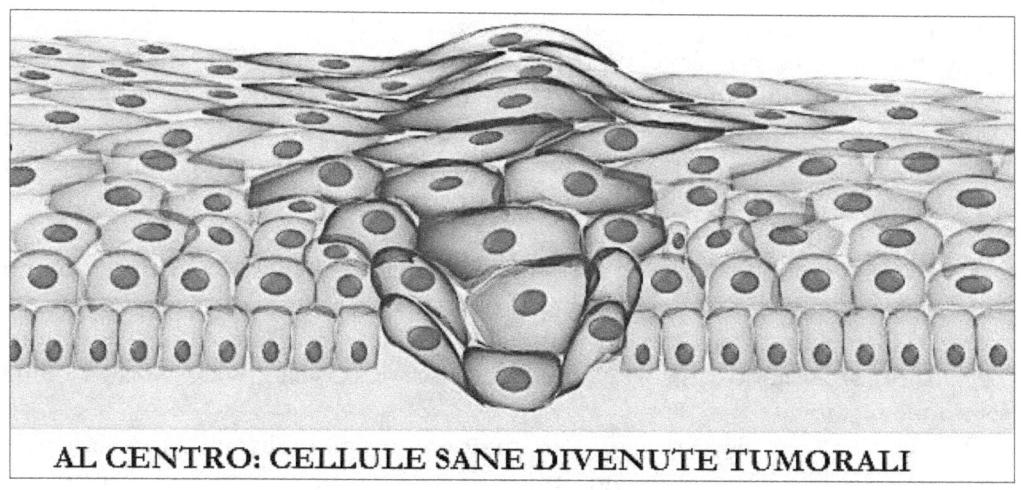

AL CENTRO: CELLULE SANE DIVENUTE TUMORALI

DIFFERENZE TRA: TUMORE MALIGNO E TUMORE BENIGNO

Tumore, cancro, tumore e neoplasia, spesso come sinonimi, sono tre termini ormai tristemente entrati nel linguaggio comune. Se tumore e neoplasia indicano la stessa patologia, il cancro fa riferimento solo a una sua sottoclasse, ovvero quella dei tumori maligni.

• Ma che differenza c'è tra i tumori benigni e quelli maligni?

- Che differenza c'è nella cura di questi due tipi di neoplasia?
- Ecco il punto sulle differenze tra questi due tipi di tumore:

Cosa sono i tumori

La parola Tumore, come anche il termine più tecnico Neoplasia, indica un'ampia famiglia di patologie con ampie differenze al suo interno.

È un po' come la parola "mela" che pur se indica sempre lo stesso frutto, a seconda del tipo specifico di mela, si riscontrano indubbie differenze di gusto, colore e forma.

In medicina la parola tumore si riferisce alla formazione di cellule "sbagliate", che proliferano in maniera incontrollata. Solitamente all'interno di ogni organo ci sono dei geni che vegliano sulla corretta riproduzione cellulare, impedendo alle cellule sbagliate di proliferare. Nei malati di tumore, ovviamente, questi geni controllori non assolvono il loro compito e le cellule che si sono ormai modificate riescono a crescere più o meno velocemente di numero.

Tumori maligni e benigni: le differenze

Proprio nella riproduzione cellulare si trova la differenza principale tra tumore benigno e tumore maligno: mentre nel primo caso le cellule pur riproducendosi restano limitate all'organo in cui sono nate, nel secondo mutano ancora estendendosi agli organi vicini, un fenomeno conosciuto come metastasi.

I tumori maligni vengono chiamati anche cancro proprio per la particolare forma con la quale le cellule si diffondono agli organi vicini. Le cellule si modificano quanto necessario per poter attecchire su un organo diverso da quello di partenza, ma allo stesso tempo, restano riconoscibili dal sistema immunitario come parte dell'organismo, così da evitare che questo le attacchi e le distrugga.

La seconda grande differenza tra i tumori benigni e maligni è che questi ultimi portano spesso al decesso del paziente, a differenza dei primi, proprio a causa del processo di metastatizzazione, che fa sì che le cellule sbagliate colonizzino tutto l'organismo attaccando organi vitali come cuore e cervello, oltre ad altri come polmoni e fegato.

Per questa ragione, in caso di tumore maligno diventa fondamentale intervenire, anche chirurgicamente, prima che le cellule tumorali si propaghino invadendo e distruggendo gli altri organi.

La medicina scientifica sta ancora indagando sull'esatto funzionamento della metastasi. Ad esempio, alcuni tumori della pelle, melanoma escluso, pur essendo maligni è più raro che diano vita a un processo di metastatizzazione. Questo dipende dal fatto che se è facile per una cellula tumorale raggiungere altri organi tramite il flusso sanguigno o linfatico, le è difficile riuscire ad attecchire.

Secondo recenti studi dell'Istituto per la ricerca e la cura del cancro di Candiolo, a consentire che ciò avvenga sarebbe un gene, chiamato MET, che svolgerebbe un ruolo di prim'ordine nella formazione del tumore e delle metastasi. Bisogna dire che oggi si interviene con sempre maggiore successo anche in caso di tumori maligni con metastasi, nonostante quest'ultima resti una delle maggiori cause di mortalità in questa letale patologia.

I vari tipi di tumore (maligni e benigni)

Con il termine "cancro" si identifica un genericamente un tumore (sinonimo di neoplasia) maligno, capace quindi di dare metastasi e potenzialmente mortale.

E' importante ricordare che "cancro" e "tumore" non sono sinonimi: i tumori possono essere "benigni" e "maligni" e "cancro" è sinonimo di "tumore maligno" e NON di "tumore benigno".

Con "carcinoma" in campo medico si intende invece un tipo specifico di tumore maligno che prende origine dalle cellule che compongono il tessuto epiteliale di un organo. Un carcinoma può colpire diversi organi: polmoni, prostata, esofago, utero, ovaie, vescica, intestino e apparato urinario sono tra questi.

Da quanto detto appare chiaro che "cancro" e "carcinoma" non sono sinonimi: il carcinoma è un tipo istologico di tumore maligno; tutti i carcinomi sono forme di cancro, ma non tutti i tipi di cancro sono necessariamente carcinomi, né tanto meno "adenocarcinomi" (un tipo di carcinoma che prende origine dalle cellule che compongono un tipo di tessuto epiteliale specifico, quello ghiandolare.

Oltre che la distinzione tra tumori maligni e benigni, i tumori si differenziano anche per il tipo di tessuto in cui prendono origine. Tra i tumori maligni ci sono i carcinomi, i sarcomi e la leucemia.

- **I carcinomi** coinvolgono i tessuti epiteliali, tra cui anche quelli ghiandolari, che hanno la funzione di proteggere l'organo dall'esterno come anche di secernere e l'assorbire di alcune sostanze. I carcinomi colpiscono soprattutto i polmoni, la prostata, il colon-retto, l'utero e le mammelle.
- **I sarcomi** nascono all'interno dei tessuti molli, come vasi sanguigni e linfatici, muscoli, grasso corporeo e nervi. Possono interessare gli arti come gli organi interni e la regione addominale chiamata retroperitoneo, ricca di tessuto adiposo.
- **La leucemia** è un tumore del sangue che si distingue in leucemia mieloblastica, se colpisce la linea da cui prendono origine i globuli rossi e alcuni globuli bianchi, o leucemia linfoblastica, se colpisce la linea da cui nascono i linfociti, un tipo di globuli bianchi.

Anche all'interno dei tumori benigni ci sono delle distinzioni e alcuni di essi sono molto conosciuti e mediamente diffusi.

- **I fibromi uterini**, ad esempio, sono dei tumori benigni tipici delle pareti dell'utero, che spesso risultano asintomatici, anche se possono essere un ostacolo per il concepimento o dar luogo a un'emorragia se le dimensioni diventano importanti.
- **Gli angiomi, i polpi nasali e le cisti ovariche** sono tumori benigni abbastanza diffusi nella popolazione.

La differenza tra tumore benigno e maligno sta proprio nel fatto che mentre

col primo si può convivere, a volte anche ignorando di averlo, col secondo bisogna correre ai ripari il prima possibile perché potenzialmente mortale.
• Un linfoma, è una qualsiasi neoplasia generale, maligna dei tessuti linfatici o delle ghiandole linfatiche.
4)*

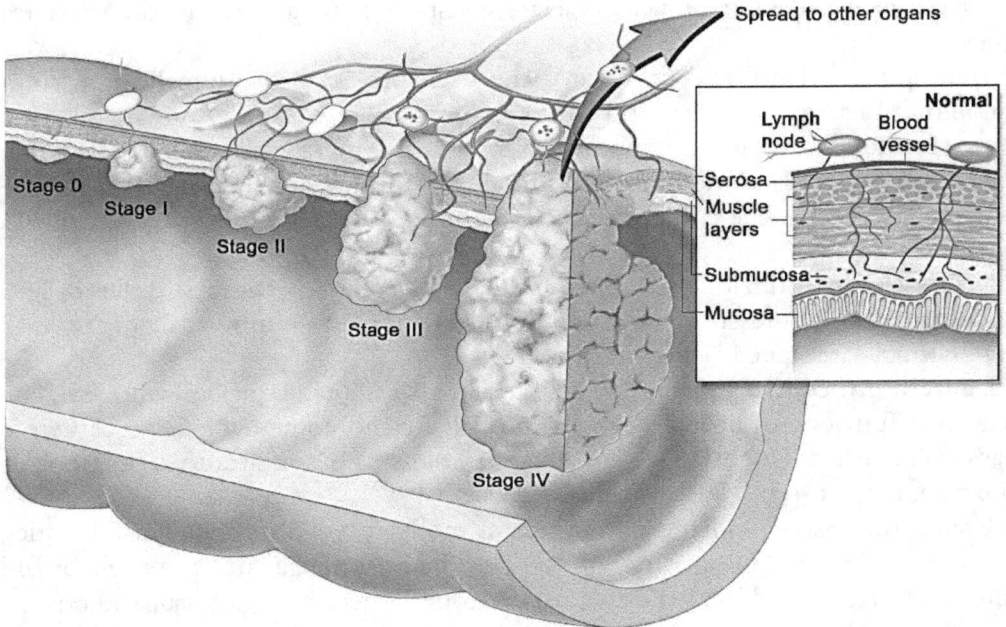

(METASTASI) SE NON VENGONO RAPIDAMENTE DEBELLATE, LE CELLULE TUMORALI CHE SI SONO INCANALATE NEI VASI SANGUIGNI E NEI CANALI LINFATICI CRESCERANNO A DISMISURA

LA TERAPIA CHIRURGICA
(Domande e Risposte)

1) Come si può accertare se con l'asportazione del tumore si è raggiunta effettivamente la guarigione?

La terapia chirurgica asporta la neoplasia. Dopo l'intervento però sono fondamentali visite di controllo e abitudini di vita sana. La miglior prova se si è effettivamente guariti è costituita dal tempo: a distanza di cinque-dieci anni dall'intervento, si verificano raramente recidive.

2) Che cosa può trattenere il chirurgo dall'asportare radicalmente un cancro?

Lo scopo della terapia chirurgica è sempre l'escissione totale della neoformazione, ma talvolta questa può aver colpito altri organi vitali, che non è possibile rimuovere. Oppure, le cellule tumorali possono avere raggiunto una disseminazione tale nei vari linfonodi circostanti che l'intervento chirurgico può risultare di poco o di nessun aiuto.

3) Il chirurgo è in grado di dire se è riuscito ad asportare completamente la formazione tumorale?

No, in quanto l'aspetto visibile della neoplasia non rappresenta sovente che una parte di essa e piccoli nidi di cellule cancerogene possono essersi localizzati al di fuori dell'area dell'intervento, cosa che purtroppo il chirurgo non sempre può accertare ad occhio nudo.

4) Esiste il pericolo che, dopo l'intervento chirurgico, il cancro recidivi?

Sì, ma con periodiche visite di controllo è possibile individuare il nuovo tumore in uno stadio precoce in cui può essere ancora controllato, curato o asportato radicalmente.

5) Una volta guarito dal cancro, il paziente può riprendere le normali abitudini di vita?

Dipende dalla sede in cui era localizzata la neoplasia e dal tipo di terapia cui il paziente è stato sottoposto. Nella maggioranza dei casi, comunque, è possibile riprendere, o quasi, le normali attività.

6) Un individuo che sia guarito da un cancro può sviluppare un nuovo tumore in un altro punto dell'organismo?

Sì, esistono casi, fortunatamente non frequenti, di soggetti portatori, simultaneamente o no, di due o anche tre neoplasie. Certi farmaci antitumorali, poi, agendo sulla riproduzione cellulare, potrebbero aumentare il rischio di secondi tumori.

7) Dopo essere stati curati con successo di cancro, con quale periodicità sarebbe opportuno sottoporsi a visite mediche di controllo?

Dipende dalla forma da cui si era affetti. La cosa migliore è quindi seguire le esatte indicazioni dello specialista oncologo. In linea generale, dopo l'intervento chirurgico e dopo il completamento di altre forme di terapia, durante i primi tre anni i controlli sono più intensivi. In assenza di sintomi sospetti, le visite di controllo vengono distanziate sempre più nel tempo.

Molti tumori, se non si ripresentano entro 5-10 anni dall'ultima diagnosi e dall'ultima terapia, possono essere considerati definitivamente guariti.

8) Chi ha subito l'asportazione di un tumore, si ristabilisce altrettanto facilmente di una persona che sia stata operata per altre cause?

A volte sì, a volte no. Più che dal tumore in sé il decorso postoperatorio dipende infatti dal tipo di intervento effettuato e dalle condizioni generali del paziente prima dell'intervento.

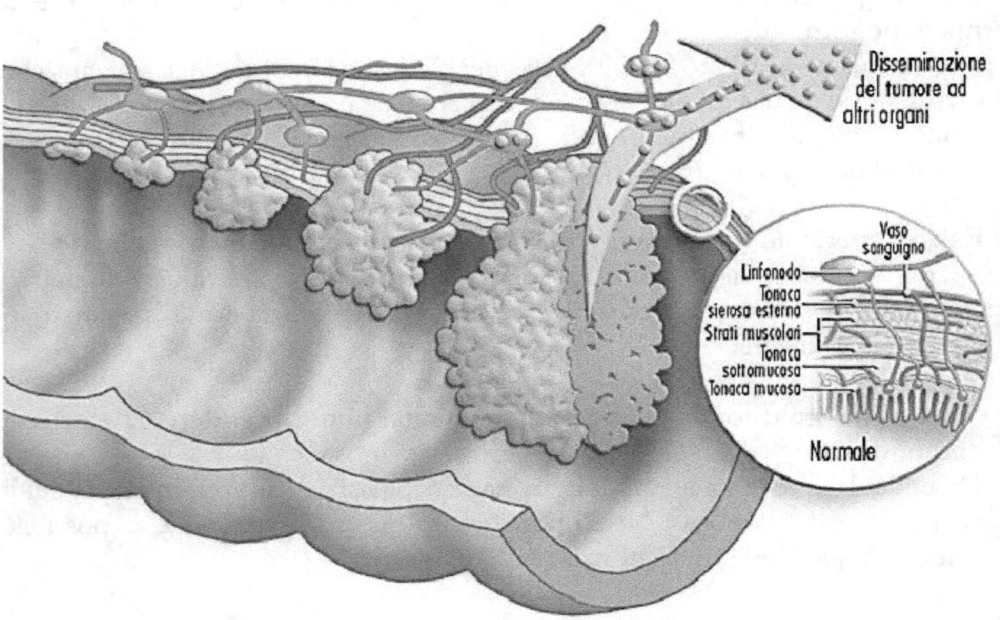

I LINFONODI

I linfonodi sono filtri biologici in grado di intercettare e distruggere eventuali germi, sostanze estranee o cellule neoplastiche presenti nella linfa. Ricordiamo brevemente le principali funzioni del sistema linfatico:
- Drenare gli accumuli di liquidi interstiziali filtrati dai capillari.
- Veicolare i grassi assorbiti a livello intestinale dalla linfa al sangue.
- Catturare e distruggere i patogeni prima che si riversino nel circolo venoso.

I capillari linfatici tissutali confluiscono in vasi di dimensioni via via maggiori, fino a confluire in due importanti collettori - il dotto toracico e la vena linfatica di destra - che riversano la linfa nella circolazione venosa.

Situati lungo il tragitto dei vasi linfatici, i linfonodi si presentano come piccole masserelle di tessuto che, nella loro forma più tipica, hanno l'aspetto generale di un fagiolo. Questi noduli sono delimitati da una consistente capsula fibrosa, disposta a protezione di una regione interna suddivisibile in tre zone: corticale, paracorticale e midollare.

La parte interna del linfonodo è densamente popolata da cellule speciali di tipo immunitario (linfociti e macrofagi) che in caso di infezione si moltiplicano velocemente, aumentando - talvolta in misura considerevole - il suo volume.

Grazie a queste cellule, la linfa può essere efficacemente purificata dai patogeni raccolti nel compartimento interstiziale ed ivi penetrati attraverso le mucose o soluzioni di continuo della cute. Per questo motivo i linfonodi sono più concentrati lungo le vie linfatiche drenanti la cute, i tessuti connettivi e la mucosa digerente e respiratoria.

Nel corpo umano si distinguono linfonodi profondi e linfonodi superficiali. Raramente isolati, tendono a riunirsi in catene o gruppi ravvicinati, formando i cosiddetti linfocentri o stazioni linfonodali, che prendono il nome dal territorio di raccolta della linfa (ad es. linfonodi ascellari).

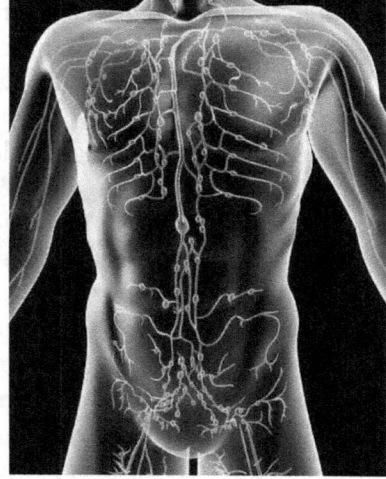

Sedi di linfonodi superficiali	Sedi di linfonodi profondi
• Cervicali • Ascellari • Epitrocleari • Inguinali • Poplitee	• Parailari • Lomboaortiche • Iliache interne • Mesenteriche

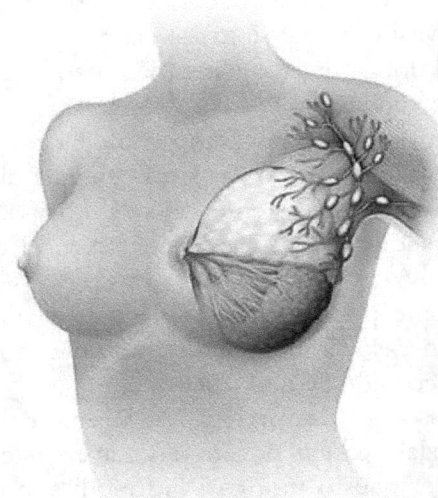
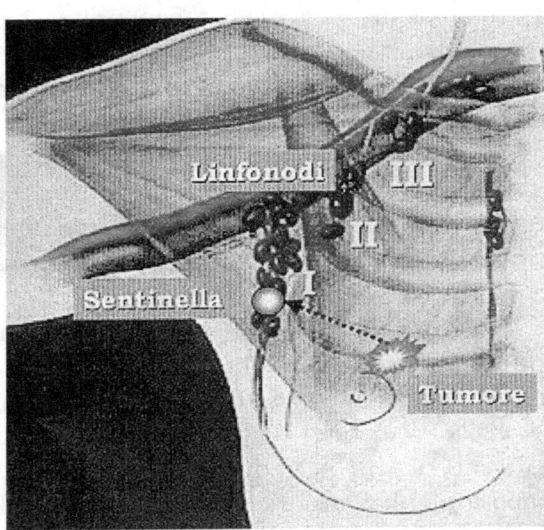

In condizioni normali i linfonodi non sono rilevabili mediante l'esame obiettivo fisico, in quanto né visibili, né palpabili. Quando aumentano eccessivamente di dimensione si parla di adenomegalia, una "condizione spia" di un evento patologico pregresso o in atto.

Le cause dell'adenomegalia possono essere varie; da un lato si riconosce l'insieme di modificazioni imputabile a varie malattie infettive (aumento del flusso sanguigno, proliferazione delle cellule immunitarie macrofagiche e linfocitarie, processi infiammatori ecc.), mentre dall'altro possono entrare in gioco processi tumorali, sia primitivi che secondari.

Si definisce linfonodo sentinella la prima delle ghiandole che drenano la linfa proveniente dalla sede tumorale. L'utilità del suo esame nella valutazione dello stadio del processo neoplastico e nell'adozione di strategie terapeutiche adeguate, è già stata dimostrata in diverse malattie tumorali, in modo particolare per quelle della mammella e della pelle (melanoma).

L'ispezione visiva delle stazioni linfonodali superficiali, associata alla palpazione e ad una valutazione amnestetica generale, fornisce al medico elementi utili (forma, dimensioni, consistenza, spostabilità, simmetria, localizzazione, caratteristiche della cute sovrastante) per formulare una diagnosi corretta e/o indirizzare il paziente ad indagini diagnostiche più approfondite.

Il soggetto, dal canto suo, dovrebbe evitare di stimolare manualmente i linfonodi ingrossati, dal momento che tale manovra favorisce la migrazione degli agenti infettivi in altre regioni corporee.

IL LINFONODO SENTINELLA E IL CIRCOLO LINFATICO

Oltre al circolo sanguigno, nell'organismo umano esiste un'altra importante rete di vasi, che si si dirama per raggiungere ogni parte del corpo: stiamo parlando del cosiddetto sistema linfatico.

Mentre il sangue rifornisce le cellule di ossigeno e nutrienti, il sistema linfatico raccoglie prodotti di rifiuto cellulare, acqua e altre sostanze fuoriuscite dai capillari sanguigni e accumulatesi negli spazi interstiziali (tra una cellula e l'altra). Non a caso, quando l'azione drenante del sistema linfatico risulta compromessa, si assiste ad un accumulo di liquidi negli spazi interstiziali, per cui la zona interessata appare vistosamente gonfia (edematosa).

Il liquido che scorre all'interno del sistema linfatico è chiamato linfa ed ha una composizione molto simile a quella del plasma (acqua, elettroliti e proteine), con in più una certa percentuale di globuli bianchi, prodotti di rifiuto cellulare, particelle estranee e grassi alimentari assorbiti a livello intestinale.

La circolazione linfatica origina a livello di sottili capillari, a fondo cieco, che si distribuiscano nei vari tessuti per raccogliere i fluidi interstiziali. Il sistema convergente di capillari linfatici dà origine a vasi di calibro via via maggiore, che trasportano la linfa a livello delle grosse vene alla base del collo, dove si immette nel circolo sanguigno.

Lungo il complesso sistema di vasi linfatici si trovano dei filtri, chiamati nodi linfatici o linfonodi. Tali filtri si localizzano nei punti di confluenza di più vasi linfatici e provvedono a filtrare la linfa trattenendo ed eliminando le particelle estranee (come virus, batteri e cellule invecchiate o anomale, incluse quelle tumorali).

Per espletare al meglio la propria funzione, i singoli linfonodi sono particolarmente ricchi di macrofagi (capaci di inglobare e digerire patogeni e cellule alterate) e di altri globuli bianchi (linfociti).

Possiamo quindi paragonare i linfonodi a una sorta di dogana, capace di intercettare e neutralizzare i "carichi anomali" per impedire che si diffondano al resto dell'organismo.

I linfonodi si organizzano in pacchetti aggregati, oppure in catene disposte lungo il percorso delle principali vene come perle infilate in una collana.

Il Linfonodo sentinella

Il linfonodo sentinella è il primo linfonodo a ricevere il drenaggio linfatico del tumore primitivo. A seconda dei casi, il linfonodo sentinella può essere ancora indenne o risultare già infiltrato di cellule neoplastiche.

I tumori maligni sono così definiti perché - a differenza di quelli benigni - presentano cellule capaci di invadere e distruggere i tessuti circostanti; inoltre, le stesse cellule possono diffondersi attraverso il sangue o i capillari linfatici e attecchire in altri organi, dando vita alle cosiddette metastasi (tumori secondari in sedi lontane da quella originaria).

Alcuni tumori danno metastasi preferenzialmente attraverso il sistema linfatico, e in tutti questi casi la valutazione del linfonodo sentinella assume una grande importanza.

Se la diffusione avviene attraverso il circolo linfatico, le cellule tumorali entrano nei capillari linfatici locali, che a loro volta le trasportano insieme alla linfa nel linfonodo sentinella. A livello di questo filtro, i globuli bianchi locali cercano di combattere le cellule maligne per contrastarne la diffusione nelle altre sedi dell'organismo; se tale linea difensiva viene superata, le cellule maligne si diffondo al successivo linfonodo e così via, diffondendo nell'organismo e riducendo drasticamente le possibilità di cura.

Secondo la teoria del linfonodo sentinella, se non vi sono cellule tumorali all'interno del linfonodo sentinella, si può escludere anche il coinvolgimento degli altri linfonodi vicini.

QUANDO E PERCHÉ È IMPORTANTE VALUTARE IL LINFONODO SENTINELLA?

La valutazione del linfonodo sentinella riveste una grande importanza clinica nel cosiddetto processo di stadiazione tumorale, che a sua volta permette di capire quanto il tumore è grande e diffuso. In questo modo, lo Staff medico può progettare un trattamento adeguato e stabilire una prognosi attendibile. Ad esempio, nel tumore del seno la valutazione del linfonodo sentinella permette - in caso di risultati negativi - di risparmiare operazioni (dissezioni ascellari) inutili e dannose (perché porterebbero a problemi di gonfiore del braccio omolaterale).

Per la stadiazione tumorale si utilizza soprattutto il cosiddetto sistema TNM, il quale si basa sulla valutazione di tre elementi:

T: estensione del tumore primitivo.
N: assenza o presenza di metastasi ai linfonodi regionali.
M: assenza o presenza di metastasi a distanza.

L'aggiunta di numeri a queste 3 componenti indica l'estensione del tumore, che è tanto più grave quanto più il numero è grande; nello specifico abbiamo:
- T0 (tumore molto piccolo).
- T1,T2,T3,T4 (tumore molto grande).
- N0 (nessun linfonodo coinvolto), N1, N2, N3 (molti linfonodi regionali coinvolti).
- M0 (nessuna metastasi a distanza), M1 (presenza di metastasi).

Per quanto riguarda la valutazione del linfonodo sentinella, abbiamo:
• N0 (sn): linfonodo sentinella libero da metastasi.
• N1 (sn): metastasi nel linfonodo sentinella.
• NX (sn): linfonodo sentinella non valutabile.

Il linfonodo sentinella dev'essere anzitutto individuato dal medico; a tale scopo, viene iniettata una sostanza marcatrice nell'area circostante il tumore, quindi, tramite tecniche di imaging, si osserva il percorso di tale tracciante fino al primo linfonodo che incontra. Successivamente si esegue una biopsia e una valutazione anatomo-patologica del linfonodo per accertare la presenza di cellule maligne.

In caso di interessamento del linfonodo sentinella, il medico può optare per la sua asportazione chirurgica (linfadenectomia).

Già nel maggio 2015, l'utilizzo del linfonodo sentinella come tecnica diagnostica è stato ampiamente validato nel cancro del seno e nel melanoma.

Sono in corso diversi studi per capire se è possibile applicarlo anche ad altre forme tumorali, come il cancro al colon, alla prostata, ai testicoli, al pene e il carcinoma a cellule renali.

Ingrossamento dei linfonodi: quando preoccuparsi

L'ingrossamento di un linfonodo è generalmente causato dall'incremento del numero di cellule immunitarie all'interno dello stesso. Nella maggior parte dei casi tale fenomeno è dovuto a cause del tutto benigne (ad es. un mal di gola, altre malattie infettive o infiammatorie locali); solo in rari casi può essere la spia di una malattia neoplastica.

Depone a favore della possibile presenza di un tumore il fatto che i linfonodi ingrossati:
• Rimangano tali per molti giorni.
• Tendano ad aumentare di volume con il tempo.
• Si localizzino su un solo lato del corpo.
• Si localizzino sopra la clavicola.
• Siano associati a febbre.
• Siano associati ad un importante perdita di peso.
• Siano associati ad altri segni o sintomi che indicano la possibile presenza di un tumore.

Video: Carcinoma dell'utero (linfonodi sentinella):
https://youtu.be/4rUzpxa_qYQ

LA SOLA CHEMIOTERAPIA PUO' COMBATTERE IL CANCRO?

La chemioterapia è un potentissimo farmaco antitumorale. Come la radioterapia e altre terapie attuate nei reparti ospedalieri di oncologia, i preparati chemioterapici sono un valido antidoto in più nel tentativo di debellare il cancro. Negli anni la sua efficacia è stata sempre più perfezionata ed i suoi effetti collaterali assai diminuiti. E' molto efficace nella cura di quasi ogni tipo di cancro. In molti casi, questo farmaco è stato sufficiente per debellare definitivamente un tumore.

In altri casi i farmaci chemioterapici vengono somministrati come supplemento ad altre terapie, come ad esempio la chirurgica e la radioterapia. Uno dei punti negativi di quasi tutti i farmaci chemioterapici è che mentre eliminano le cellule tumorali, uccidono anche alcune delle cellule sane del paziente.

Ma scopriamo come agisce e quali sono gli effetti secondari:

Che tipo di cura è la chemioterapia?

È un metodo di cura basato sulla somministrazione di potenti preparati chimici che sono in grado di inibire la crescita tumorale (chemioterapici antiproliferativi o antiblastici). Ne esistono di diversi tipi e sovente vengono associati (polichemioterapia).

Come agiscono i farmaci antiblastici?

Agiscono in modo diverso a seconda del tipo di farmaco. I farmaci alchilanti, per esempio, si legano a molecole di fondamentale importanza per la vita della cellula, bloccandone l'attività.

I farmaci antimetaboliti competono con i normali metaboliti (sostanze prodotte nel corso dei processi metabolici) dell'organismo, interferendo così in reazioni enzimatiche correlate alla vita delle cellule.

I farmaci naturali (estrati in genere da vegetali) agiscono inibendo la divisione delle cellule.

Vi sono poi ormoni che svolgono azione farmacologica in quanto rallentano la crescita di particolari tumori ormonodipendenti, e farmaci che agiscono modificando le risposte naturali dell'organismo, come gli interferoni e alcune citochine.

Quali sono gli effetti secondari dei farmaci antiblastici?

Proprio perché agiscono sui tessuti in rapida crescita, cioè sulle cellule in rapida moltiplicazione, i farmaci antitumorali agiscono anche sui tessuti che sono normalmente caratterizzati da un veloce ricambio delle cellule, quali la cute o il midollo emopoietico che produce i globuli rossi, i globuli bianchi e le piastrine.

È per questo che i pazienti sottoposti a terapia antiblastica perdono i capelli (le radici dei capelli sono formati da cellule cutanee specializzate), possono diventare anemici o mostrare altre alterazioni del sangue.

Che cosa ci si può attendere in futuro dalla chemioterapia?
Anche se di anno in anno vengono migliorate e perfezionate le composizioni chemioterapeutiche e scoperti sempre nuovi farmaci e nuovi schemi di trattamento, gli esperti ritengono che nel breve futuro la soluzione definitiva del problema del cancro non possa essere solo nell'uso di farmaci antitumorali.

CHEMIOTERAPIA: 100 RISPOSTE A 100 DOMANDE
(A cura dell'Associazione Italiana di Oncologia Medica – AIOM)

Gli importanti progressi registrati negli ultimi decenni nella lotta al cancro possono essere ricondotti ai continui passi in avanti nella prevenzione, diagnosi e terapia dei tumori, che include a pieno titolo la chemioterapia, ancora oggi arma fondamentale e con aspetti di innovatività da non trascurare.

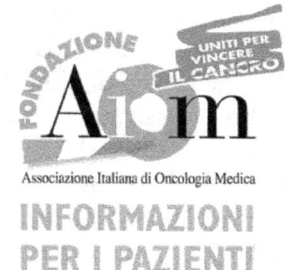

La seguente opera scritta dall'Associazione Italiana di Oncologia Medica con le 100 domande e risposte sulla chemioterapia e sul "pianeta" cancro, vuole essere una guida per tutti i cittadini per comprendere a fondo la "terapia" che in più di 70 anni ha rappresentato il cardine della lotta ai tumori e che è ancora insostituibile nella cura della maggioranza delle neoplasie.

Sulla chemioterapia grava lo stigma di cura con "pesanti" effetti collaterali, reminiscenza del passato e molto lontano dalle attuali possibilità terapeutiche. In realtà la chemioterapia si è continuamente sviluppata e innovata ed è più "dolce" rispetto al passato, perché si basa su farmaci più efficaci e meno tossici. Inoltre non è una modalità di cura superata e si continua a fare ricerca in quest'ambito.

Con questo volume ci proponiamo di dare risposte a tante domande fatte o solo pensate da pazienti e cittadini perché il diritto all'informazione rappresenta il punto di partenza per garantire a tutti l'accesso alle migliori cure.

Oggi in Italia il 63% delle donne ed il 54% degli uomini colpiti dal cancro, dopo essere debitamente curati sconfiggono la malattia. Il dato, che si riferisce alle persone che si sono ammalate nel 2005-2009, evidenzia un rilevante miglioramento rispetto a coloro che hanno ricevuto una diagnosi di tumore nel quinquennio precedente (nel 2000-2004 le percentuali erano del 60% nelle donne e del 51% negli uomini).

Per i cinque tumori più frequenti (seno, colon-retto, polmone, prostata, vescica) questo passo in avanti si è tradotto in oltre 6.200 persone in vita.

Negli anni sono state diffuse false informazioni o mistificazioni prive di fondamento per screditarne l'efficacia e allontanare o demotivare i pazienti. Insieme abbiamo anche assistito alla pericolosa diffusione di teorie pseudoscientifiche sulle cure miracolose del cancro: dal siero Bonifacio che prese il nome dal veterinario di Agropoli che produceva un vaccino ricavato da capre, allo squalene per cui la cartilagine di squalo funzionerebbe come una sorta di antidoto, al veleno dello scorpione cubano fino al cosiddetto metodo "Di Bella".

Terapie "alternative" o "naturali" proposte o ricercate speculando su speranze e disperazione dei malati e dei loro familiari dopo una diagnosi di cancro o per l'evoluzione della malattia stessa.

Sulla chemioterapia inoltre grava lo stigma di una cura con "pesanti" effetti collaterali che spesso fanno paura più del cancro stesso, reminiscenza del passato e molto lontano dalle attuali possibilità di cura.

Oggi non è più così. Ed è compito di una società scientifica come l'Associazione Italiana di Oncologia Medica (AIOM) sensibilizzare tutti i cittadini: "la chemioterapia si è continuamente sviluppata e innovata, non è più quella di 30 anni fa, ed è più "dolce" rispetto al passato, perché si basa su farmaci più efficaci e meno tossici, e soprattutto abbiamo oggi a disposizione trattamenti complementari che ne riducono in maniera rilevante gli effetti collaterali come la nausea e il vomito".

Con le dovute differenze a seconda del tipo di tumore, dello stadio della malattia e della finalità della cura stessa, sono disponibili terapie che non provocano la caduta dei capelli, altre che rispettano la produzione di globuli bianchi e rossi e piastrine da parte del midollo osseo, o sono meno impattanti per le mucose.

Non è certamente una modalità di cura superata, malgrado i progressi ottenuti con altre terapie, per esempio con i farmaci a target molecolare e l'immuno-oncologia, si continua a fare ricerca in quest'ambito. Oggi infatti molte delle "nuove" terapie sono somministrate in combinazione o in sequenza con la chemioterapia "più tradizionale".

Più armi quindi insieme per ridurre e migliorare i sintomi come dolore, dispnea, disfagia, prolungare la vita e migliorare le percentuali di guarigioni dopo la chirurgia in un sempre più elevato numero di malati.

Nel rispetto delle scelte del paziente i clinici devono lavorare per fornire ai malati corrette informazioni, sapendone ascoltare i bisogni, le speranze e le paure, per una piena condivisione del progetto di cura e per evitare perdita di fiducia o rinuncia alle terapie o anche che diventino preda di promesse terapeutiche infondate. Serve cioè una buona dose di empatia ed è quindi necessario disporre degli strumenti per leggere correttamente informazioni e notizie.

La chemioterapia nel terzo millennio è ancora quindi un importante strumento nella cura dei tumori solidi, che richiede competenze e professionalità per raggiungere un'adeguata scelta e gestione nella strategia terapeutica di ogni singolo paziente.

Tutto questo è possibile e realizzato nelle strutture di Oncologia Medica del nostro Paese, che dispongono di personale medico e infermieristico formato e costantemente aggiornato con conoscenze su efficacia e tossicità dei farmaci, ma soprattutto del malato oncologico nella sua globalità.
- "Rifiuta la chemioterapia, muore giovane madre".
- "I genitori rifiutano la chemio, muore a 18 anni di leucemia".
- "Rifiuta la chemioterapia e cura il tumore con impacchi di ricotta e ortiche".

Questi sono solo alcuni titoli dei quotidiani degli ultimi mesi che hanno evidenziato drammatici fatti di cronaca legati da un comun denominatore: il rifiuto della chemioterapia.

I motivi addotti? "Perché la chemio è troppo aggressiva". "Non è efficace". "Gli effetti collaterali uccidono più della malattia".

Queste sono spiegazioni totalmente prive di basi scientifiche e spesso influenzate da teorie elaborate da veri e propri ciarlatani.

Questo libro parte da qui, dalla volontà di riempire un vuoto di informazione. Una delle 100 domande è infatti questa: "E' possibile rifiutare la chemioterapia?". La risposta è: Sì lo è, come del resto può avvenire nei confronti di qualsiasi altro trattamento sanitario (lo stabilisce l'articolo 32 della Costituzione).

Ma il rapporto medico-paziente va oltre la norma e richiede la condivisione di un percorso di cura, nella consapevolezza che oggi la chemioterapia non solo non uccide, ma rappresenta un'arma fondamentale per sconfiggere il cancro.

Per questo siamo partiti da 50 quesiti sulla chemioterapia. Abbiamo poi spiegato cosa è il cancro, il ruolo delle reti oncologiche e delle visite di controllo, senza trascurare il tema della sostenibilità che sta diventando sempre più centrale in tutto il mondo.

Per la prima volta nella storia del nostro Paese nell'ottobre 2016 è stato istituito un Fondo di 500 milioni di euro da destinare ai farmaci oncologici innovativi, una prova di grande sensibilità e ascolto per il mondo dell'Oncologia da parte delle Istituzioni. Una decisione importante che rappresenta il punto di partenza per un "Patto contro il cancro", che veda insieme Istituzioni e clinici.

Dopo una panoramica sugli altri trattamenti per affrontare la malattia, abbiamo approfondito il tema della prevenzione perché sono ancora troppe le "bufale" sul cancro: il 40% dei tumori può essere evitato seguendo uno stile di vita corretto. Senza trascurare il ruolo degli screening, ancora sottovalutati dai cittadini. Infine i diritti dei pazienti che vanno dalla riabilitazione al reinserimento nel mondo del lavoro fino alla possibilità di diventare genitori.

Speriamo di aver raggiunto l'obiettivo che ci eravamo posti: fornire ai cittadini una guida di facile lettura ed esaustiva per comprendere che il cancro può essere vinto grazie anche alla chemioterapia, oggi sempre più "dolce".

Carmine Pinto
Presidente Nazionale AIOM (Associazione Italiana di Oncologia Medica)

1) Che co s'è la chemioterapia?

La parola chemioterapia letteralmente indica qualunque trattamento terapeutico a base di sostanze chimiche. Più specificamente si riferisce ai farmaci capaci di uccidere gli agenti responsabili delle malattie e comprende quindi anche gli antivirali e gli antibiotici che eliminano i batteri (chemioterapia antimicrobica).

Nel linguaggio comune il termine è utilizzato soprattutto in relazione alle più comuni cure farmacologiche contro il cancro (chemioterapia antineoplastica). Il trattamento può prevedere la somministrazione di uno o più farmaci scelti tra una gamma di oltre 50 molecole disponibili e largamente usate nella maggior parte dei Paesi del mondo.

La decisione su quale sia il trattamento più indicato dipende da molti fattori, in primo luogo dal tipo, dallo stadio e dalle caratteristiche biologiche (valutabili con l'esame istologico) del tumore, come anche dalle caratteristiche cliniche (età, sesso, trattamenti precedenti, condizioni generali) del paziente.

2) Come funziona la chemioterapia?

Somministrati uno alla volta oppure in combinazione, i farmaci chemioterapici intervengono nel momento in cui le cellule neoplastiche si suddividono, impedendone o ritardandone la moltiplicazione (proprio per questo sono anche chiamati "antiproliferativi").

Il risultato clinico auspicato con la loro somministrazione è quello di bloccare o rallentare la crescita del tumore fino a ridurne il volume. Sia che vengano somministrati per via endovenosa, sia che vengano somministrati per bocca, questi farmaci, attraverso il sangue, raggiungono le cellule tumorali in tutto il corpo e ne inibiscono la crescita, causandone la morte.

Nello stesso tempo, però, possono agire anche su una parte di cellule sane e, sebbene queste siano mediamente in grado di riparare i danni causati dalle terapie, si possono comunque presentare alcuni effetti collaterali. I farmaci chemioterapici infatti non distinguono fra cellule normali e neoplastiche e possono risultare dannosi anche per le cellule sane, specialmente per quelle che si moltiplicano più rapidamente.

Alcuni organi sono più sensibili di altri agli effetti collaterali della chemioterapia, perché costituiti da cellule normalmente soggette a una più attiva replicazione (in particolare il midollo osseo, la mucosa orale e gastrointestinale, la cute e i follicoli piliferi). In questi tessuti le cellule hanno una vita più breve che altrove, il ricambio tra "nuove" e "vecchie" è più veloce, per questo i chemioterapici riescono a danneggiarli.

Gli effetti collaterali, a volte, preoccupano i pazienti più della malattia stessa. È importante tuttavia sottolineare che, a fronte di questi disturbi, la chemioterapia ha il merito di essere efficace in molte forme di cancro e, in alcuni tipi di tumore, la prognosi è nettamente migliorata grazie ai trattamenti chemioterapici.

Inoltre, nella maggior parte dei casi, gli effetti collaterali sono di carattere temporaneo: con qualche eccezione, la maggior parte scompaiono alla conclusione del trattamento o dopo un periodo di recupero generalmente breve.

3) Quali sono gli scopi della chemioterapia?

Nei diversi casi possono cambiare gli obiettivi.

In alcuni tipi di cancro, la chemioterapia può distruggere tutte le cellule tumorali, raggiungendo in molti casi l'obiettivo della guarigione.

In altri casi può ridurre il volume tumorale, con due diverse finalità: utilizzata prima di un intervento chirurgico (trattamento neoadiuvante) può consentire di asportare tutto il tumore con un approccio meno demolitivo, risparmiando quanto più possibile il tessuto sano.

Attuata dopo la chirurgia o la radioterapia (trattamento adiuvante) può distruggere eventuali cellule tumorali residue, raggruppate in masse microscopiche o comunque troppo piccole per essere rilevate dagli strumenti diagnostici, riducendo così le possibilità di recidiva.

Nel caso in cui né l'intervento né la guarigione siano possibili, la somministrazione della chemioterapia può servire a rallentare la progressione della malattia, con l'obiettivo di prolungare la sopravvivenza e assicurare al paziente una buona qualità della vita grazie al controllo dei sintomi legati al tumore.

4) Come viene usata la chemioterapia?

In alcuni casi viene utilizzata come unico trattamento contro il tumore, spesso associando tra loro diversi farmaci chemioterapici, per aggredire le cellule tumorali colpendo contemporaneamente vari meccanismi essenziali per la loro replicazione. Si ostacola così la loro elevata capacità di "evolvere" verso forme resistenti alle cure.

Esistono quindi diversi schemi di chemioterapia, chiamati generalmente con acronimi (sigle) formati dalle iniziali delle molecole utilizzate. In altri casi la chemioterapia può essere preceduta, seguita o usata insieme ad altri trattamenti come la chirurgia, la radioterapia, l'ormonoterapia, le terapie biologiche o l'immuno-oncologia.

5) Come vengono somministrati i farmaci chemioterapici?

La chemioterapia viene fatta principalmente:
- Per infusione endovenosa (con iniezioni, flebo o pompe per l'infusione continua);
- Per via orale (compresse o capsule da prendere per bocca);
- Per iniezione intramuscolare (iniezioni nel muscolo);
- Per iniezione sottocutanea.
- In casi particolari la chemioterapia si può somministrare: per iniezione nel fluido spinale (chemioterapia intratecale);
- Per iniezione in una cavità dell'organismo, per esempio nella cavità pelvica o in vescica (chemioterapia intracavitaria);
- In crema per uso topico (in alcune forme di tumore della pelle).

A volte, l'oncologo può ritenere opportuno attuare due o più modalità di somministrazione contemporaneamente (ad esempio, endovena e per via orale).

Tranne i chemioterapici somministrati per via intratecale, intracavitaria e in crema per uso topico, che agiscono soprattutto nel punto in cui sono stati applicati, tutti gli altri sono assorbiti nel sangue e veicolati nell'organismo, raggiungendo in questo modo le cellule tumorali in tutto il corpo.

6) Quali sono le principali modalità di somministrazione per via endovenosa?

I farmaci possono essere iniettati in una vena del braccio tramite ago-cannula (un tubicino molto sottile viene inserito in una vena del braccio o dell'avambraccio). L'infusione è lenta, goccia a goccia in un tempo che, a seconda del tipo di farmaco, può variare da pochi minuti a diverse ore.

Spesso, allo scopo di rendere più sicura la somministrazione, l'iniezione può avvenire, invece che in una vena del braccio, tramite catetere venoso centrale (CVC), cioè con un tubo sottilissimo che viene introdotto in una grossa vena del torace e fatto passare per un piccolo tratto sotto pelle per proteggerlo dalle infezioni.

A differenza dell'ago-cannula, il CVC è applicato in anestesia (totale o locale). Una volta inserito, è fissato al torace per mezzo di punti di sutura o con un cerotto per evitare che fuoriesca dalla vena. Può rimanere in vena per diversi mesi.

Attraverso il CVC è possibile non solo iniettare i chemioterapici, ma anche effettuare prelievi di sangue.

Con le stesse finalità può essere utilizzato un catetere venoso centrale a inserimento periferico (PICC): si tratta di un tubicino di plastica che viene introdotto in anestesia locale attraverso una vena al livello della piega del gomito fino all'altezza del cuore. Una volta introdotto, il PICC è fissato con punti di sutura o con un cerotto per impedire che si sfili dalla vena.

Un altro sistema è il port-a-cath, un piccolo serbatoio sottocutaneo che, tramite un tubicino, sfocia in una vena profonda. Pungendo la pelle in corrispondenza del punto in cui è situato è possibile raggiungere sempre il circolo venoso.

7) È necessario il ricovero in ospedale per seguire la cura?

Solo in particolari circostanze è necessario il ricovero. Nella stragrande maggioranza dei casi la chemioterapia può essere somministrata in day hospital, (vale a dire che al termine della somministrazione si può lasciare l'ospedale e tornare a casa).

Le unità in cui si può effettuare la chemioterapia sono altamente specializzate e non sono disponibili presso tutti gli ospedali. Di solito, i farmaci chemioterapici sono preparati in un'area specifica della farmacia ospedaliera. La maggior parte delle terapie per via endovenosa si somministra nel reparto di oncologia dell'ospedale, in regime ambulatoriale o di Day hospital, e ogni seduta richiede un tempo variabile normalmente da mezz'ora ad alcune ore.

Tuttavia alcune forme di chemioterapia – ad esempio, quella nella cavità addominale – richiedono una breve degenza (una notte o un paio di giorni);

altre – ad esempio la chemioterapia ad alte dosi – possono richiedere una degenza più lunga (fino a qualche settimana). La chemioterapia somministrata per iniezione intramuscolare o sottocutanea e la chemioterapia intravescicale si effettuano, di solito, in regime di day hospital.

8) È possibile la somministrazione della chemioterapia a casa?

Un'adeguata scelta e gestione delle terapie oncologiche e, in particolare, della chemioterapia possono avvenire in Oncologia Medica, con operatori formati e costantemente aggiornati che conoscono strategie di cura, efficacia e tossicità dei farmaci e soprattutto il malato oncologico nella sua globalità

In alcuni casi la chemioterapia può essere somministrata sotto forma di compresse o capsule da assumere a casa, secondo rigorose istruzioni in merito all'orario e alla modalità di assunzione (es. a stomaco pieno o vuoto).

Qualche volta i medici possono ritenere opportuno effettuare la prima somministrazione in ospedale, per verificare che non ci siano reazioni indesiderate, altrimenti ci si reca in ambulatorio solo per regolari controlli ed esami del sangue.

La quantità di farmaci consegnata è sufficiente per un ciclo completo di trattamento e deve essere assunta rispettando scrupolosamente la prescrizione dell'oncologo.

I farmaci somministrati per bocca, per quanto siano ovviamente più comodi rispetto alla via endovenosa, presentano comunque alcuni effetti collaterali e, pertanto, devono essere assolutamente assunti con molta attenzione e precisione nel dosaggio.

9) Ogni quanto tempo va fatta la chemioterapia?

Non è possibile fornire una risposta uguale per tutti i pazienti. Infatti, la frequenza dipende dal tipo di farmaci usati, dall'utilizzo di uno o più farmaci in combinazione e dal dosaggio.

A seconda del tipo di chemioterapia, la frequenza con la quale vengono pianificate le cure può cambiare, ma viene sempre stabilita in modo da garantire il miglior risultato con il minimo di effetti collaterali.

10) Cosa si intende per ciclo di chemioterapia?

Un trattamento chemioterapico è costituito da più cicli, composti a loro volta da un numero variabile di sedute, intervallati da un periodo di pausa (da 7 fino a più di 28 giorni). Quindi, nei tre/sei mesi che costituiscono la fase di trattamento, si effettuano in genere un massimo di 6-8 cicli in caso di risposta.

In alcune circostanze e con alcuni farmaci, la chemioterapia può essere proseguita anche oltre questo termine sotto forma di terapia cosiddetta "di mantenimento". Durante la pausa dalle cure, le cellule e i tessuti normali si riprendono dai possibili danni causati dai farmaci. Ogni ciclo dura uno o più giorni ed è seguito da un periodo di riposo.

Il numero totale di sedute dipende dalla risposta del tumore alla terapia.

11) Sono possibili modifiche al piano di trattamento ?

L'oncologo valuta costantemente gli effetti del trattamento attraverso una serie di controlli periodici (visita, esami del sangue e delle urine, esami strumentali come ad esempio ecografia, TAC, Risonanza Magnetica o PET).

Se le dimensioni del tumore risultano ridotte o stabili, la terapia è considerata efficace; in caso contrario, è necessario modificare il piano di trattamento e considerare la possibilità della somministrazione di altri farmaci.

Anche la comparsa di effetti collaterali particolari a carico di alcuni organi (tra cui midollo osseo, reni, fegato, nervi periferici) può richiedere la modifica del piano di trattamento.

Talvolta può essere necessario differire la terapia per permettere al midollo osseo, temporaneamente reso inattivo dalla chemioterapia, di recuperare la propria attività.

12) Durante la chemioterapia è possibile svolgere una vita "normale"?

Non ci sono motivi specifici per cambiare la propria vita quotidiana o per limitare il tempo dedicato alla famiglia, ai figli e al lavoro. Tutto ovviamente dipende dalle energie che ogni paziente sente di avere.

Spesso, il giorno della chemioterapia e nelle 36-48 ore successive il paziente può avvertire stanchezza e questo può portare a modificare alcune abitudini quotidiane. La paura di fare cose che "compromettono la guarigione" oppure che "stancano troppo" è generalmente ingiustificata.

Molti pazienti, anche anziani, mantengono quasi tutte le loro abitudini. Il modo migliore per trascorrere il periodo delle cure, è di concedersi eventuali pause quando se ne avverte il bisogno.

13) Che tipo di dieta va seguita durante le cure?

I tumori e le relative terapie non richiedono necessariamente un cambiamento delle abitudini alimentari. È importante, però, che queste abitudini seguano i principi di una sana alimentazione.

La prima caratteristica di una buona dieta, da adottare anche in corso di chemioterapia, è quella di essere varia ed equilibrata. Questo significa che i cibi devono fornire tutte le sostanze nutritive (carboidrati, proteine, grassi, vitamine, sali minerali, ecc.) nella giusta quantità e nel giusto rapporto.

Un'alimentazione bilanciata aiuta a prevenire o limitare la malnutrizione e una perdita di peso indesiderata, ad affrontare meglio gli effetti collaterali delle cure e a far funzionare al meglio il sistema immunitario per combattere le infezioni.

Durante la chemioterapia è necessario bere almeno un litro e mezzo di liquidi al giorno. Tra questi possono essere compresi anche le zuppe, il tè, le tisane e i succhi di frutta. Per prevenire eventuali infezioni è opportuno mangiare carne, pesce e uova ben cotti e lavare frutta e verdura con soluzioni di bicarbonato.

14) È possibile avere rapporti sessuali nel periodo della chemioterapia?

La vita sessuale generalmente non risente della chemioterapia, anche se talvolta può subire un cambiamento che nella maggior parte dei casi è comunque reversibile, scomparendo alla fine del trattamento.

Sintomi fisici, come la stanchezza e la nausea, e stati d'animo, come la preoccupazione e l'ansia per il proprio stato di salute, possono interferire con il desiderio sessuale. Dal punto di vista medico non sussiste alcun motivo per modificare le abitudini sessuali durante la chemioterapia, perché non vi è rischio di trasmettere al partner il tumore e né gli eventuali effetti negativi dei farmaci.

Disturbi come atrofia vaginale, difficoltà o impossibilità di avere rapporti sessuali sono conseguenze frequenti del trattamento dei tumori femminili con ormonoterapia, chemioterapia e radioterapia. Oggi sono disponibili nuovi strumenti come l'uso del laser che consente di trattare in modo efficace l'atrofia vaginale.

15) È possibile avere figli durante la chemioterapia ?

Se la gravidanza ha avuto inizio prima della diagnosi di cancro e si deve affrontare la chemioterapia, è molto importante discutere con l'oncologo i pro e i contro del portarla a termine. A volte la terapia può essere rinviata a dopo il parto, ma la decisione dipende dal tipo e dall'estensione del tumore e dalla terapia necessaria.

Nella maggior parte dei casi, qualora fosse terminato il primo trimestre di gestazione, è possibile intraprendere gran parte delle cure, compresa la chemioterapia. Se invece si è in età feconda e sessualmente attivi, durante tutta la durata del trattamento è indispensabile usare un metodo contraccettivo efficace, perché i farmaci chemioterapici agiscono a livello del DNA delle cellule e possono quindi interferire con il normale sviluppo dell'embrione.

Inoltre, l'eventuale vomito indotto dai farmaci può diminuire l'efficacia della pillola anticoncezionale. L'uso di contraccettivi è raccomandabile anche se la chemioterapia riduce la fertilità della donna perché rimane comunque la possibilità di concepire.

La chemioterapia rappresenta quindi una controindicazione all'inizio di una gravidanza che dovrebbe essere rinviata ad almeno due anni dalla fine del trattamento.

16) Perché oggi la chemioterapia è più "dolce" rispetto al passato?

Alcuni pazienti purtroppo mantengono sulla chemioterapia impressioni e idee che appartengono al passato. Oggi in realtà la chemioterapia è cambiata ed è più "dolce", perché si basa su farmaci più efficaci e meno tossici rispetto a quelli utilizzati fino ad alcuni anni fa.

Con le dovute differenze a seconda del tipo di tumore, sono disponibili terapie che non provocano la caduta dei capelli, altre che rispettano la produzione di globuli bianchi e rossi e piastrine da parte del midollo osseo. Alcuni trattamenti aumentano ulteriormente la tollerabilità della chemioterapia. Sono le cosiddette terapie di supporto o "ancillari", che combattono gli effetti collaterali e che sono molto efficaci.

Per esempio, è possibile ridurre il rischio di nausea e vomito, ridurre il rischio di infezioni, in modo da affrontare meglio il percorso di cura. In particolare i nuovi antiemetici (farmaci che contrastano il vomito) hanno diminuito drasticamente e spesso azzerato la frequenza e l'intensità degli episodi di vomito.

Inoltre gli oncologi hanno a disposizione nuovi farmaci e combinazioni di chemioterapici in modo da ottenere risultati migliori nelle singole neoplasie.

17) È possibile rifiutare la chemioterapia?

La legge italiana riconosce al paziente adulto, in grado di intendere e di volere, il diritto di rifiutare le cure, inclusa quindi la chemioterapia. Nel rispetto delle scelte del paziente, i clinici però devono lavorare per fornire corrette informazioni, sapendo ascoltare i bisogni, le speranze e le paure del malato. Ed è compito di una società scientifica come AIOM sensibilizzare tutti i cittadini: in molti casi, la chemioterapia non è più quella di 30 anni fa e non deve più fare paura.

L'attrazione per le cosiddette terapie "non convenzionali" è alimentata dal dolore e dalla disperazione causati dalla diagnosi di malattia e chi promuove queste teorie sfrutta la speranza dei malati e dei loro familiari.

È importante trasmettere ai cittadini un messaggio fondamentale: i casi in cui un oncologo raccomanda una chemioterapia sono quelli in cui la possibilità di guarire o di bloccare il tumore è un vantaggio assoluto rispetto agli effetti indesiderati che la terapia può causare.

La sperimentazione di molecole anticancro sempre più specifiche e selettive per le cellule tumorali ha infatti ridotto l'azione negativa sulle cellule sane, facendo pendere la bilancia costi-benefici sempre più dalla parte di questi ultimi.

18) Quali sono i principali effetti collaterali della chemioterapia?

Gli effetti collaterali della chemioterapia sono spesso la maggior causa di preoccupazione per i pazienti. Rispetto ad alcuni anni fa, il loro impatto sul benessere del paziente e sulla sua qualità della vita è stato molto ridotto grazie a una maggiore attenzione da parte dei medici a questi aspetti.

Oggi, si è dimostrato che spesso è possibile ottenere lo stesso risultato con dosi di farmaci inferiori a quelle usate in passato; talvolta si può raggiungere lo scopo aggiungendo al "cocktail" di medicinali (come talvolta vengono chiamate le associazioni) altre sostanze più tollerate riducendo la dose di quelle più tossiche; sono stati messi a punto vari rimedi, farmacologici e non, per tenere sotto controllo tutti gli effetti collaterali indesiderati.

Prima di iniziare il trattamento si può chiedere all'oncologo quali sostanze verranno somministrate e quali effetti collaterali ci si può attendere, ricordando comunque che: la maggior parte di questi effetti indesiderati sono di breve durata; spesso cominciano ad attenuarsi e svanire con la fine del trattamento; esistono farmaci e metodi per alleviare alcune delle loro conseguenze.

Gli effetti collaterali che più interferiscono con una buona qualità della vita (nausea, vomito, diarrea, dolori, fatigue) sono in molti casi prevenibili o comunque controllabili con la somministrazione di farmaci specifici.

Inoltre, non tutti gli effetti collaterali continuano fino alla fine di tutto il trattamento in modo continuativo e cumulativo. Alcuni effetti indesiderati sono temporalmente limitati tra i vari cicli ed altri possono essere gestiti ed annullati subito dopo la loro prima insorgenza.

19) Da cosa dipendono gli effetti collaterali?

Non tutti sono colpiti dagli effetti collaterali dei farmaci antiproliferativi, la cui intensità può variare nei diversi pazienti. La presenza di questi disturbi dipende da molti fattori, i più importanti sono il tipo e il dosaggio dei farmaci usati e le condizioni generali di salute dei singoli pazienti.

Contano anche le risorse che la persona mette in campo: il tipo di alimentazione, il fatto di riuscire a mantenere il lavoro e i propri ritmi di vita o il concedersi, quando se ne sente la necessità, brevi periodi di riposo.

Inoltre via via che ci si allontana dal momento della somministrazione, il senso di spossatezza, la nausea e gli altri disturbi legati alla chemioterapia tendono a scomparire. È anche per questo motivo che la chemioterapia viene fatta a cicli: tra una fase di cura e l'altra si garantisce ai pazienti un periodo di tranquillità e all'organismo la possibilità di rigenerarsi.

20) Esisto no effetti negativi di lunga durata?

Se gran parte degli effetti collaterali scompare velocemente, alcuni possono richiedere un po' più di tempo, a volte alcuni mesi o anni.

Quando la chemioterapia colpisce alcuni organi, come quelli riproduttori, oppure i reni, il cuore o il fegato, i danni arrecati possono essere permanenti. Ciononostante, se il medico sceglie la strada della chemioterapia, significa che nel caso di quel paziente i benefici attesi con la chemioterapia sono potenzialmente superiori rispetto ai possibili effetti collaterali.

Inoltre è bene sapere che il più delle volte questi effetti si possono facilmente prevenire. Per esempio esistono alcune combinazioni di chemioterapici e di farmaci biologici (orientati a colpire un bersaglio preciso) che possono alterare la funzionalità cardiaca. In questi casi, prima di iniziare la terapia, si viene sottoposti a un elettrocardiogramma per accertarsi che il cuore continuerà a funzionare normalmente durante la cura.

Allo stesso modo, se il chemioterapico agisce sul fegato, la funzionalità epatica verrà periodicamente monitorata e, in caso di alterazione, il medico cambierà il tipo di trattamento o ridurrà la dose, in modo da evitare danni a lungo termine.

Infine alcuni chemioterapici, come gli alcaloidi della vinca, i taxani o i composti del platino, possono danneggiare i nervi. Anche in questo caso, il controllo attento da parte del medico consente di ridurre o cambiare il chemioterapico prima che i danni diventino permanenti.

Inoltre la combinazione di antidolorifici o anticonvulsivanti con supplementi vitaminici si è dimostrata efficace nel ridurre questo tipo di effetto tossico.

21) Possono esserci cambiamenti del gusto e dell'olfatto?

Alcuni farmaci utilizzati per la chemioterapia e, in certi casi, anche per la radioterapia possono causare cambiamenti nel modo in cui il paziente sente i sapori e gli odori. Per questo motivo a volte accade che i cibi sembrino salati o amari o che si senta nei cibi un sapore "metallico". Può anche succedere che molti alimenti diventino insipidi o "cattivi".

La stessa cosa accade a volte con gli odori: i profumi o i deodoranti più intensi possono dare fastidio. I cambiamenti del gusto e dell'olfatto non sono comunque permanenti e sono destinati a scomparire alla fine delle cure.

22) È vero che durante la chemioterapia cadono i capelli?

La caduta dei capelli, dei peli, di ciglia e sopracciglia è considerata un segno caratteristico della chemioterapia. Per questo è una delle conseguenze più conosciute e temute dai pazienti: non solo incide in maniera significativa sulla propria immagine, ma rende anche evidente il proprio stato di malattia.

In realtà, non tutti i farmaci provocano questo effetto indesiderato, né tutti lo fanno con la stessa intensità. Mentre alcuni farmaci provocano sempre la caduta completa dei capelli, alcuni rendono solo i capelli più fini e radi, altri non agiscono a questo livello.

In ogni caso i capelli ricrescono alla conclusione dei cicli di chemioterapia. In genere la capigliatura recupera un aspetto normale entro quattro-sei mesi dal termine delle cure.

23) È possibile evitare la caduta dei capelli?

In alcuni casi è possibile cercare di prevenire la caduta dei capelli indossando durante le sedute una particolare cuffia ghiacciata: riducendo l'apporto di sangue al cuoio capelluto durante la somministrazione della chemioterapia, si cerca di diminuire anche la quantità di farmaco che raggiunge i bulbi piliferi. Il metodo comunque non è utilizzabile in tutti i casi, per cui conviene discuterne in anticipo con il medico.

24) Cos'è la fatigue?

Il senso di sfinimento sia fisico che psichico, anche senza la comparsa di altri disturbi, è senz'altro l'effetto collaterale più frequente della chemioterapia. In molti casi la fatigue o stanchezza ha inizio durante la somministrazione dei farmaci oppure subito dopo: può essere particolarmente intenso nelle 36-48 ore che seguono la seduta di chemioterapia.

Di solito la stanchezza scompare gradualmente alla conclusione del trattamento, ma alcuni pazienti continuano a sentirsi stanchi anche a distanza di molti mesi. La stanchezza cronica (*fatigue*, termine inglese che significa astenia, stanchezza) rappresenta un insieme di sintomi fisici e psichici tra i più debilitanti e meno trattati tra i malati oncologici, perché spesso non ne parlano con i medici come invece fanno per altri disturbi.

Le persone che provano fatigue non hanno energia e trovano difficoltoso compiere quelle semplici attività quotidiane che di norma svolgono senza problemi.

25) Quali sono le cause della fatigue?

La fatigue può essere considerata parte integrante della sintomatologia causata dal tumore, come effetto collaterale delle terapie oncologiche e non oncologiche, oppure come espressione di uno stato depressivo.

Molte sono le cause che provocano la fatigue nei malati di cancro. Alla base possono esserci anemia, disordini del metabolismo e infezioni, cui si sovrappongono fattori psicologici quali le inevitabili paure che la diagnosi di cancro porta con sé.

Possono provocare la fatigue anche i trattamenti oncologici, dolori di varia natura e problemi alimentari (difficoltà a nutrirsi, diarrea, vomito, perdita di peso, anoressia), disturbi del sonno.

Gli interventi farmacologici possono in qualche caso giovare (anche se purtroppo non esiste una terapia farmacologica efficace nel prevenire o nell'eliminare la fatigue), ma i migliori risultati si ottengono dalla combinazione delle terapie con un adeguato sostegno psicologico.

Lo spazio per un intervento psicologico è un momento delicato e fonda la sua ragione d'essere nell'attenzione e nel rispetto dei bisogni della persona. L'obiettivo di un intervento strutturato di supporto psicologico, rivolto al benessere globale e alla riabilitazione individuale e sociale, è di accompagnare la persona aiutandola ad affrontare i momenti più difficili e ad organizzare la propria vita quotidiana, gestendo meglio i disagi causati dalla fatigue.

26) La chemioterapia può causare anemia?

Alcuni farmaci chemioterapici possono risultare tossici per le cellule del sangue, il cui numero diminuisce progressivamente. Le molecole antitumorali possono quindi colpire sia i globuli rossi (anemia) che quelli bianchi (leucopenia).

L'anemia è dovuta all'abbassamento del numero di globuli rossi e quindi del livello di emoglobina nel sangue: si manifesta con sintomi come stanchezza, sonnolenza, talvolta anche dispnea (affanno), dovuta alla minore quantità di ossigeno disponibile per le funzioni dell'organismo.

Se il livello di emoglobina è troppo basso, si può intervenire con trasfusioni di sangue, per permettere un immediato recupero di energie e la scomparsa della stanchezza e della dispnea.

In alcuni casi, a discrezione del medico, un aumento dei globuli rossi può essere ottenuto anche attraverso la stimolazione del midollo osseo con la somministrazione di eritropoietina (che si inietta per via sottocutanea).

27) Qual è l'effetto della chemioterapia sui globuli bianchi?

I farmaci antiblastici determinano talvolta la riduzione del numero di globuli bianchi e, soprattutto, la diminuzione di un loro sottogruppo, i granulociti neutrofili, cellule specializzate nel combattere le infezioni batteriche. Abbassano così le capacità di difesa dell'organismo contro gli attacchi di molti agenti microbici.

La riduzione dei globuli bianchi è tollerata dalla maggior parte dei pazienti ed è in genere limitata a un breve periodo, nell'intervallo tra un ciclo e l'altro di chemioterapia. I medici monitorano costantemente il livello delle difese immunitarie decidendo, in alcuni casi, l'avvio di una terapia a base di fattori di crescita, farmaci biologici che stimolano la produzione dei globuli bianchi nel midollo osseo o di antibiotici per prevenire eventuali infezioni e complicanze.

28) Quando ebbe inizio la storia della chemioterapia?

La chemioterapia ha più di 70 anni. E' del 1946 la pubblicazione del primo esperimento con una molecola chemioterapica contro il cancro. Da allora questo settore della ricerca farmacologica ha compiuto passi da gigante.

Gli inizi di questa lunga storia sono legati a doppio filo allo sviluppo e all'utilizzo di armi chimiche nel corso della Prima e della Seconda Guerra Mondiale e all'osservazione degli effetti collaterali sulle vittime civili e militari.

Tutto parte dal lavoro svolto da un gruppo di farmacologi ed ematologi statunitensi sugli effetti antitumorali di una sostanza molto simile al gas tossico iprite.

L'articolo del 1946, in cui Louis Goodman e colleghi descrivevano i frutti del loro sodalizio scientifico in tempo di guerra, rappresenta l'inizio ufficiale della storia della chemioterapia moderna. A partire da quella data, diverse Istituzioni pubbliche americane iniziano a testare l'iprite nella sua forma meno tossica (con l'azoto a sostituire lo zolfo presente nel gas usato in guerra) dischiudendo via via nuove possibilità terapeutiche.

I gas tossici, noti anche col nome di mostarde azotate, sono infatti in grado di bloccare la replicazione delle cellule, particolarmente rapida nei tumori. Prima di allora la lotta contro il cancro si era basata essenzialmente sull'uso combinato di chirurgia e radioterapia.

29) In quali tumori è utilizzata la chemioterapia?

Alla fine degli anni Settanta solo poco più del 30% delle persone colpite dal cancro sconfiggeva la malattia. Negli anni Novanta quasi il 47%, oggi circa il 60%.

Buona parte dei progressi compiuti dall'oncologia mondiale negli ultimi decenni sono stati ottenuti proprio grazie alla chemioterapia, la cura farmacologica del cancro, che rappresenta ancora oggi una terapia efficace nel trattamento di alcuni dei tumori più frequenti come quelli del seno, del colon-retto, del polmone e della prostata, anche se ovviamente in molte situazioni cliniche si è ancora alla ricerca di trattamenti che possano migliorare l'efficacia della chemioterapia.

I chemioterapici contrastano il cancro in diversi modi: eliminano le cellule cancerose, rallentano la crescita del tumore, evitano la sua diffusione in altri tessuti (metastasi) e alleviano il dolore causato dalla presenza della massa tumorale.

30) Chi ha introdotto per la prima volta la chemioterapia nel trattamento del tumore del seno?

È stato un oncologo italiano, Gianni Bonadonna, il primo a introdurre la chemioterapia, cioè la cura attraverso i farmaci, per il tumore del seno. Il contributo delle ricerche di Gianni Bonadonna è stato decisivo in questo settore.

Infatti, la Società americana di Oncologia Medica (American Society of Clinical Oncology, ASCO) ha istituito nel 2007 il "Gianni Bonadonna Breast Cancer Award and Lecture", che viene assegnato ogni anno a un ricercatore che si sia distinto in questo campo.

La ricerca italiana ha dato grandi contributi in questi decenni. Di recente, ad esempio, nei casi operati ma ad alto rischio di recidiva per l'interessamento dei linfonodi ascellari, la somministrazione di regimi accelerati (più ravvicinati) di chemioterapia ha prodotto risultati più efficaci rispetto a trattamenti più convenzionali. Questo risultato è dovuto a studi di un gruppo cooperativo italiano (GIM-Gruppo Italiano Mammella) coordinati dagli Istituti di Roma, Genova e Napoli che coinvolge 150 Istituzioni italiane.

31) Quali farmaci chemioterapici sono utilizzati nel tumore del seno?

Per il trattamento dei tumori della mammella sono disponibili molti chemioterapici da somministrare da soli o in combinazione. I più usati sono le antracicline, i taxani, i derivati del fluoro, il metotrexate, la vinorelbina, la gemcitabina e i derivati del platino.

Dal momento che l'associazione di sostanze diverse consente di aggredire le cellule tumorali colpendo contemporaneamente diversi meccanismi essenziali per la loro replicazione, questi farmaci vengono spesso usati insieme in vari schemi terapeutici.

Una particolare modalità di somministrazione della chemioterapia è quella definita "dose-densa", che consiste nella riduzione del tempo che intercorre tra due successivi cicli di trattamento. Questa modalità richiede l'assunzione di farmaci (fattori di crescita) che consentano una ripresa tempestiva del sistema immunitario prima dell'inizio del successivo trattamento.

32) Quando è impiegata la chemioterapia nel tumore del seno?

La finalità del trattamento varia in funzione della fase della malattia. Se iniziale, la strategia terapeutica può prevedere una combinazione di chirurgia, terapia farmacologica (chemioterapia, ormonoterapia, trattamento con anticorpi monoclonali) e radioterapia.

In particolare la chemioterapia ha lo scopo di ridurre il rischio di ripresa della malattia a livello locale e generale.

Convenzionalmente si utilizzano regimi di associazione contenenti antracicline e/o taxani prolungati per circa 6 mesi.

Se il tumore è in fase localmente avanzata, la malattia è considerata non operabile in prima scelta.

Considerato anche l'elevato rischio di diffusione metastatica in questa fase, la chemioterapia è il trattamento d'elezione, che deve comunque essere integrato con la chirurgia e la radioterapia.

Se la malattia è in fase metastatica il tumore si è esteso al di fuori della ghiandola mammaria. Le diverse sedi di localizzazione delle metastasi (ossa, fegato, polmone, cervello) implicano differenti sintomi, esami diagnostici, possibilità di complicanze e indicazioni terapeutiche con diversa finalità e prognosi.

In questi casi la chemioterapia può integrarsi con terapie ormonali, farmaci biologici, chirurgia, radioterapia e terapie di supporto.

33) Quali sono i principali fattori di rischio del tumore del seno?

Il rischio aumenta con l'età, con una probabilità di sviluppo della malattia del 2,4% fino a 49 anni, del 5,5% tra 50 e 69 anni e del 4,7% tra 70 e 84 anni.

Sono stati identificati anche altri fattori di rischio:

- **Fattori riproduttivi**: una lunga durata del periodo fertile, con un menarca precoce ed una menopausa tardiva, la nulliparità, una prima gravidanza a termine dopo i 30 anni, il mancato allattamento al seno.

- **Fattori ormonali**: incremento del rischio nelle donne che assumono terapia ormonale sostitutiva durante la menopausa, specie se basata su estroprogestinici sintetici ad attività androgenica.

- **Fattori dietetici e metabolici**: l'elevato consumo di alcool e di grassi animali ed il basso consumo di fibre vegetali sembrerebbero associati a un aumentato rischio di carcinoma mammario.

- **Pregressa radioterapia**: a livello toracico e specialmente se prima dei 30 anni d'età e precedenti displasie o neoplasie mammarie.

- **Fumo di sigaretta**.

34) Qual è il ruolo della familiarità nello sviluppo del tumore del seno?

Anche se la maggior parte dei carcinomi mammari è costituita da forme sporadiche (vale a dire non ereditarie), il 5%-7% dei casi risulta legato a fattori ereditari, un quarto dei quali determinati dalla mutazione di due geni, BRCA-1 e/o BRCA-2.

Nelle donne portatrici di mutazioni del gene BRCA-1 il rischio di ammalarsi nel corso della vita di carcinoma mammario è pari al 65% e nelle donne con mutazioni del gene BRCA-2 pari al 40%.

35) Quando viene utilizzata la chemioterapia nel tumore della prostata?

Fino ad un paio di anni fa, la chemioterapia nel tumore della prostata si impiegava solo quando la terapia ormonale di prima linea non risultava più efficace, nei casi cosiddetti "resistenti alla castrazione". In questi casi la chemioterapia viene somministrata per ridurre le dimensioni del tumore, mantenere la situazione sotto controllo, alleviare i sintomi e i dolori causati dalle metastasi alle ossa e preservare la qualità di vita.

Fino a qualche anno fa, l'unico chemioterapico registrato negli USA e in Europa era il mitoxantrone, somministrato in combinazione con piccole dosi di cortisone. In alternativa, veniva utilizzato un altro farmaco: l'estramustina.

Il cancro della prostata è stato, quindi, per molto tempo considerato difficilmente trattabile con la chemioterapia. La situazione si è modificata grazie agli studi condotti utilizzando docetaxel, oggi riconosciuto a livello internazionale come la terapia standard di prima linea nel carcinoma della prostata refrattario ai trattamenti ormonali di prima linea.

Più recentemente è stata introdotta un'ulteriore chemioterapia appartenente alla famiglia dei taxani (cabazitaxel), in caso di ripresa di malattia dopo docetaxel.

Va sottolineato inoltre che, negli ultimi anni, in alcuni casi considerati più aggressivi, la chemioterapia con docetaxel può essere impiegata più precocemente, quando la malattia non è ancora "resistente alla castrazione".

36) Quando è consigliata la sorveglianza attiva nel tumore della prostata?

Solo ai pazienti che presentano caratteristiche ben precise (carcinoma delle prostata di piccole dimensioni e con bassa aggressività biologica) e che costituiscono circa il 40% dei casi può essere proposta la sorveglianza attiva che prevede di monitorare la malattia attraverso esami specifici e controlli periodici in alternativa alle terapie radicali.

La sorveglianza attiva è riconosciuta da anni nelle più importanti linee guida internazionali e sta sempre più diventando una valida alternativa terapeutica anche in Italia. Rappresenta una nuova opportunità e modifica l'approccio tradizionale che prevede quasi sempre un trattamento radicale dopo la diagnosi di tumore.

In alternativa a terapie come chirurgia, radioterapia o brachiterapia il paziente con tumore indolente è sottoposto a esami e controlli periodici per tutta la vita o fino a quando la malattia non modifica le sue caratteristiche iniziali.

Se la patologia cambia è possibile interrompere il percorso osservazionale, intervenire tempestivamente e indirizzare il paziente al trattamento.

37) Il test del PSA è utile per la diagnosi precoce?
Agli inizi degli anni '90 del secolo scorso l'introduzione del test per la determinazione dell'Antigene Prostatico Specifico (PSA) ha modificato profondamente l'epidemiologia del tumore della prostata.

Il principale aspetto negativo dell'esecuzione non controllata di questo test è il rischio di sovra-diagnosi, cioè di individuazione di tumori che non avrebbero dato luogo a sintomi e non sarebbero stati diagnosticati a causa della loro lenta crescita.

Uno studio condotto in Europa su 162.387 uomini ha evidenziato, grazie a questo test, una netta riduzione della mortalità per carcinoma prostatico, pari al 21%.

Ma i risultati non sono sufficienti a giustificare un'attività di screening su tutta la popolazione. Non sono infatti evidenti effetti nella diminuzione dei decessi tra gli over 70 e servono strategie migliori per minimizzare sovra-diagnosi e sovra-trattamento e individuare i gruppi a rischio. Nel frattempo, gli uomini dovrebbero essere informati e avere accesso al test del PSA, se lo desiderano, dopo un'attenta valutazione delle ricadute positive e negative e, soprattutto, dopo una valutazione medica.

38) Quando è utilizzata la chemioterapia nel tumore del colon-retto?
La chemioterapia svolge un ruolo fondamentale sia nella malattia operabile sia in quella avanzata non operabile. Può essere attuata prima o dopo l'intervento chirurgico.

Nel primo caso si definisce neoadiuvante e ha l'obiettivo di ridurre le dimensioni del tumore e facilitarne l'asportazione con la successiva chirurgia. In questo modo, in alcuni casi, si evita anche la necessità di una colostomia permanente.

Talvolta (nel tumore del retto) la chemioterapia si combina con la radioterapia. La chemioterapia attuata dopo l'intervento si definisce adiuvante ed è indicata per eliminare eventuali cellule tumorali residue e ridurre le possibilità di recidiva.

Nella decisione di effettuare la chemioterapia adiuvante, l'oncologo tiene conto di alcuni fattori quali il rischio che alcune cellule tumorali siano ancora in circolo nonostante il tumore sia stato completamente rimosso e analizzato al microscopio, la probabilità che la chemioterapia ha di eliminarle e gli effetti collaterali che può causare.

39) Qual è l'impatto economico del tumore del colon-retto nel nostro Paese?
Il tumore del colon-retto è il più frequente con circa 52.400 nuovi casi stimati nel nostro Paese nel 2016 e 427mila persone vivono dopo la diagnosi.

L'impatto economico della malattia è importante: il costo sociale totale annuo relativo all'insieme di tutti i pazienti italiani (con una diagnosi da non più di 5 anni, con e senza caregiver, cioè il familiare che se ne prende cura) è, secondo le stime del Censis, pari a 5,7 miliardi di euro e comprende sia i costi diretti che indiretti (questi ultimi includono i mancati redditi e il valore dell'assistenza garantita dai caregiver).

I costi medi annui pro capite di paziente e caregiver sono stimabili in media a 41,6 mila euro (per i malati con una diagnosi da non più di un quinquennio).

La possibilità di individuare precocemente lesioni pre-cancerose, oltre a ridurre la mortalità, ha molteplici risvolti positivi, ad esempio permette di asportare per via endoscopica il tumore evitando interventi chirurgici maggiori e demolitivi (con necessità ad esempio di stomia intestinale) e di ridurre i costi sociali.

40) Quali sono i principali tipi di tumore del polmone?

Si distinguono due tipi principali a seconda dell'aspetto delle cellule all'esame microscopico:

1. Non a piccole cellule (la forma più comune), i cui tipi più frequenti sono:
- **Carcinoma a cellule squamose**: origina dalle cellule che rivestono le vie respiratorie (rappresenta il 25-30% dei tumori del polmone).
- **Adenocarcinoma (non squamoso)**: è il tipo più diffuso (45%) e si sviluppa dalle cellule che secernono il muco. È il tumore polmonare più frequente tra chi non ha mai fumato, ma è purtroppo frequente anche nei fumatori.
- **Carcinoma a cellule grandi**: è meno frequente (10-15%), il nome deriva dalle grandi cellule tondeggianti che si evidenziano quando si esamina un campione bioptico al microscopio.

2. A piccole cellule o "a chicco d'avena", così definito dalla caratteristica forma delle cellule (meno frequente, ma molto aggressivo e con elevatissime probabilità di diffondersi velocemente ad altri organi).

41) Quando è utilizzata la chemioterapia nel tumore del polmone?

Il trattamento più utilizzato per il tumore del polmone a piccole cellule è la chemioterapia, una scelta legata al fatto che la malattia in genere risponde bene ai farmaci oggi disponibili e che spesso al momento della diagnosi sono già presenti metastasi in organi diversi dal polmone (di conseguenza la chirurgia non può essere considerata un approccio efficace).

Per questo tipo di tumore, quando la malattia è limitata al torace, si utilizza in molti casi anche la radioterapia, in associazione alla chemioterapia oppure dopo la chemioterapia.

Nel tumore non a piccole cellule l'intervento chirurgico rappresenta la terapia di scelta, a meno che non siano già presenti metastasi a distanza.

La radioterapia è utilizzata da sola o in combinazione con la chemioterapia nei casi in cui non è possibile procedere con la chirurgia a causa delle caratteristiche del tumore o dello stato di salute del paziente.

Anche la chemioterapia, che si basa sull'uso combinato di diversi farmaci ha un ruolo nel trattamento di questo tipo di tumore polmonare soprattutto nei casi di malattia avanzata.

I chemioterapici maggiormente usati per il trattamento del carcinoma polmonare non a piccole cellule sono: cisplatino, carboplatino, gemcitabina, vinorelbina, paclitaxel, docetaxel e pemetrexed (spesso in combinazione, ad esempio: carboplatino + paclitaxel, vinorelbina + cisplatino o carboplatino, gemcitabina + cisplatino o carboplatino).

Radioterapia e chemioterapia possono essere utilizzate prima dell'intervento chirurgico (terapia neoadiuvante) per ridurre le dimensioni del tumore o dopo l'intervento (terapia adiuvante) per eliminare le eventuali cellule tumorali rimaste.

42) Quali sono i sintomi principali della malattia?

Anche se fortunatamente non sono sempre indicativi di un tumore polmonare, sarebbe opportuno che soprattutto le persone a rischio tenessero sotto controllo i sintomi. Tra questi, tosse secca o con catarro (talvolta striato di sangue), piccole perdite di sangue con i colpi di tosse, difficoltà respiratorie, dolore al torace, perdita di peso.

Il tumore del polmone è una malattia subdola: molte volte non presenta sintomi almeno fino ad uno stadio avanzato.

43) Come avviene la diagnosi?

A causa della presenza di pochi e non specifici sintomi, la diagnosi delle neoplasie polmonari è spesso tardiva. Ad esempio la tosse e la raucedine sono sintomi comuni nel fumatore e, proprio per questo, vengono spesso trascurati.

La radiografia del torace rappresenta di solito il primo esame effettuato, che però non consente di giungere ad una diagnosi di natura e non è comunque un'indagine precisa.

Sicuramente più accurata è la TAC (Tomografia Assiale Computerizzata) che permette di localizzare la malattia, i suoi rapporti con altri organi, oltre che di definire lo stadio del tumore quando venga estesa oltre che al torace, anche al cranio e all'addome.

La PET (Positron Emission Tomography) può essere utile in alcuni casi, a giudizio del medico, dopo l'esecuzione della TAC e consente, tra l'altro, anche di valutare l'apparato scheletrico e il suo eventuale coinvolgimento nella malattia.

44) Esiste ancora una forma di stigma sociale a carico delle persone colpite da questa forma di cancro?

È scientificamente provato il legame tra questa neoplasia e il fumo di sigaretta. La probabilità di sviluppare questa malattia aumenta di 14 volte nei tabagisti rispetto ai non fumatori (e fino a 20 volte nelle persone che fumano oltre 20 sigarette al giorno).

Il senso di colpa è un sentimento molto frequente, soprattutto in coloro che sono stati fumatori, e può rendere ancora più difficoltoso parlare della malattia o chiedere aiuto, contribuendo a creare un isolamento di se stessi. Condividere pensieri ed emozioni può invece aiutare a gestire i sentimenti di colpa, disagio e solitudine. Il paziente deve sentire attorno a sé l'affetto e la comprensione di tutti i propri cari.

45) Questa neoplasia può colpire anche i non fumatori?

Solo il 15% delle diagnosi di tumore del polmone riguarda i non fumatori: tali casi, spesso, presentano specifiche mutazioni o alterazioni genetiche che possono essere trattate con farmaci a bersaglio molecolare.

L'85% delle diagnosi interessa invece i tabagisti, nei quali queste alterazioni sono molto più rare. I casi in cui non sono presenti alterazioni molecolari che possano essere trattate con farmaci a bersaglio molecolare possono essere affrontati con la chemioterapia oppure con l'immunoterapia, che negli ultimi anni si è aggiunta agli strumenti terapeutici disponibili per questa patologia.

46) Quali sono i principali trattamenti del tumore dello stomaco?

La chirurgia rappresenta il trattamento più importante per la maggior parte dei casi di tumore dello stomaco. Negli ultimi dieci anni sono stati compiuti progressi notevoli, non soltanto perché oggi la malattia è diagnosticata e trattata in una fase sempre più precoce, ma anche perché sono state messe a punto tecniche chirurgiche più avanzate. L'intervento di asportazione dello stomaco si chiama gastrectomia; può essere parziale o totale.

Nella gastrectomia parziale il chirurgo rimuove soltanto la parte di organo interessata dalla malattia; nella gastrectomia totale asporta l'intero stomaco.

La chemioterapia può essere attuata non solo prima o dopo l'intervento chirurgico, ma anche in modalità perioperatoria, cioè prima e dopo l'intervento chirurgico nei casi in cui il tumore sia operabile ma già esteso oltre la sottomucosa e/o con linfonodi invasi dalla malattia.

Questo tipo di chemioterapia prevede una terapia molto breve prima dell'intervento chirurgico (due cicli sembrano sufficienti) e 3-4 cicli, se il paziente li tollera, dopo l'intervento chirurgico.

Questo trattamento ha dimostrato di migliorare la probabilità di guarigione dalla malattia operabile, con una migliore tollerabilità, e dovrebbe essere sempre più considerato anche in Italia come trattamento standard per questi pazienti, come avviene nei principali centri oncologici europei e mondiali.

Inoltre nei tumori 'HER-2 positivi' (che esprimono cioè la proteina HER-2) in fase avanzata la chemioterapia è utilizzata in associazione ad un farmaco mirato contro quella proteina, che consente di ottenere un'efficacia migliore.

47) Quali sono i sintomi del tumore dello stomaco?

Questa neoplasia si presenta con sintomi che possono facilmente essere confusi con quelli di una gastrite o di un'ulcera gastrica: nausea, difficoltà di digestione, mancanza di appetito o difficoltà a mangiare grandi quantità di cibo. Per questa ragione se un trattamento per la gastrite o per l'ulcera non evidenzia alcun effetto positivo, è opportuno eseguire una gastroscopia per valutare direttamente lo stato della mucosa interna dell'organo.

Inoltre, poiché è noto il ruolo dell'Helicobacter pylori nella genesi del tumore, è utile ricercare la presenza eventuale di questo microrganismo con esami semplici e poco invasivi come il Breath test. In caso di positività, si procede alla gastroscopia e all'eradicazione dell'infezione con una cura antibiotica.

48) Nei tumori del testicolo e dell'ovaio, la chemioterapia ha dimostrato di essere efficace?

La chemioterapia rappresenta un'arma fondamentale anche contro i tumori dell'ovaio e del testicolo. Se la malattia è confinata all'ovaio la sopravvivenza a 5 anni raggiunge il 90%, mentre scende al 15-20% negli stadi avanzati (III e IV).

Purtroppo quasi l'80% delle diagnosi giunge quando il cancro è in fase avanzata, a causa dell'assenza di sintomi specifici. Le pazienti vengono sottoposte a intervento chirurgico la cui entità varia in base allo stadio di malattia.

L'intervento chirurgico demolitivo è fondamentale, non ha la certezza che il tumore non si ripresenti: per questo si consiglia, dopo l'intervento, una chemioterapia che è tanto più importante quanto più è avanzato il tumore asportato (uno degli schemi più usati è a base di paclitaxel e di carboplatino).

Negli uomini sotto i 50 anni il tumore del testicolo è il più frequente (12% di tutti i casi). È "chemiosensibile" ed è il tumore che più frequentemente guarisce con la chemioterapia anche nella fase avanzata di malattia.

La scoperta del farmaco chemioterapico cisplatino negli anni '50 e successivamente dell'etoposide ha radicalmente cambiato la storia di questa patologia, che da allora è a elevatissima curabilità. Infatti oggi 9 casi su 10 si curano con successo e il merito dei risultati raggiunti va attribuito quasi esclusivamente alla chemioterapia.

49) La chemioterapia è efficace anche nei pazienti anziani?

Ogni anno in Italia più di 183mila tumori (oltre il 50% del totale) vengono diagnosticati in cittadini over 70. L'invecchiamento generale della popolazione e l'allungamento dell'aspettativa di vita stanno determinando anche un progressivo cambiamento nell'età dei pazienti che accedono alle cure nelle Unità Operative di Oncologia nel nostro Paese.

È sempre più evidente l'importanza di una valutazione multidimensionale di questi pazienti, che tenga conto delle altre patologie presenti oltre al tumore (cosiddette "patologie concomitanti"), dello stato funzionale, delle caratteristiche psicologiche e di supporto sociale che caratterizzano il malato anziano e da cui non si può prescindere nella programmazione di un piano integrato di intervento.

L'età avanzata non può e non deve essere un fattore che da solo possa influenzare negativamente le possibilità di cura e di sopravvivenza dopo la diagnosi di una neoplasia. Quindi non dovrebbe limitare le decisioni dei medici, anche rispetto all'utilizzo della chemioterapia.

50) Quali sono le prospettive future?

Grazie alla chemioterapia oggi diversi tipi di cancro, che altrimenti sarebbero fatali, guariscono. Rappresenta quindi un'arma fondamentale contro i tumori, ancora valida e per molti aspetti innovativa. Non si tratta di una tecnica superata: malgrado i progressi ottenuti con altre metodologie, per esempio con i farmaci biologici e l'immuno-oncologia e non si smette di fare ricerca in quest'ambito.

È infatti migliorata la capacità di costruire molecole chemioterapiche progettate per essere meno tossiche. Le stesse sostanze oggi possono essere ingegnerizzate in una forma che permette al principio attivo di arrivare al tumore in una concentrazione giusta e alle cellule sane in quantità molto minore. In questo modo si riduce la tossicità. Sono cioè state sviluppate molecole selettive per il tumore e che quindi riducono notevolmente la tossicità sulle cellule sane.

In futuro si aprono importanti prospettive grazie alla combinazione della chemioterapia con le altre armi considerate classiche (tra cui: chirurgia e radioterapia), con le terapie mirate e l'immuno-oncologia.

51) Cos'è oggi il cancro?

La teoria prevalente, formulata alla metà del secolo scorso, interpreta il cancro come un insieme di circa 200 malattie diverse, caratterizzate da un'abnorme crescita cellulare, svincolata dai normali meccanismi di controllo dell'organismo.

Oggi sappiamo che il processo di trasformazione di una cellula normale in tumorale avviene attraverso varie tappe, con accumulo di anomalie anche genetiche, funzionali e morfologiche.

La proliferazione cellulare è un processo fisiologico che ha luogo in quasi tutti i tessuti e in innumerevoli circostanze: normalmente esiste un equilibrio tra proliferazione e morte cellulare programmata (apoptosi). Le mutazioni nel DNA che conducono al cancro portano alla distruzione di questi processi ordinati, dando luogo a una divisione cellulare incontrollata e alla formazione del tumore.

52) Quando è stato scoperto per la prima volta il cancro?

Nonostante sia stato definito nel Novecento «il Male del secolo», il cancro ha accompagnato da sempre il cammino dell'umanità. Le prime testimonianze storiche risalgono a papiri egizi del 1600 a.C., in cui veniva chiamato: "Nemsu", fino al termine "carcinoma" coniato dal medico greco Ippocrate.

Personaggi storici di varie epoche come l'imperatore romano Ottaviano Augusto, San Francesco d'Assisi o il compositore Gioacchino Rossini sono deceduti a causa di una neoplasia.

Un passo fondamentale è segnato da una data ben precisa, 8 novembre 1895: "La radioterapia viene messa a disposizione della cura dei tumori". Il XX secolo non fu "Storia del cancro", ma divenne pienamente "Oncologia moderna".

Negli ultimi 200 anni, il cancro è diventato una delle malattie più diffuse in tutto il mondo. Le cause di questo fenomeno sono tra l'altro: il costante aumento della vita media grazie ai successi nel trattamento delle malattie infettive, il sempre maggiore inquinamento ambientale e la tendenza tra la popolazione ad adottare stili di vita non salutari (fumo, abuso di alcol, sedentarietà e dieta scorretta).

53) Quali sono le differenze fra tumori benigni e maligni?

Se il tumore è benigno, non si parla di cancro. Le cellule che lo costituiscono sono considerate tumorali perché si moltiplicano più del dovuto, dando origine a una massa che può raggiungere dimensioni importanti.

Le cellule dei tumori benigni si sviluppano lentamente e non hanno la capacità di diffondersi ad altre parti dell'organismo, anche se possono creare problemi alla salute. Se, infatti, continuano a crescere, esercitano pressione contro gli organi sani vicini.

I tumori maligni, invece, sono composti da cellule che, senza un adeguato trattamento, possono invadere i tessuti circostanti. Inoltre le cellule di un tumore maligno hanno la capacità di staccarsi e crescere a distanza, ovvero al di fuori della sede di insorgenza del tumore primitivo.

Le vie di diffusione principali sono il sangue e il sistema linfatico. Quando raggiungono una nuova sede, le cellule possono continuare a dividersi, dando così origine a una metastasi.

54) Quali sono le cause principali dei tumori?

I reali motivi per cui una persona si può ammalare sono ancora largamente sconosciuti. Solo in alcuni casi il cancro ha una componente genetica. Sono state riconosciute cause imputabili a fattori esterni e interni. I primi includono il fumo di sigaretta, l'abuso di alcol, la scorretta alimentazione, l'esposizione a radiazioni (compresi i raggi ultravioletti del sole) e ad agenti chimici.

I fattori interni comprendono invece elevati livelli ormonali, mutazioni genetiche e alterate condizioni del sistema immunitario.

La lista dei fattori di rischio chiamati in causa nell'eziologia dei tumori è molto ampia e in continua evoluzione: non è facile determinare un singolo fattore di rischio associato a una sola sede tumorale, perché la malattia neoplastica è per definizione a: "Genesi multifattoriale".

Esiste quindi un concorso di fattori di rischio che si sommano e si moltiplicano nel determinare la malattia. A questi vanno aggiunte le capacità di reazione dell'ospite, intese sia come meccanismi di difesa immunitaria sia come processi di riparazione dei danni sul DNA.

55) I virus possono causare i tumori?

Alcune neoplasie possono essere causate da infezioni virali. L'esempio più noto è il Papilloma virus umano (HPV), che può provocare il cancro della cervice uterina, di testa e collo, della vulva, della vagina, del pene e dell'ano. Anche i virus dell'Epatite B e C sono associati allo sviluppo di epatite cronica, cirrosi e tumore primitivo del fegato (epatocarcinoma).

56) Quanti tumori vengono diagnosticati ogni anno in Italia?

Nel 2016 in Italia sono stati stimati 365.800 nuovi casi di tumore, di cui 189.600 (54%) negli uomini e 176.200 (46%) nelle donne. Complessivamente, nel nostro Paese ogni giorno circa 1.000 persone ricevono una nuova diagnosi di tumore.

Escludendo i carcinomi della cute (non melanomi), il tumore più frequente, nel totale di uomini e donne, risulta quello del colon-retto con 52.400 nuove diagnosi stimate per il 2016 (29.500 uomini e 22.900 donne), seguito dal tumore della mammella con circa 50.000 nuovi casi; seguono il cancro del polmone con oltre 41.000 nuovi casi (27.800 uomini e 13.500 donne), della prostata con 35.000 nuove diagnosi e della vescica con circa 26.600 nuovi casi (21.400 tra gli uomini e 5.200 tra le donne).

57) È vero che il cancro è un male incurabile?

No, non deve più essere considerato un male incurabile. Negli ultimi decenni si è registrato un incremento costante delle persone rimaste vive con una precedente storia di cancro in Italia: erano meno di un milione e mezzo all'inizio degli anni Novanta, due milioni e 250mila nel 2006, 3 milioni e 130mila nel 2016. Nel 2020 saranno circa 4 milioni e mezzo.

Inoltre per la prima volta nel nostro Paese sono diminuiti i decessi per tumore: 1.134 morti in meno registrati nel 2013 (176.217) rispetto al 2012 (177.351).

Lo scenario dell'oncologia è in rapida evoluzione: i tumori sono soprattutto una malattia dell'età avanzata e il numero di nuovi casi cresce in relazione al progressivo invecchiamento della popolazione.

Armi efficaci, come la chemioterapia più attiva e meglio tollerata, la chirurgia, la radioterapia, le terapie a bersaglio molecolare e l'innovazione nel campo dell'immuno-oncologia stanno determinando un allungamento della sopravvivenza con una buona qualità di vita. E sono sempre di più i cittadini che, a distanza di anni dalla diagnosi, possono affermare di avere sconfitto la malattia.

Le due neoplasie più frequenti, quella della prostata negli uomini e il tumore del seno nelle donne, presentano sopravvivenze a 5 anni pari a circa il 90%, con percentuali ancora più elevate quando la malattia è diagnosticata in stadio precoce.

Sono esiti sicuramente incoraggianti, anche se ovviamente tanta strada va ancora fatta per migliorare i risultati in molte situazioni cliniche.

58) Cos'è il Follow up?

Dopo la fine di ogni tipo di trattamento sono necessari esami periodici di controllo. Questa pratica clinica si chiama Follow-up oncologico e ha come obiettivo la gestione di possibili complicanze legate al trattamento utilizzato e l'identificazione di un'eventuale ricomparsa di cellule tumorali.

Il Follow up deve riguardare anche tutte le condizioni che influiscono sulla qualità di vita della persona. Vanno cioè considerati gli ulteriori bisogni dei cittadini colpiti dal cancro. L'insieme di queste funzioni viene riconosciuto come survivorship care, cioè come "cura" della persona guarita.

Solo in questo modo può essere realizzata una più completa gestione delle problematiche di salute, grazie all'alleanza con i medici di famiglia.

Nel modello definito dall'AIOM è previsto che lo specialista formuli un programma di Follow up: da un lato il paziente può conoscere tipo e durata dei controlli, dall'altro al medico di famiglia viene inviata una lettera con informazioni precise e con l'indicazione dello specialista di riferimento in caso di dubbi.

La programmazione del Follow up deve cioè essere esplicita, chiara e condivisa da tutti. Questo modello può avere un enorme impatto in termini di razionalizzazione delle risorse e di risparmi.

59) A cosa servono le Reti oncologiche regionali?

Più diagnosi di cancro in fase precoce, pazienti curati a casa sotto stretto controllo specialistico, "decongestionamento" degli ospedali che vanno utilizzati solo per i trattamenti più complessi e stretta collaborazione con i medici di famiglia nella gestione delle visite di controllo.

I vantaggi delle reti oncologiche regionali sono evidenti e si traducono nella possibilità per tutti di accedere alle cure migliori in modo uniforme sul territorio e in risparmi consistenti per il servizio sanitario nazionale.

Tuttavia, oggi in Italia queste reti sono attive solo in: Piemonte, Lombardia, Toscana, Umbria, Veneto e nella Provincia Autonoma di Trento. E ognuna funziona con caratteristiche differenti.

L'AIOM, il Collegio Italiano dei Primari Oncologi Medici Ospedalieri (CIPOMO) e l'Agenzia Nazionale per i Servizi Sanitari Regionali (AGENAS) hanno stilato un documento per definire le caratteristiche fondamentali delle Reti.

E' indispensabile la presenza di un'autorità centrale denominata "Coordinamento della rete oncologica regionale" in grado di governare i collegamenti tra le diverse strutture, la pianificazione dell'uso delle risorse, la definizione e valutazione dei percorsi dei pazienti per le diverse neoplasie.

Serve inoltre la diffusione nel territorio di punti di accesso alla Rete oncologica, in grado di prendere in carico rapidamente il singolo caso, assicurando la regia e le indicazioni nei diversi passaggi dell'intero percorso di cura.

Un buon sistema di rete può quindi garantire uniformità di trattamenti sul territorio e aumento della qualità delle cure attraverso l'accesso alle migliori terapie indipendentemente dal luogo di residenza.

60) Cosa sono le Linee Guida AIOM?

Sono strumenti fondamentali per migliorare e standardizzare la pratica clinica. L'AIOM ha prodotto 35 Linee Guida, che riguardano non solo tutti i principali tipi di tumore, ma anche aspetti importanti relativi alle terapie di supporto e al controllo dei sintomi. Le linee guida AIOM vengono aggiornate ogni anno, con l'obiettivo di favorire l'uniformità, la condivisione e la multidisciplinarietà delle strategie di cura.

Da un lato favoriscono direttamente la formazione e l'aggiornamento dei clinici, dall'altro offrono indirettamente ai pazienti la possibilità della migliore cura sull'intero territorio nazionale. Questi documenti sono disponibili sul sito www.aiom.it.

61) Esistono differenze nelle percentuali di sopravvivenza fra l'Italia e gli altri Paesi europei?

L'Italia spende meno per i farmaci anti-cancro rispetto a altri grandi Paesi europei come Germania e Francia, ma ottiene guarigioni superiori in neoplasie frequenti come quelle del seno e del colon-retto.

In particolare, nel nostro Paese nel 2014 le spese per queste terapie hanno raggiunto i 2 miliardi e 900 milioni di euro, in Germania 6,2 miliardi e in Francia 4,2 miliardi.

Nel tumore del seno la sopravvivenza a 5 anni in Italia è dell'86,2%, (85,3% in Germania, 83,7% in Spagna e 81,1% nel Regno Unito).

Nel tumore del polmone la sopravvivenza a 5 anni in Italia è del 14,7%, (13,6% in Francia, 12,6% in Spagna e 9,6% nel Regno Unito).

Nel tumore dello stomaco la sopravvivenza a 5 anni in Italia è del 32,4%, (31,6% in Germania, 27,7% in Francia, 27,3% in Spagna, 18,5% nel Regno Unito).

Nel tumore del colon la sopravvivenza a 5 anni in Italia è del 63,2%, (59,8% in Francia, 59,3% in Spagna e 53,8% nel Regno Unito).

Nel tumore nella prostata la sopravvivenza a 5 anni in Italia è del 89,7%, (91,2% in Germania, 90,5% in Francia, 87,1% in Spagna e 83,2% nel Regno Unito).

Complessivamente in Italia in 17 anni (1990-2007) i cittadini che hanno sconfitto il cancro sono aumentati del 18% (uomini) e del 10% (donne), oggi infatti il 70% dei pazienti colpiti dai tumori più frequenti può affermare di aver superato la malattia.

62) A quanto ammonta la spesa mondiale per i farmaci anticancro?

Nel mondo la spesa per il cancro ha raggiunto i 107 miliardi di dollari nel 2015. Ed è previsto un aumento di questa cifra fra il 7,5% e il 10,5% fino a raggiungere i 150 miliardi di dollari nel 2020.

Gli Stati Uniti e i 5 Paesi europei più grandi (Regno Unito, Francia, Germania, Italia e Spagna) coprono i 2/3 della spesa mondiale per le terapie anti-cancro.

L'oncologia rappresenta un capitolo di spesa consistente per i sistemi sanitari di tutto il mondo e si prevede che a breve costituirà la prima voce di spesa farmacologica nei Paesi industrializzati.

63) Il nostro sistema sanitario garantisce a tutti le cure anticancro?

Dal 2009 e nei 5 anni successivi sono stati introdotti un totale di 33 nuovi farmaci antitumorali, che hanno contribuito in modo sostanziale e positivo a migliorare le possibilità terapeutiche di numerose neoplasie (soprattutto melanoma, tumore del seno, del colon-retto, della prostata, del polmone e del rene).

Il sistema sanitario italiano è universalistico e garantisce l'accesso alle cure a tutti i cittadini, grazie anche ai sistemi di rimborso concordati con l'Agenzia Italiana del Farmaco (AIFA).

L'intensità dell'innovazione farmaceutica preannuncia l'ingresso nel breve futuro sul mercato di molti farmaci efficaci. Siamo di fronte a una rivoluzione epocale, che richiede di essere affrontata con visione e decisione.

L'AIOM è partita da proposte strutturali a lungo termine e nel breve periodo con una proposta concreta: l'Istituzione di un "Fondo nazionale per l'Oncologia". Il Governo italiano ha accolto l'iniziativa degli oncologi, istituendo a ottobre 2016 per la prima volta in Italia un Fondo destinato ai farmaci innovativi per la cura dei tumori. Una decisione importante che rappresenta il punto di partenza per un "Patto contro il cancro", che veda insieme Istituzioni e clinici.

In questo modo potrà essere realizzata un'unica strategia che governi promuovano la lotta ai tumori dalla prevenzione agli screening, dalle terapie innovative alla riabilitazione e alle cure palliative fino alla ricerca. Un'unica strategia con un'unica regia di governo in grado così di incidere a 360 gradi sull'impatto di questa patologia nel nostro Paese.

64) Quali sono le armi tradizionali contro il cancro?

I principali approcci nel trattamento delle neoplasie sono rappresentati dalla chirurgia, dalla radioterapia, dalla chemioterapia, dalla terapia ormonale (in alcune patologie come il tumore della mammella o il tumore della prostata) e dalle terapie biologiche, a cui si affianca la nuova arma costituita dall'immuno-oncologia. Le varie strategie possono essere utilizzate singolarmente o in combinazione.

Nel corso degli anni la ricerca ha portato a terapie sempre più efficaci, in grado di ridurre la mortalità, con effetti collaterali minori.

65) Quando viene utilizzata la chirurgia?

La chirurgia è, salvo alcune eccezioni, il primo passo nel trattamento dei tumori. In particolare, il ricorso al bisturi è indicato per rimuovere tumori localizzati e in fase non troppo avanzata; rimuovere metastasi isolate; ridurre i sintomi provocati dalla compressione degli organi circostanti e migliorare la qualità di vita del paziente, anche nei casi in cui non è possibile l'eradicazione completa del tumore.

Quando la diagnosi è precoce e la massa ha dimensioni ridotte, la chirurgia può costituire l'unica terapia necessaria. In altri casi, va preceduta o seguita da chemioterapia o da altre tipologie di cura. I clinici possono sconsigliare l'intervento se il cancro è molto esteso e la malattia è in fase avanzata.

66) È sempre necessaria l'asportazione totale dell'organo?

Questo approccio è stato sostituito progressivamente da interventi individualizzati dove la resezione completa, ma il più possibile conservativa, si inserisce in un programma multidisciplinare. Il caso emblematico è rappresentato dal tumore del seno, in cui la chirurgia ha compiuto progressi notevolissimi, passando dai primi interventi mutilanti a quelli cosiddetti conservativi, che mirano cioè a eliminare solo la massa tumorale e il tessuto immediatamente adiacente al tumore e preservando il più possibile il muscolo.

Fu Umberto Veronesi, all'Istituto Nazionale dei Tumori di Milano, il primo a parlare di quadrantectomia, cioè di asportazione di un solo quadrante della mammella.

I progressi in questo campo consentono inoltre di ricostruire il seno già durante la mastectomia, evitando alla paziente lo stress psicologico dovuto a un radicale cambiamento dell'immagine corporea e un nuovo intervento chirurgico e garantendo un miglior recupero.

67) Come funziona la radioterapia?

L'uso di radiazioni ad alta energia permette di colpire e distruggere le cellule tumorali, con l'ulteriore obiettivo di danneggiare il meno possibile quelle sane.

La radioterapia può essere utilizzata da sola oppure prima o dopo l'intervento chirurgico. La radioterapia preoperatoria (o trattamento neoadiuvante) viene eseguita prima dell'intervento per ridurre le dimensioni del tumore. La radioterapia postoperatoria (o trattamento adiuvante) può essere consigliata dopo l'operazione, per aumentare le probabilità di eliminare ogni residuo della malattia.

68) Quali sono i possibili effetti collaterali della radioterapia?

Sono in parte paragonabili a quelli provocati dai farmaci chemioterapici: vomito, nausea, diarrea, stanchezza cronica, tosse e dolore a livello toracico.

Durante le sedute possono comparire sulla pelle forti arrossamenti, simili a quelli provocati da un eritema solare. Questa irritazione cutanea si chiama radiodermite, che può a volte far sospendere il trattamento.

I medici consigliano ai pazienti di portare vestiti non aderenti ed evitare camicie dal collo stretto e cravatte. Le donne sottoposte a irradiazione della mammella non devono indossare il reggiseno, perché lo sfregamento delle spalline e delle bretelle può irritare la pelle. Al termine dei trattamenti si può avere difficoltà a deglutire o a bere bevande molto calde o fredde.

69) Quali sono le finalità della terapia ormonale?

Si applica in alcuni tumori ormono-sensibili od ormono-dipendenti (come seno e prostata). I trattamenti ormonali agiscono bloccando la produzione degli ormoni responsabili dell'evoluzione della malattia a vari livelli, bloccando l'attività ipofisaria o i recettori cui si legano gli ormoni circolanti per determinare l'effetto biologico sfavorevole.

Il trattamento ormonale in queste neoplasie è molto utile sia nella fase adiuvante, cioè per diminuire il rischio della ricomparsa della malattia dopo un intervento chirurgico (quando per esempio i tumori della mammella esprimono i recettori ormonali, cioè nel 70% circa dei casi), sia nella fase avanzata o metastatica della malattia per indurre risposte obiettive ed un controllo di malattia che può essere anche molto duraturo.

Nei tumori della mammella, in particolare per la scelta dei farmaci, bisogna tener conto dello stato mestruale della paziente, cioè se è in fase pre o post menopausale.

Esistono oggi terapie che, nei tumori della mammella e della prostata, sono in grado di intervenire con successo nei pazienti che hanno sviluppato resistenza ai farmaci ormonali di primo impiego.

70) Cosa sono le terapie target?

Le terapie biologiche, dette anche "target therapy", sono rivolte contro i meccanismi che controllano la crescita e la diffusione del cancro (bersagli molecolari).

Le target therapy agiscono selettivamente su recettori cellulari specifici. Questa azione selettiva influenza il risultato terapeutico e risparmia almeno in parte le cellule sane, con un miglioramento quindi della tollerabilità del trattamento, a tutto vantaggio del paziente e della sua qualità di vita.

71) Perché le terapie mirate non vengono prescritte a tutti i pazienti?

Questi trattamenti permettono numerosi vantaggi ma hanno un limite: non sono efficaci per tutti i pazienti.

Gli studi attuali evidenziano come numerosi farmaci a bersaglio molecolare ottengano benefici solo contro certi tipi di tumori e in determinati stadi della malattia. La restrizione maggiore all'impiego delle terapie mirate è cioè lo spettro d'azione limitato a quelle particolari neoplasie che dipendono da alterazioni molecolari specifiche.

Va inoltre considerata la possibilità che il tumore sviluppi, dopo un certo periodo in cui ha risposto alla terapia, una resistenza al trattamento, cioè che il farmaco diventi nel tempo meno efficace.

72) Esistono differenze fra terapie mirate e chemioterapia?

Dal punto di vista del principio d'azione, le terapie mirate sono assimilabili alla chemioterapia: entrambe interagiscono con i meccanismi di crescita del tumore.

Anche la chemioterapia infatti ha un bersaglio specifico, costituito dalla replicazione cellulare, e agisce direttamente sulle cellule tumorali attraverso un agente esterno, esogeno. In questo senso sia le target therapy che la chemioterapia si differenziano chiaramente dall'immuno-oncologia, che invece potenzia la capacità dell'organismo di contrastare, tramite cellule endogene, la crescita del tumore.

73) Perché l'immuno-oncologia è diversa dalle armi tradizionali contro il cancro?

Funziona stimolando le cellule del sistema immunitario a combattere il cancro e persegue una strategia opposta a quella delle terapie classiche: non colpisce direttamente le cellule tumorali, ma mira ad attivare i linfociti T del paziente (potenti globuli bianchi capaci di eliminare o neutralizzare le cellule infette o anormali), allo scopo di metterli in condizione di distruggere il tumore.

Se un batterio, un virus o un antigene tumorale invadono l'organismo, il sistema immunitario si attiva per eliminare il corpo estraneo e, una volta esaurito il suo compito, si "spegne".

Nel cancro, le cellule maligne agiscono "arrestando" la risposta immunitaria e continuano a replicarsi. Con l'immuno-oncologia è possibile provare a bloccare uno dei meccanismi di disattivazione e mantenere sempre accesa la risposta difensiva, in modo tale da contrastare il tumore.

Nei casi in cui è efficace, l'immuno-oncologia non solo rafforza la capacità del sistema immunitario di attaccare il tumore, ma inibisce la capacità delle cellule malate di sfuggire al controllo del sistema immunitario.

74) Qual è stato il passaggio più importante nell'evoluzione dell'immuno-oncologia?

L'elemento chiave è stata la scoperta dei *checkpoint*, molecole coinvolte nei meccanismi che permettono al tumore di evadere il controllo del sistema immunitario. Queste molecole possono diventare bersaglio di anticorpi monoclonali che, inibendo i *checkpoint*, riattivano la risposta immunitaria anti-tumorale.

Gli inibitori dei *checkpoint* sono farmaci che agiscono sulle molecole presenti sulle cellule T del sistema immunitario. Quest'ultimo può essere paragonato a un'automobile da corsa, in cui svolgono un ruolo fondamentale non solo il motore ma anche i freni.

Molecole come i *checkpoint* (ad esempio CTLA-4 e PD-1) sono paragonabili ai freni usati dal tumore per rallentare la risposta immunitaria contro la malattia. Gli inibitori di *checkpoint* rimuovono i freni, permettendo così al sistema immunitario di tornare a un livello di attività potenzialmente decisivo per contrastare la malattia.

75) In quale tipo di tumore l'immuno-oncologia ha dimostrato di essere efficace per la prima volta?

Il melanoma, un tumore della pelle, ha rappresentato il modello ideale per verificare l'efficacia dell'immuno-oncologia. Innanzitutto perché si tratta di un tipo di tumore relativamente facile da analizzare, grazie a una biopsia cutanea.

Nel corso degli anni, sono state approfondite le caratteristiche immunologiche delle sue cellule tumorali e si è compreso come queste ultime interagiscano con il sistema immunitario, anche sfuggendo al suo controllo.

E, proprio nel melanoma, sono stati individuati per la prima volta gli antigeni tumorali, cioè i bersagli della risposta immunologica presenti sulle cellule tumorali.

L'immuno-oncologia nel corso degli anni ha dimostrato di essere efficace anche nel tumore del polmone, del rene, della vescica e del distretto testa collo. Nelle altre neoplasie l'impiego dell'immuno-oncologia rimane sperimentale, ma si stanno aprendo prospettive importanti anche in altri tumori, incluse alcune patologie ematologiche come il mieloma multiplo e il linfoma di Hodgkin.

76) In cosa consiste la prevenzione oncologica?

La prevenzione è l'arma più efficace per sconfiggere sul tempo il cancro. Il 40% dei casi di tumore (146mila diagnosi ogni anno in Italia) potrebbe essere evitato grazie agli stili di vita sani (no al fumo, dieta corretta e attività fisica costante), all'applicazione delle normative per il controllo dei cancerogeni ambientali e all'implementazione degli screening.

Il concetto di prevenzione del cancro ha assunto maggiore importanza negli ultimi decenni, in seguito all'incremento dei nuovi casi. Si è passati da un approccio solamente curativo a uno preventivo.

Risale al 1981 la pubblicazione, da parte di due importanti epidemiologi (Richard Doll e Richard Peto), del primo elenco scientificamente controllato dei principali fattori di rischio che determinano la comparsa di un cancro. Tra gli elementi individuati in questo studio compaiono il fumo di sigaretta, l'alimentazione e altre cause come virus, ormoni e radiazioni.

77) Come si traducono gli investimenti in prevenzione?

Un euro investito in prevenzione genera un risparmio nelle cure mediche pari a 2,9 euro. Il cancro rappresenta la patologia cronica su cui le campagne di prevenzione mostrano i maggiori benefici. Ma serve più impegno in questa direzione. In Italia per la prevenzione si spendono 5 miliardi di euro (2014), pari al 4,22% della spesa sanitaria totale: il tetto programmato stabilito nei Livelli Essenziali di Assistenza (LEA) invece è del 5%.

È stato dimostrato che, se la spesa in prevenzione raggiungesse il livello del 5%, l'incidenza della spesa sanitaria pubblica sul PIL scenderebbe dal 9,2% all'8,92%, con un risparmio di 7,6 miliardi di euro. Risorse che potrebbero essere utilizzate per migliorare l'accesso di tutti alle terapie innovative.

Oggi infatti ad armi efficaci come la chemioterapia, la radioterapia e la chirurgia si sono aggiunte le terapie a bersaglio molecolare e l'immuno-oncologia, permettendo di migliorare la sopravvivenza e garantendo una buona qualità di vita.

78) Quanti tumori ogni anno sono riconducibili al fumo di sigaretta?

Centomila casi di cancro ogni anno in Italia sono dovuti alle sigarette. L'85-90% di quelli al polmone, il 75% alla testa e collo (in particolare a laringe e faringe) e il 25-30% al pancreas.

Evidente l'impatto delle sigarette anche nell'incidenza del cancro della vescica, uno dei più frequenti. Il fumo inoltre aumenta del 50% la probabilità di sviluppare una neoplasia del rene e fino a 10 volte all'esofago.

Secondo l'American Cancer Society, il consumo di tabacco è responsabile ogni anno nei Paesi industrializzati di circa il 30% di tutte le morti. In Italia, questa stima corrisponde a più di 180.000 decessi annui evitabili, in larga parte dovuti a malattie cardiovascolari, tumori e malattie dell'apparato respiratorio.

L'Agenzia Internazionale per la Ricerca sul Cancro (International Agency for Research on Cancer, IARC) ha raccolto, valutato e pubblicato, dal 1986, numerose monografie sulle evidenze scientifiche relative all'associazione tra fumo di tabacco e tumori. In aggiunta a bronchi e polmone, le evidenze attuali sono ritenute sufficienti per attribuire al fumo di tabacco un ruolo causale per molte altre sedi di tumore, in particolare: nasofaringe, cavità nasali, orofaringe, cavo orale, ipofaringe e laringe per la regione testa e collo; esofago, stomaco, fegato, colon-retto e pancreas per l'apparato digerente; rene, uretere, vescica, ovaio, cervice uterina per l'apparato urogenitale; e leucemia mieloide.

79) Cosa contiene una sigaretta?

Una sigaretta contiene non solo tabacco, ma anche un numero altissimo di elementi dannosi e nocivi per il nostro organismo. A ogni boccata, durante la combustione, si sprigionano più di 4.000 sostanze chimiche. Tra le più pericolose il catrame, che contiene elementi cancerogeni che si depositano nel polmone e nelle vie respiratorie.

La nicotina, invece, è un alcaloide che influenza il sistema cardiovascolare e nervoso e induce dipendenza. Non cominciare a fumare è il miglior modo per ridurre nettamente il rischio di moltissime forme di tumore. E smettere di fumare riduce, dopo 5 anni, del 50% il rischio di sviluppare tumori del cavo orale, dell'esofago e della vescica e, dopo 10 anni, di morire per carcinoma del polmone.

80) Perché il fumo passivo è pericoloso?

Il fumo passivo, cioè l'inalazione involontaria di sostanze provenienti dal fumo di altre persone, al pari di quello attivo, possiede oltre 4.000 sostanze chimiche sotto forma di particelle e di gas. Per questo i non fumatori che lo inalano sono spesso colpiti dalle stesse malattie dei tabagisti.

In Italia i fumatori passivi sono 15 milioni. Il 50% degli under 14 (4 milioni di individui) vive con almeno un tabagista. Il fumo passivo rappresenta il principale fattore inquinante degli ambienti chiusi e provoca nel mondo oltre 600.000 morti l'anno.

Ricerche scientifiche dimostrano che il fumo passivo aumenta del 20% il rischio di malattie coronariche e attacchi cardiaci; chi ha colleghi tabagisti che fumano sul posto di lavoro corre un rischio maggiore del 19% di sviluppare una neoplasia; il partner di un fumatore ha dal 20 al 30% in più di possibilità di ammalarsi di tumore del polmone.

81) Esiste un legame fra dieta e tumori?

Tre tumori su dieci nel nostro Paese sono causati da un'alimentazione scorretta. Le neoplasie più influenzate da ciò che mangiamo e dai chili di troppo sono quelle al colon retto, seno, prostata, pancreas, fegato, ovaio, rene, esofago, cervice, utero ed endometrio.

Molte di queste malattie potrebbero essere evitate grazie alla dieta mediterranea. Si tratta di una vera e propria cultura alimentare nata e sviluppatasi nei secoli da popolazioni di contadini e pescatori, che si alimentavano con i prodotti dei loro campi o col pescato.

Quando si parla di dieta mediterranea non si intende solo uno specifico programma dietetico, ma un insieme di abitudini caratterizzate dal consumo di cibi freschi.

Nel giugno 2008 il Senato della Repubblica italiana ha approvato, all'unanimità, una mozione per chiedere all'UNESCO che la dieta mediterranea fosse dichiarata "patrimonio culturale immateriale dell'umanità". Il riconoscimento ufficiale da parte dell'organismo internazionale è avvenuto nel novembre 2010.

Numerosi studi scientifici hanno dimostrato, nel tempo, un legame tra questo regime alimentare e la diminuzione del rischio di malattie cardiovascolari e tumori.

I suoi punti forti sono l'elevata quantità di frutta e verdura in grado di fornire vitamine e sali minerali, il limitato consumo di cibi contenenti grassi saturi e colesterolo, l'introito dei preziosi acidi grassi polinsaturi, l'uso di cereali soprattutto integrali, la forte presenza di omega-3 derivanti dal pesce azzurro e degli omega-6, ottenibili dagli olii vegetali (oliva, mais e girasole).

82) Le carni rosse o lavorate sono cancerogene?

A ottobre 2015 un grande clamore mediatico è stato suscitato dalla pubblicazione dell'International Agency for Research on Cancer (IARC) sul legame tra il consumo di carni rosse e lavorate e lo sviluppo di alcune patologie oncologiche, in particolare del colon-retto.

Il gruppo di esperti dello IARC ha definito il consumo di carni rosse come probabilmente cancerogeno per l'uomo (gruppo 2A), le carni lavorate sono state invece classificate come cancerogene per l'uomo (gruppo 1), sulla base di prove sufficienti che il loro consumo provochi il cancro del colon-retto.

Gli esperti hanno concluso che ogni porzione di 50 grammi di carni lavorate mangiata ogni giorno aumenta in media il rischio di ammalarsi di tumore del colon-retto del 18% e che una porzione di 100 grammi di carni rosse mangiata ogni giorno aumenta in media tale rischio del 17%.

Va sottolineato che l'analisi degli studi epidemiologici della letteratura che ha portato a questa pubblicazione descrive una realtà lontana da quella attuale italiana, in particolare per le modalità di conservazione e trattamento delle carni, ma richiama certamente l'attenzione sulla necessità di un'educazione diffusa per un tipo di alimentazione equilibrata nei suoi componenti e senza eccessi: la dieta mediterranea.

83) È vero che l'alcol provoca il cancro?

L'alcol è una sostanza tossica, potenzialmente cancerogena, che può indurre dipendenza e provocare seri danni alle cellule di molti organi tra cui fegato e sistema nervoso centrale.

Un consumo eccessivo di bevande alcoliche può essere molto pericoloso per la nostra salute. Fra alcol e tumori, infatti, vi è una forte relazione: il rischio è legato non solo al cancro del fegato, ma anche a bocca, faringe, laringe, esofago, seno e intestino.

Bastano 50 grammi di alcol al giorno, equivalenti a poco più di tre bicchieri di una bevanda alcolica, per aumentare di due o tre volte il rischio di tumori rispetto ai non bevitori. L'assunzione di alcol è assolutamente sconsigliata prima dei quindici anni, l'organismo infatti non è in grado di "digerirlo" in maniera efficace e si producono più rapidamente fenomeni di intossicazione alcolica.

84) In che modo l'attività fisica previene i tumori?

Il 20% delle neoplasie è causato dalla sedentarietà. I benefici dell'attività fisica sono evidenti ma gli italiani sembrano ignorarli: i sedentari rappresentano il 39,2% della popolazione, pari a circa 23 milioni di persone. La percentuale di italiani che dichiara di praticare sport con continuità nel tempo libero è pari al 25,1%. Se a questi si aggiungono coloro che dichiarano di fare sport saltuariamente si arriva al 34,8%.

La prevenzione attraverso il movimento dovrebbe entrare nell'agenda dei governi di tutto il mondo, i dati degli studi scientifici ne dimostrano con forza i benefici.

Sono stati pubblicati sulla rivista JAMA Internal Medicine i risultati di un'indagine su un numero elevato di persone (circa un milione e mezzo di cittadini americani e del Nord-Europa) che ha evidenziato la forte correlazione tra attività fisica e riduzione del rischio per tredici diverse forme di tumore.

Questo calo è stato stimato in una percentuale compresa tra il 10 ed il 42%. In particolare, correre, camminare o nuotare regolarmente diminuisce di oltre il 20% la probabilità di ammalarsi di alcuni tumori come quelli a fegato e rene, e di oltre il 40% di cancro all'esofago.

I partecipanti sono stati seguiti per 11 anni. In media coloro che effettuavano attività fisica lo facevano per circa 150 minuti a settimana (cioè un allenamento di 50 minuti per tre volte a settimana) che corrisponde a quanto previsto dalle linee guida dell'Organizzazione Mondiale della Sanità per l'Attività Fisica 2016-2020.

Un'altra pubblicazione sulla stessa rivista ha mostrato una forte riduzione del rischio di neoplasie del sistema digestivo, valutabile intorno al 37%. Sono risultati molto importanti e superiori rispetto anche ai più efficaci mezzi terapeutici.

I meccanismi che determinano l'effetto protettivo dell'attività fisica sono rappresentati dal rafforzamento della funzione immune e dalla diminuzione di fattori infiammatori.

85) L'attività fisica è sconsigliata nella terza età?

Col passare degli anni, il fisico si indebolisce. Per questo alcuni anziani pensano che sia meglio muoversi poco. In realtà è un grave errore: il corpo è fatto per vivere in movimento, quindi l'attività fisica deve rappresentare un'abitudine per tutto l'arco della vita. L'esercizio infatti aiuta a prevenire le malattie, a stare bene e a rallentare l'invecchiamento.

Praticare un po' di moto rallenta la perdita della massa muscolare e rinforza lo scheletro. È anche un valido alleato contro malattie molto pericolose come tumori, ipertensione, ictus cerebrale, infarto, osteoporosi, diabete… E poi fa bene all'umore!

È provato che aumenta l'autostima, il rilascio di endorfine e permette a tutto l'organismo di sentirsi meglio.

86) Cos'è la prevenzione secondaria?

Ha l'obiettivo di individuare il tumore in uno stadio precoce, per poterlo trattare in maniera efficace e ottenere il maggior numero di guarigioni.

Può essere effettuata con indagini diagnostiche sulla popolazione che non presenta sintomi (screening). Si tratta di analisi condotte a tappeto su una fascia più o meno ampia di cittadini allo scopo di individuare una patologia o i suoi precursori (anomalie da cui la malattia si sviluppa) prima che si manifesti con sintomi.

In particolare, gli screening oncologici servono a individuare precocemente i tumori o i loro precursori quando non hanno ancora dato segno di sé. Nello stadio iniziale, infatti, il cancro è normalmente circoscritto a una ristretta area dell'organismo e, il più delle volte, non dà sintomi.

87) Quali sono i principali programmi di screening oncologico?

In Italia, secondo le indicazioni del Ministero della Salute, il Servizio Sanitario Nazionale fornisce gratuitamente tre programmi di screening oncologici rivolti alle fasce di popolazione considerate a rischio per il tumore del seno (mammografia ogni due anni per le donne di età compresa tra i 50 e i 69 anni), della cervice uterina (Paptest ogni tre anni per le donne tra i 25 e i 64 anni) e del colon retto (per uomini e donne ricerca del sangue occulto nelle feci ogni due anni tra i 50 e i 69 anni).

Le modalità e l'adesione delle autorità sanitarie a queste campagne di screening possono poi variare a livello regionale. In Sardegna l'AIOM promuove il progetto pilota: "Io combatto il cancro", campagna di informazione, conoscenza e sensibilizzazione per l'adesione ai programmi di screening.

88) In cosa consiste la mammografia?

È una radiografia in cui si comprime il seno tra due lastre per individuare la presenza di formazioni potenzialmente tumorali. L'analisi dura pochi minuti, può essere fastidiosa e leggermente invasiva, ma presenta il vantaggio di diagnosticare il tumore quando è ancora di piccole dimensioni.

Lo screening nelle donne dai 50 ai 69 anni ha infatti contribuito in maniera determinante a ridurre di quasi il 40% la mortalità per cancro del seno nell'ultimo ventennio.

Inoltre alcune Regioni hanno ampliato in maniera strutturata la fascia d'età da coinvolgere nei programmi di screening, (includendo le donne fra 45 e 49 anni) come suggerito dal Piano Nazionale della Prevenzione. Numerosi programmi continuano l'invito fino a 74 anni.

89) Oltre al Pap-test quali altri esami sono efficaci per la diagnosi precoce del tumore della cervice uterina?

Alcuni programmi regionali di screening hanno sostituito il Pap-test con il test HPV (Human Papilloma Virus), nell'ambito di progetti pilota o attività di routine, a seguito della pubblicazione delle raccomandazioni del Ministero della Salute nel Piano Nazionale della Prevenzione.

Il nostro Paese, primo in Europa insieme all'Olanda, ha deciso di innovare questo programma di prevenzione dando indicazione ai decisori regionali di spostarsi verso l'HPV come test primario dello screening cervicale.

È un cambiamento che sta progressivamente prendendo piede: il test HPV viene proposto a partire dai 30-35 anni con intervallo quinquennale, mentre nella fascia di età precedente, fra i 25 e i 30 anni, si continuerà a utilizzare il Pap-test con intervallo triennale.

Numerosi studi hanno evidenziato una maggiore sensibilità del test HPV nell'individuazione di lesioni tumorali rispetto al Pap-test.

90) Esistono altre armi per prevenire il tumore della cervice uterina oltre agli screening?

Contro il virus HPV disponiamo di un'arma importante che permette di giocare d'anticipo, la vaccinazione. Rappresenta uno strumento di prevenzione primaria contro i tumori, l'unica strategia veramente efficace per non entrare in contatto con il virus.

L'Italia è stato il primo Paese in Europa a stabilire la gratuità della vaccinazione anti-HPV e ad assicurarne, contestualmente, la commercializzazione e la rimborsabilità nell'ambito di un programma nazionale. Tutte le Regioni hanno avviato i piani di vaccinazione contro l'infezione da HPV dalla fine del 2008.

Questa viene offerta attivamente e gratuitamente alle ragazze dodicenni tramite i servizi vaccinali del Servizio Sanitario Nazionale in tutte le Regioni.

Tra le vaccinazioni previste nei nuovi Livelli Essenziali di Assistenza (che includono le prestazioni offerte gratuitamente in tutte le Regioni, approvati a gennaio 2017) e nel Piano nazionale Vaccini 2017-2019 ora vi è anche quella contro l'HPV nei maschi undicenni.

Una decisione molto importante visto che un terzo del totale delle infezioni si registra proprio negli uomini che hanno una probabilità 5 volte superiore rispetto alla donna di infettarsi e spesso non sono consapevoli di essere portatori del virus.

91) Cosa bisogna fare se il test per la ricerca del sangue occulto nelle feci è positivo?

Se il primo esame risulta positivo, si esegue una colonscopia; in caso di familiarità per il tumore del colon retto si consiglia una colonscopia ogni cinque anni negli over 50.

E' fondamentale migliorare l'adesione alle campagne per questo tipo di screening, ancora scarsa nel nostro Paese: nel solo 2015 sono stati invitati circa 5 milioni e 350mila persone, pari a mezzo milione in più rispetto al 2014. Su base biennale gli invitati sono stati circa 10 milioni e 200mila, quasi 2 milioni in più rispetto a quanto registrato nel biennio 2012-2013.

Tuttavia nel 2015 l'adesione all'invito appare diminuita al 43% (rispetto al 46% del biennio 2012-2013).

Va ricordato che questo test è in grado di ridurre del 20% la mortalità nel tumore del colon-retto proprio perché permette di individuare lesioni sospette in stadio iniziale.

92) Quali sono le principali iniziative dell'AIOM nel campo della prevenzione?

Da anni l'AIOM è impegnata in progetti rivolti a tutti i cittadini: da "Non fare autogol" con i calciatori di serie A che entrano nelle classi per insegnare le regole della prevenzione agli studenti delle scuole superiori, alla campagna itinerante sul tumore della prostata nei centri anziani, a "Meglio Smettere" per spiegare ai ragazzi delle scuole medie inferiori e superiori tutti i pericoli che derivano dal fumo di sigaretta, al progetto di informazione sull'importanza della vaccinazione contro il virus HPV, fino a "Non avere Timore", progetto di sensibilizzazione sul cancro della vescica.

Inoltre l'AIOM ha promosso, sul modello dei festival della letteratura, il primo "Festival della prevenzione e innovazione in oncologia" per spiegare agli italiani il nuovo corso dell'oncologia, che spazia dai corretti stili di vita, agli screening, alle terapie innovative fino alla riabilitazione e al ritorno alla vita.

La prima edizione del "Festival" ha toccato 16 città con eventi della durata di tre giorni. Un roadshow che ha utilizzato un motorhome adeguatamente personalizzato, cioè un pullman che si è spostato nelle varie tappe.

Nel motorhome giovani oncologi hanno spiegato le regole della prevenzione, l'importanza degli screening e l'impatto delle nuove armi. Nelle città coinvolte nel "Festival" si sono svolte passeggiate della salute e lezioni nelle scuole per spiegare il ruolo della prevenzione nelle diverse fasce d'età.

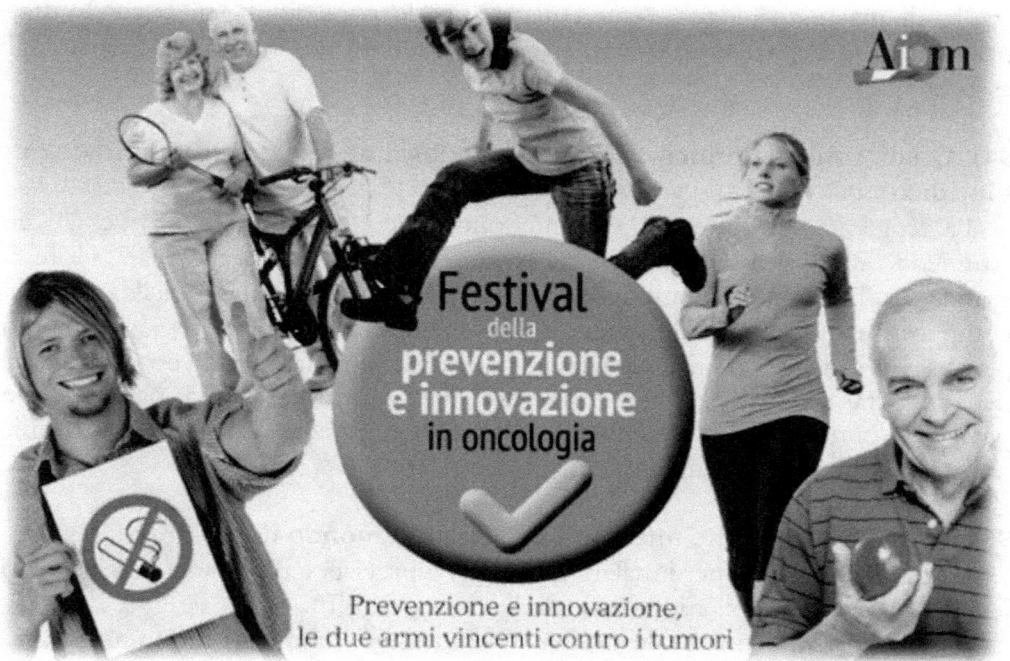

RIABILITAZIONE E DIRITTI DEI PAZIENTI

93) Quali sono gli obiettivi della riabilitazione oncologica?

La riabilitazione oncologica – non solo fisica ma funzionale, nutrizionale, cognitiva, psicologica, sociale, nel rapporto di coppia – consente di reinserire le persone colpite dalla malattia nel sistema lavorativo, nella famiglia e nella società civile.

La riabilitazione deve essere parte integrante del piano terapeutico di ogni paziente, allo scopo di prevenire e trattare gli effetti collaterali delle terapie, recuperare le funzioni lese (ad esempio fonazione, deglutizione, respirazione, deambulazione) nell'ottica di mantenere e migliorare la qualità di vita, aspetto che nel tempo è diventato sempre più importante.

Considerarsi guariti non può prescindere dall'avere una vita affettiva o sessuale soddisfacente, così come dal riprendere l'attività lavorativa.

Per raggiungere una condizione di benessere è necessario individuare una serie di interventi riabilitativi specifici che, a seconda del tipo di tumore, delle terapie ricevute e delle caratteristiche individuali, portino a un recupero della persona nella sua totalità.

Le problematiche riabilitative possono essere la conseguenza della malattia in sé o del trattamento per cui è necessario un programma diversificato, personalizzato, multidisciplinare che tenga conto di diversi aspetti (ad esempio lo stadio di malattia, il tipo e entità degli esiti, le condizioni generali e lo stato psicologico del paziente, il contesto psico-sociale in cui vive, le patologie associate).

94) Quali sono le principali tutele riconosciute dal nostro ordinamento giuridico?

La legge italiana tutela il paziente oncologico con diverse norme. Alcuni strumenti pratici sono: esenzione dal pagamento del ticket per farmaci, visite ed esami per la cura del tumore da cui la persona è colpita e delle eventuali complicanze, per la riabilitazione e prevenzione degli ulteriori aggravamenti; pensione o assegno di invalidità civile, classificati in maniera diversa a seconda della gravità della situazione; attivazione di rapporti lavorativi part-time per persone assunte a tempo pieno ma con ridotte capacità causate dalle terapie; indennità di accompagnamento.

95) Esistono norme che tutelano i pazienti nel mondo del lavoro?

La tutela del lavoro per i malati oncologici è prevista e disciplinata da norme di legge e dai contratti collettivi nazionali di lavoro (CCNL).

Esistono alcune norme legislative e contrattuali che prevedono una tutela specifica per i lavoratori affetti da patologia neoplastica, ma, nella maggior parte dei casi, la difesa del diritto al lavoro è contenuta in norme che riguardano in generale persone disabili cui sia stata riconosciuta una certa percentuale di invalidità o uno stato di handicap grave.

Innanzitutto il lavoratore che non sia in grado di espletare le sue mansioni a causa della malattia e delle sue conseguenze ha diritto di assentarsi per il periodo necessario per le cure e terapie fino alla guarigione, di conservare il posto di lavoro (per un periodo di tempo) e di percepire un'indennità commisurata alla retribuzione.

Il lavoratore del settore pubblico o privato cui sia stato riconosciuto lo stato di handicap "grave" ha diritto di essere trasferito alla sede più vicina possibile al proprio domicilio e non può essere trasferito senza il suo consenso (analogo diritto è riconosciuto al familiare che lo assiste).

96) Il malato può continuare a lavorare anche durante le terapie?

Il lavoratore ha il diritto di essere assegnato a mansioni adeguate alla sua capacità lavorativa. Se le sue condizioni di salute si aggravano con conseguente riduzione o modifica della capacità di lavoro, ha il diritto di essere assegnato a mansioni equivalenti o anche inferiori, purché compatibili con le sue condizioni, mantenendo in ogni caso il trattamento corrispondente alle mansioni di provenienza.

Il lavoratore malato di cancro inoltre può chiedere di non essere assegnato a turni di notte, presentando al datore di lavoro un certificato attestante la sua inidoneità a tali mansioni. Il malato di cancro che desideri continuare a lavorare dopo la diagnosi e durante i trattamenti può usufruire di forme di flessibilità per conciliare i tempi di cura con il lavoro (come il tempo parziale). Analogo diritto è riconosciuto, in forma attenuata, ai familiari lavoratori.

Se il lavoratore malato di cancro desidera continuare a lavorare durante le terapie, ma senza recarsi in ufficio, può chiedere di lavorare da casa.

La richiesta di telelavoro, se accolta dal datore, deve essere formalizzata in un accordo scritto nel quale devono essere riportati le attività da espletare e le modalità di svolgimento, le mansioni, gli strumenti di telelavoro, i rientri periodici in ufficio e le riunioni cui
presenziare, l'eventuale termine della modalità di telelavoro e la relativa reversibilità con il rientro in ufficio su richiesta del datore di lavoro o del dipendente.

97) Esistono ancora discriminazioni nel mondo del lavoro a carico di questi pazienti?

Uno studio pubblicato nel 2009 sulla prestigiosa rivista internazionale *JAMA* ha dimostrato che chi sopravvive a un tumore ha il 37% in meno di possibilità di trovare lavoro quando finisce le cure. E sono soprattutto le donne a incontrare maggiori difficoltà, in particolar modo quelle colpite da cancro al seno.

I tumori in generale rappresentano un'enorme realtà multidimensionale non confinata solo agli aspetti clinici e di ricerca, ma anche gravata da rilevanti ricadute sulla sfera affettiva, psicologica, familiare, lavorativa e assicurativa.

Un'indagine condotta dalla Fondazione Censis ha evidenziato che per le donne colpite da tumore del seno la ripresa delle normali attività quotidiane ha richiesto in media più di otto mesi, con uno strascico rilevante di criticità (ad esempio disturbi del sonno e alimentari, preoccupazioni per il proprio aspetto fisico). Aspetti spesso sottovalutati ma con una ricaduta importante sulla stessa efficacia delle cure.

Preoccupanti anche le conseguenze in ambito professionale: dall'indagine è emerso che oltre il 42% delle donne è stato costretto a fare assenze associate alla patologia e quasi il 20% ha dovuto lasciare il lavoro.

La malattia ha significato un mutamento spesso radicale delle prospettive professionali, fino all'estremo risultato dell'espulsione dal mondo del lavoro.

Oggi qualcosa sta cambiando. L'Inps ha infatti chiarito i termini per l'esenzione dalla reperibilità per i lavoratori dipendenti del settore privato la cui assenza sia connessa con patologie gravi che richiedono terapie salvavita.

98) I pazienti possono avere rapporti sessuali una volta terminati i trattamenti?

Dopo la malattia, è possibile anche tornare ad avere rapporti sessuali. Quasi tutte le disfunzioni di questa sfera, connesse con il trattamento del tumore, sono infatti temporanee. Ma anche le problematiche permanenti possono essere affrontate e migliorate.

Uno degli elementi fondamentali è l'informazione, che non deve mai essere lacunosa: i pazienti hanno il diritto di sapere quali disturbi sessuali potrebbero colpirli in seguito alle terapie.

Una corretta comunicazione sfata anche quei falsi miti che ancora circondano il cancro e soprattutto i trattamenti, come la paura di trasmettere al partner la malattia, di nuocergli, durante o dopo le cure, se sottoposti a radiazioni.

99) È possibile diventare genitori per le persone colpite dal cancro?

Circa il 3% del totale dei casi di tumore viene diagnosticato in pazienti di età inferiore ai 40 anni. I trattamenti anticancro (in particolare chemioterapia e in alcuni casi radioterapia) sono legati alla possibile comparsa di infertilità secondaria, per questo tutti i pazienti in età riproduttiva dovrebbero essere adeguatamente informati del rischio di riduzione o perdita della fertilità come conseguenza di queste terapie e, contestualmente, delle strategie oggi disponibili per ridurre questa eventualità.

La progettualità del "dopo il cancro" inoltre è motivo di vita e recupero di energie anche durante la malattia, ma questo tema è stato troppo spesso sottovalutato.

Preservare la funzione ovarica e la fertilità non significa solo poter diventare genitori dopo il cancro, ma anche tutelare la salute della donna evitando una menopausa precoce con le conseguenze negative e i problemi psico-fisici che questa condizione comporta nel breve e nel lungo termine.

AIOM, SIE (Società Italiana di Endocrinologia) e SIGO (Società Italiana di Ginecologia e Ostetricia) hanno stilato le *Raccomandazioni sull'Oncofertilità*.

L'obiettivo è realizzare la Rete nazionale dei centri di oncofertilità che consenta ai pazienti di rivolgersi a strutture pubbliche specializzate e organizzate per far fronte a tutte le loro esigenze e diffondere la cultura della protezione della fertilità dopo il tumore grazie alla collaborazione fra società scientifiche, Ministero della Salute ed Enti preposti.

100) Quali sono le principali tecniche di preservazione della fertilità?

Nella donna le principali tecniche di protezione della fertilità sono costituite dalla crioconservazione degli ovociti o del tessuto ovarico e dall'utilizzo di farmaci (analoghi LH-RH) per proteggere le ovaie, nell'uomo dalla crioconservazione del seme o del tessuto testicolare.

Il materiale biologico può rimanere crioconservato per anni ed essere utilizzato quando il paziente ha superato la malattia.

Per i cittadini la Rete nazionale dei centri di oncofertilità costituirà un grande vantaggio perché, dal momento in cui al paziente viene diagno-sticata una neoplasia, l'oncologo sarà in grado di metterlo direttamente in contatto con il centro pubblico di riferimento per procedere, dopo adeguato counselling, alla crioconservazione dei gameti prima dell'inizio delle terapie, bypassando tutte le liste di attesa. La consulenza specialistica dovrà infatti avvenire nei tempi più rapidi possibili.

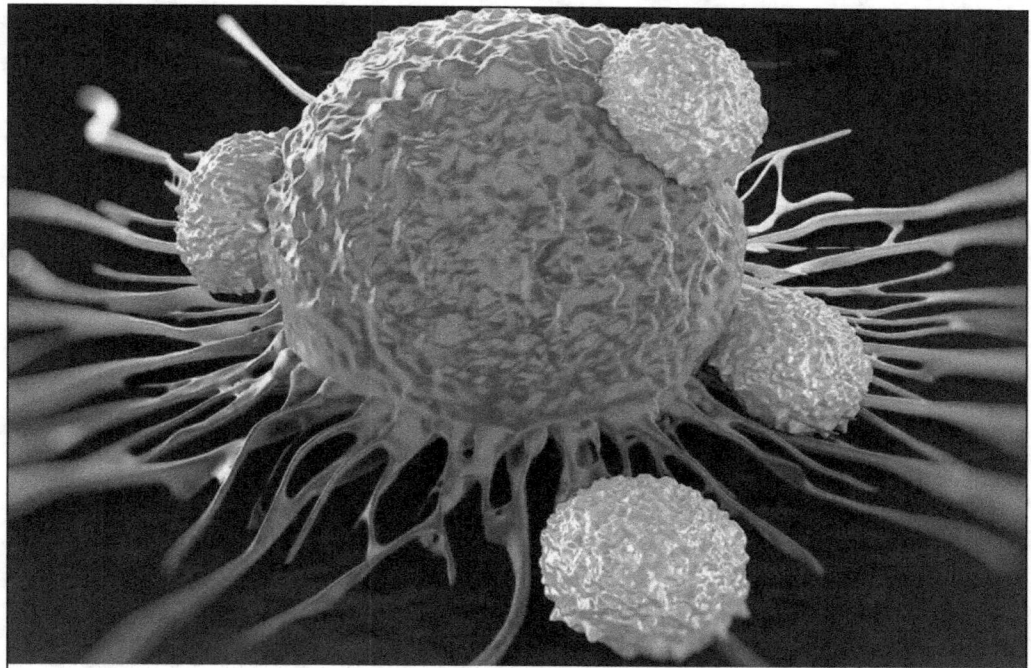

Linfociti all'attacco di una cellula tumorale

I Linfociti sono un tipo di cellula che appartengono al gruppo dei globuli bianchi (Leucociti). Insieme ai Monociti e ad altri tipi di cellule, hanno il compito di distruggere i germi e le sostanze estranee e nocive al corpo.

GLOSSARIO

Adiuvante (terapia): Chemioterapia, radioterapia, terapia ormonale o terapia biologica somministrata dopo la chirurgia e/o la radioterapia per il trattamento del tumore, che mira a ridurre il rischio di recidiva e a prolungare la sopravvivenza del malato.
Anticorpo: Proteina prodotta da un tipo di globuli bianchi (chiamati plasmacellule) in risposta a un antigene (vedi *Antigene*).
Antigene: Qualunque sostanza in grado di provocare nel corpo una specifica risposta immunitaria nei confronti di quella stessa sostanza.
Autoesame della cute: Osservazione della cute che ogni persona può effettuare autonomamente, anche con l'ausilio di fotografie dei nei scattate dal medico. Da ripetere periodicamente, dopo aver effettuato la doccia o il bagno, meglio se davanti a uno specchio.
Autopalpazione: Esame del seno che la donna può effettuare autonomamente, dopo adeguate istruzioni da parte del medico. Da ripetere una volta al mese, meglio se subito dopo la fine delle mestruazioni (quando presenti). Può favorire la diagnosi precoce del tumore mammario.
Biopsia: Rimozione di un campione di tessuto, che viene poi esaminato al microscopio per controllare la presenza o meno di cellule cancerose.
Cancro: Termine generico che raggruppa oltre 200 malattie diverse caratterizzate da una crescita anomala, incontrollabile di cellule. Il termine cancro si riferisce ai soli tumori maligni e non riguarda invece i tumori benigni.
Cellula: Costituente fondamentale dei tessuti dell'organismo. Il corpo umano ne ha più di 200 tipi diversi.
Cellula B: E' un tipo di cellula immunitaria che, quando attivata, produce anticorpi che possono riconoscere e legarsi a uno specifico antigene e aiutare a uccidere le cellule che esprimono l'antigene.
Cellula T: E' un tipo di globulo bianco, anche chiamato linfocita T. È una cellula immunitaria che può attaccare cellule estranee, come quelle cancerogene e quelle infettate da un virus. Le cellule T possono anche aiutare a controllare le risposte immuni.
Chemioterapia: Tecnica che prevede l'utilizzo di farmaci per distruggere le cellule tumorali, interferire con la loro crescita e/o impedire la loro riproduzione.
Chirurgia: Intervento di rimozione del tumore. Questa via è in genere percorribile quando il cancro non ha ancora metastatizzato (vale a dire: non si è diffuso ad altre zone del corpo, diverse dalla sede di origine).
Citotossico: In grado di uccidere le cellule (potenzialmente sia le cellule sane che le cellule tumorali).
Criteri di eleggibilità: Requisiti per la selezione dei partecipanti ad una sperimentazione clinica. Tra i criteri, le caratteristiche del tumore del paziente, il suo stato di salute generale e altri fattori specifici per ciascun protocollo di studio.

Effetti collaterali: Effetti o azioni di un farmaco diversi da quelli desiderati, inclusi gli effetti avversi o tossicità come nausea, diarrea, perdita dei capelli.
Fattore di crescita: Sostanza che influenza la crescita regolando la divisione cellulare.
Fattore di rischio: Attività, condizione o agente ambientale che aumenta le probabilità di sviluppo di cancro. Ad esempio: fumo, obesità, età, mutazione genetica.
Follow up: Controllo periodico delle condizioni di salute attraverso visite mediche (a seconda dei casi integrate da esami di laboratorio ed esami strumentali) per verificare l'eventuale ripresa della malattia e l'efficacia delle terapie.
Gene: Segmento di DNA che porta l'informazione genetica necessaria a produrre una proteina. E' anche l'unità di base dell'eredità. I geni sono localizzati sui cromosomi.
Immuno-oncologia: Si affianca alle terapie tradizionali – chirurgia, radioterapia, chemioterapia, terapia ormonale e "target therapy" – e contrasta la malattia tumorale attraverso la stimolazione del sistema immunitario.
Incidenza: La proporzione di popolazione in cui viene diagnosticata una determinata patologia in un preciso periodo di tempo (es. numero di nuovi casi di tumore del polmone in un anno, in Italia).
Leucemia: Cancro dei globuli bianchi del sangue che origina nel midollo. Si divide in 2 tipi: Acuta (a crescita veloce), che include la leucemia acuta linfoblastica e la leucemia acuta non linfoblastica, e Cronica, che comprende la leucemia linfatica cronica e la leucemia mieloide cronica.
Linfociti: I linfociti, che derivano da cellule del midollo osseo, sono globuli bianchi che fanno parte del sistema immunitario. I due tipi principali di linfociti sono le cellule T (vedi *cellula T*) e le cellule B (vedi *cellula B*).
Linfoma: Termine generale per un gruppo di tumori dei linfociti che origina nel sistema linfatico, composto da linfonodi, milza e timo. Se ne distinguono due tipi principali: Linfoma di Hodgkin, caratterizzato dalla presenza di globuli bianchi anomali, e Linfoma non-Hodgkin, in cui la malattia è data da linfociti maligni. I due tipi di linfoma hanno modelli distinti di crescita, diffusione e risposta alla cura.
Linfonodo: Nodulo di tessuto linfatico intercalato sul decorso dei vasi linfatici.
Linfonodo sentinella: I linfonodi sono piccoli organi costituiti da gruppi di cellule, la cui dimensione è variabile (dalla grandezza della capocchia di uno spillo a quella di un'oliva). Sono collocati a intervalli lungo i vasi linfatici. Filtrano la linfa e apportano linfociti al sistema immunitario. Il primo dei linfonodi più vicini al tumore, a drenarne la linfa, è definito "linfonodo sentinella". In alcuni tipi di tumore, come il tumore della mammella o il melanoma, se la biopsia del linfonodo sentinella non evidenzia un'infiltrazione tumorale, non è necessario procedere all'asportazione di tutti gli altri linfonodi ed è possibile un intervento conservativo.
Linfosarcoma: Tumore maligno del tessuto linfatico.
Mammografia: Immagine prodotta mediante raggi X, utilizzata per screening e

diagnosi del cancro della mammella. In alcuni casi la diagnostica tradizionale mediante raggi X va integrata con ultrasuoni (ecografia) o con la risonanza magnetica nucleare.

Marker tumorali: Proteine, ormoni o altre sostanze chimiche riscontrate nel sangue di alcuni malati di cancro. La misurazione dei marker tumorali può essere utilizzata come strumento prognostico o come metodo di monitoraggio progressivo del trattamento. Purtroppo molti marker tumorali sono caratterizzati da una bassa sensibilità (vale a dire che in molti casi di tumore non sono elevati) e da una bassa specificità (vale a dire che possono essere elevati anche in soggetti che non hanno un tumore).

Mastectomia: Asportazione chirurgica totale della mammella. E' stata per molti anni l'intervento praticato di routine nel trattamento dei tumori del seno. Oggi è sempre più rara, in favore di una chirurgia conservativa: la Quadrantectomia (vedi) o la Tumorectomia (rimozione del solo nodulo tumorale, ovviamente con un margine di tessuto sano circostante).

Melanocita: Cellule situate nella parte inferiore dell'epidermide, appena sopra il derma. Producono un pigmento chiamato melanina, che conferisce la colorazione alla pelle, ai capelli e ad alcune parti dell'occhio.

Melanoma: E' un tumore che deriva dalla trasformazione tumorale dei melanociti, alcune delle cellule che formano la pelle.

Metastasi: Diffusione del cancro da una parte dell'organismo ad un'altra. Le cellule tumorali possono staccarsi dal tumore originario e, attraverso il sangue o il sistema linfatico, arrivare ad altre zone del corpo, ad esempio ai linfonodi, al cervello, ai polmoni, al fegato, alle ossa.

Mutazione: Variazione in un gene. Le mutazioni in ovuli e sperma possono essere trasmesse alla prole; le mutazioni in altre cellule dell'organismo possono provocare il cancro.

Nevo o neo: Identifica una macchia pigmentata o un'anomalia morfologica della pelle, in genere, benigna. Le dimensioni possono variare da pochi millimetri a parecchi centimetri, fino a forme che ricoprono aree estese del tronco. Anche l'aspetto può essere molto variabile: alcuni sono appiattiti, altri sollevati, a volte con peli; il colore può variare da bruno più o meno scuro a bluastro fino al nero, a seconda della quantità di pigmento presente e della localizzazione delle cellule neviche entro la cute. In casi rari però alcune forme di nevi possono trasformarsi in un tumore maligno, il melanoma.

Nodulo: Piccolo gruppo di cellule. Può essere benigno o maligno.

Oncogène: Un gene normale che, quando muta, svolge un ruolo significativo nel causare il cancro.

Oncologia: Disciplina medica che si occupa dello studio e della cura dei tumori.

Ormone: Sostanza prodotta da un organo o ghiandola e condotta dal sangue che produce effetti specifici su altri organi e ghiandole.

Prevalenza: Indica il numero di persone che, nella popolazione generale, ha ricevuto una precedente diagnosi di tumore (es. numero di cittadini italiani viventi alla data del 1° gennaio 2016 e che hanno ricevuto una precedente diagnosi di tumore del polmone). È condizionata sia dalla frequenza con cui ci si ammala che dalla durata della patologia (sopravvivenza): i tumori più frequenti e caratterizzati da un'elevata percentuale di persone lungo-sopravviventi sono caratterizzati dalla maggiore prevalenza.

Prevenzione: Può essere primaria, secondaria o terziaria. La prevenzione primaria comprende le misure di ridotta esposizione ad elementi che causano il cancro (es. astensione dal fumo). La secondaria riguarda l'individuazione precoce del tumore (es. mammografia come misura di screening per il tumore della mammella). La terziaria si riferisce al trattamento medico della malattia operata e al follow up.

Prostata: Ghiandola solida. Oblunga, situata alla base della vescica nell'apparato genito-urinario maschile. Di dimensioni simili a quelle di una noce, circonda l'uretra e il collo della vescica ed è dotata di dotti che sfociano nell'uretra.

Quadrantectomia: Intervento chirurgico di asportazione di un pezzo di ghiandola mammaria, che può coincidere con uno dei quattro quadranti in cui anatomicamente si divide la mammella o in uno spicchio di mammella. È un intervento limitato che dà buoni risultati estetici.

Radioterapia: Trattamento con raggi ad energia elevata (tradizionalmente raggi X) che uccidono o danneggiano le cellule tumorali. La radioterapia esterna utilizza una macchina per indirizzare precisamente i raggi al tumore. La radioterapia interna (detta brachiterapia) utilizza materiale radioattivo inserito nell'organismo il più possibile vicino al cancro, e poi rimosso dopo un determinato periodo di tempo.

Recettori ormonali: Molecole presenti a livello delle cellule tumorali, in alcuni tipi di tumore (es. tumore della mammella, tumore della prostata), che reagiscono a specifici ormoni, con importante ruolo di controllo su diverse funzioni. In alcuni tipi di tumore, la loro presenza sulle cellule tumorali indica, in media, una migliore prognosi rispetto ai casi che non li esprimono, e implica la possibile capacità di risposta alla terapia ormonale.

Recidiva: Ricomparsa del cancro dopo il miglioramento o la iniziale remissione.

Rene: Organo a forma di fagiolo dalle dimensioni di un pugno, situato nella parte posteriore dell'addome. Sono due e fanno parte del sistema urinario e hanno il compito di filtrare il sangue ed eliminare con l'urina le sostanze tossiche prodotte con l'organismo.

Risonanza magnetica: Tecnologia che utilizza un forte campo magnetico per produrre immagini diagnostiche dei tessuti e degli organi. A differenza della TAC e delle radiografie, non comporta esposizione a radiazioni.

Screening: Controllo eseguito in assenza di sintomi o manifestazioni di malattia, in un soggetto apparentemente sano, allo scopo di individuare un eventuale tumore in fase precoce. Esempi di screening sono la mammografia (per il cancro della mammella), il Pap-test (cancro della cervice) e il sangue occulto nelle feci (cancro del colon-retto).

Sistema immunitario: Una potente e adattabile rete di cellule e vie cellulari, responsabile soprattutto della individuazione e della lotta contro batteri, parassiti, virus e altre sostanze estranee nel corpo che possono causare diverse malattie.

TAC (Tomografia Assiale Computerizzata): Esame diagnostico che utilizza un apparecchio a raggi X e un computer per produrre un'immagine dettagliata, a sezioni trasversali e tridimensionale del corpo. La TAC garantisce una definizione migliore rispetto alle tradizionali radiografie a raggi X.

Target therapy: Terapia con farmaci "mirati" su bersagli molecolari specifici, che risparmia almeno in parte le cellule sane dall'azione tossica del trattamento.

Test genetico: Utilizzo di diverse tecniche di laboratorio per verificare se una persona ha qualche mutazione genetica associata al rischio o alla predisposizione ad alcune patologie, tra cui alcune forme di cancro. Esistono test che identificano alcuni geni associati al cancro della mammella, dell'ovaio, della tiroide e altre patologie neoplastiche maligne.

Testicolo: Organo sessuale maschile. Sono due e sono contenuti fin dalla nascita nello scroto. Svolge funzioni analoghe a quella delle ovaie nella donna: la gametogenesi (formazione di spermatozoi) e l'attività endocrina (produzione di testosterone).

Trial clinico: Sperimentazione clinica condotta su pazienti, che prevede l'accurata pianificazione, conduzione, raccolta e interpretazione dei dati, per la verifica degli effetti di un farmaco, di un trattamento medico o di una combinazione terapeutica.

Tricotomia: In medicina, rasatura di peli o capelli come preparazione per interventi chirurgici o misura curativa o brachiterapia o profilattica in caso di eventuali affezioni tricologiche.

Tumore: Massa distinta di cellule che crescono più rapidamente rispetto alla norma e mostrano parziale o completa mancanza di organizzazione strutturale. Può essere benigno o maligno.

Vaccini: Agenti terapeutici che stimolano il sistema immunitario a riconoscere e attaccare determinati agenti, come batteri, o virus, o nel caso dei vaccini anti-tumorali, le cellule tumorali. I classici vaccini contro le malattie infettive sono costituiti da una soluzione che contiene virus o batteri "indeboliti", inattivi o morti – o parti di essi – che inducono il sistema immunitario a riconoscere e combattere l'agente responsabile della malattia.

Vescica: E' un organo cavo che raccoglie l'urina filtrata dai reni prima di essere eliminata attraverso l'uretra, che fa parte dell'apparato urinario.

6)*

CHE COS'È LA RADIOTERAPIA?

La radioterapia è un particolare tipo di terapia fisica che utilizza le radiazioni, in genere i raggi X, nella cura dei tumori. Queste radiazioni sono dette radiazioni ionizzanti. I raggi X sono noti in medicina da molto tempo, sono stati scoperti più di un secolo fa, e da allora sono utilizzati sia a scopo diagnostico, come nel caso delle radiografie, sia a scopo terapeutico, nel caso appunto della radioterapia.

Le dosi di raggi X utilizzate nei due casi e le modalità di somministrazione sono differenti:
• Negli esami diagnostici permettono di "vedere" all'interno del corpo - per esempio per accertare se c'è la frattura di un osso - provocando danni minimi ai tessuti.
• Nella radioterapia, invece, si utilizzano proprio per colpire e distruggere le cellule tumorali, cercando di risparmiare quelle sane.

Quattro persone su dieci con tumore sono sottoposte a radioterapia, da sola o associata ad altri trattamenti quali la chirurgia e la chemioterapia.

COME AGISCE LA RADIOTERAPIA?

La radioterapia utilizza radiazioni ad alta energia, emesse da sostanze radioattive (per esempio iodio o cobalto) oppure prodotte da specifiche apparecchiature chiamate acceleratori lineari.

Le radiazioni sono dirette contro la massa tumorale e danneggiano in particolare le cellule cancerose che in questo modo non riescono più a proliferare: il tumore così trattato non è più in grado di crescere e si riduce progressivamente.

Sebbene la radioterapia sia effettuata con sempre maggiore precisione, può accadere che alcune cellule sane, vicine alla zona malata, siano colpite dalle radiazioni. Rispetto alle cellule tumorali le cellule sane sanno riparare meglio i propri danni da radiazioni.

La migliore reazione delle cellule sane, insieme alla grande precisione con cui le radiazioni colpiscono il tumore, permettono di effettuare trattamenti efficaci con effetti collaterali in genere contenuti.

A COSA SERVE LA RADIOTERAPIA?

A seconda del tipo di tumore e delle condizioni cliniche del paziente la radioterapia può avere diversi obiettivi:
• **Radioterapia radicale**: Ha lo scopo di eliminare completamente il tumore.
• **Radioterapia palliativa**: Può essere consigliata per alleviare alcuni sintomi provocati dal tumore.

- **Radioterapia preoperatoria (trattamento neoadiuvante)**: E' da eseguire prima dell'intervento chirurgico di asportazione del tumore per rimpicciolirne le dimensioni e renderne così più semplice l'operazione. Serve anche a ridurre il rischio che un piccolo numero di cellule malate possa eventualmente diffondersi durante l'intervento.
- **Radioterapia postoperatoria (trattamento adiuvante)**: Può essere consigliato dopo un intervento chirurgico di asportazione del tumore, per aumentare le probabilità di eliminare ogni residuo del tumore.
- **Radioterapia intraoperatoria (Intra-Operative Radiotherapy - IORT)**: Consiste nella somministrazione di una dose di radiazioni nel corso dell'intervento chirurgico di asportazione del tumore. Richiede particolari apparecchiature e sistemi di protezione in sala operatoria, per cui viene eseguita solo in alcuni centri specializzati.
- **Radioterapia total body**: Con questa procedura viene irradiato tutto l'organismo del paziente in modo da distruggere le cellule malate in alcuni particolari tumori, che colpiscono le cellule del sangue e del sistema linfatico, come alcuni tipi di leucemie o linfomi. Le cellule colpite saranno in seguito rimpiazzate da nuove cellule sanguigne o linfatiche sane grazie a un trapianto di midollo osseo o di particolari cellule progenitrici, dette cellule staminali.

SI CORRE QUALCHE RISCHIO A SOTTOPORSI A UN TRATTAMENTO RADIOTERAPICO?

La radioterapia non è un trattamento pericoloso né invasivo; la radioterapia esterna non richiede la somministrazione di un'anestesia, che può essere necessaria invece in alcune procedure di radioterapia interna.

In genere il paziente non avverte alcun fastidio durante la seduta; solo alcuni riferiscono un modesto disagio dovuto alla posizione che viene assunta.

Gli effetti collaterali che il trattamento può provocare sono legati alla possibilità che le radiazioni colpiscano - sebbene in misura minore - i tessuti sani vicini al tumore, provocando quindi la comparsa di alcuni disturbi.

EFFETTI COLLATERALI DELLA RADIOTERAPIA

La comparsa di effetti collaterali è molto variabile da un paziente all'altro. Alcuni manifestano solo effetti lievi, altri più fastidiosi, e ciò dipende sia dalle condizioni di salute generali, sia dalla sede del tumore e dal tipo di trattamento cui si è sottoposti.

In alcuni casi compaiono durante il trattamento, in genere verso la fine del periodo previsto (effetti a breve termine), in altri dopo qualche tempo (effetti a lungo termine).

In ogni caso, è bene chiedere in anticipo al medico quali saranno i disturbi più probabili nel proprio caso, e gli accorgimenti e le precauzioni da assumere per minimizzare i sintomi.

Ad ogni modo, nella maggior parte dei casi gli effetti collaterali, sebbene fastidiosi, sono di lieve o modesta entità, e scompaiono in genere dopo qualche settimana, una volta terminato il trattamento. Solo in alcuni pazienti durano più a lungo, o richiedono terapie specifiche.

Vediamo ora quali sono gli effetti collaterali più frequenti, e i loro possibili rimedi:

Stanchezza

Molti pazienti si sentono più stanchi nel periodo in cui sono sottoposti a radioterapia, specie dopo le prime settimane, e a volte questo disturbo può durare anche per qualche tempo dopo la fine del trattamento.

Perché ci si sente più stanchi?

Il corpo è intento a riparare le cellule sane eventualmente colpite dai raggi: un processo che richiede energia ed è faticoso. Più raramente la stanchezza potrebbe dipendere da un transitorio abbassamento del numero di globuli rossi (anemia), specie nei pazienti in cui le zone del corpo irradiate sono più estese: per questo motivo il medico prescriverà periodici esami del sangue e, se necessario, consiglierà una cura per l'anemia.

Cosa fare?

Si consiglia di riposare quanto necessario, in base a come ci si sente, e di muoversi per quanto possibile, per esempio facendo brevi passeggiate o un'altra attività fisica leggera a piacere, scegliendo il momento della giornata in cui ci si sente meno affaticati, e senza esagerare. E' dimostrato da ricerche scientifiche che ciò è utile a ridurre la sensazione di stanchezza.

Reazioni cutanee

Le reazioni della pelle alla radioterapia dipendono dal tipo di pelle e dall'estensione dell'area trattata. Possono comparire arrossamenti e irritazione, come un eritema solare. Ciò in genere non accade subito, ma gradualmente, dopo alcune sedute.

Il radioterapista ne controlla abitualmente l'eventuale comparsa, in ogni caso è bene informarlo, qualora ci si accorga che qualcosa alla propria pelle non va: in caso di reazioni importanti, infatti, il medico può sospendere il trattamento.

Come avere una buona cura della pelle durante radioterapia?

Innanzi tutto è importante attenersi scrupolosamente alle indicazioni date in proposito dall'oncologo radioterapista.

In generale, è bene tenere presente i seguenti consigli:

- Evitare di grattare o strofinare le zone di pelle ove siano comparsi arrossamenti.
- Non applicare alcun tipo di crema o lozione di propria iniziativa: utilizzare solo prodotti eventualmente consigliati dal personale sanitario.
- Evitare di esporsi al sole durante il trattamento radiante. In caso di attività all'aperto, proteggere con indumenti le zone sottoposte a radioterapia, e ricordarsi di utilizzare creme solari ad alta protezione, anche in questo caso consigliate dai radioterapisti.
- Indossare indumenti larghi e comodi, in tessuti naturali, per esempio cotone o lino.
- Usare massima delicatezza nell'igiene personale: non usare profumi, deodoranti, spugne abrasive, cosmetici sulla parte esposta a radioterapia; è consigliato invece lavare la parte quotidianamente con sapone delicato e acqua tiepida o fredda.

Questi consigli valgono per l'area di pelle trattata e quella nelle immediate vicinanze, mentre per il resto la pelle può essere trattata normalmente.

Inoltre, è opportuno tener presente che nella maggior parte dei casi gli effetti sulla pelle sono transitori. In alcuni casi possono però comparire effetti duraturi, quali un colorito più scuro, oppure piccole chiazze rosse dovute a dilatazioni dei capillari (teleangectasie): non sono effetti preoccupanti, anche se possono dare fastidio dal punto di vista estetico, e vi si potrà comunque porre rimedio con uno speciale makeup (camouflage).

Caduta dei peli e dei capelli

La radioterapia può far cadere peli e capelli, ma esclusivamente nell'area trattata, quindi in caso di irradiazione al capo. La peluria delle aree corporee non sottoposte a trattamento non viene in alcun modo danneggiata. In ogni caso, dopo alcune settimane dal termine del trattamento i capelli e i peli ricrescono.

Effetti sullo stato emotivo

A molte persone che si sottopongono alla radioterapia capita di avvertire un cambiamento delle proprie condizioni emotive. Alcuni si sentono più ansiosi e nervosi, altri più tristi e depressi. Lo spettro delle emozioni che può comparire è molto variabile: si può provare ansia, perdita di speranza, rabbia, depressione, voglia di piangere per un nonnulla.

Non si tratta di emozioni causate direttamente dalla radioterapia, ma di stati d'animo comuni a chi deve affrontare la malattia, in particolare un tumore, favoriti dal necessario cambiamento delle abitudini di vita quotidiana, e dalla preoccupazione per la malattia e le cure cui bisogna sottoporsi.

Parlarne con il medico o uno specialista del team di radioterapia può essere molto utile, per affrontare meglio la situazione.

Altri effetti collaterali

Altri effetti collaterali possono comparire a seconda delle zone corporee trattate, sia a breve sia a lungo termine. Per esempio, in caso di radioterapia allo stomaco possono comparire disturbi dell'appetito e della digestione, oppure in caso di irradiazione al cavo orale può manifestarsi secchezza alla bocca, e così via, a seconda della sede corporea interessata. È importante parlare con il radioterapista di riferimento degli eventuali effetti collaterali per prevenirne la comparsa e attenuarne i sintomi.

Si può continuare a lavorare mentre ci si sottopone ad un trattamento radioterapico?

Proseguire o meno l'attività lavorativa durante la radioterapia è una scelta che varia da caso a caso. Innanzitutto dipende dalle condizioni generali del paziente, inoltre dalla sua risposta al trattamento, e infine dal tipo di attività lavorativa svolta. Non vi è in altre parole una controindicazione assoluta a continuare a svolgere il proprio lavoro, purché non si tratti di un'attività faticosa.

Se si è in buone condizioni, il tumore non provoca disturbi, non compaiono effetti collaterali da radioterapia o sono modesti, e soprattutto se si desidera farlo, si può proseguire il proprio lavoro, magari riducendo l'orario. Altrimenti si può usufruire del previsto congedo per malattia.

Nella decisione conta ovviamente il parere del medico, che darà al paziente il consiglio più adeguato nel singolo caso.

ALCUNE DOMANDE UTILI DA FARE AL MEDICO SULLA RADIOTERAPIA

Prima di iniziare e/o comunque durante i primissimi trattamenti, è bene sgomberare il campo da ogni possibile dubbio o timore, rivolgendo al medico alcune domande a proposito della radioterapia e dei suoi possibili effetti collaterali.

Ciò permetterà, da un lato, di affrontare il trattamento più serenamente, di pianificare meglio le proprie attività, e dall'altro di essere più preparati a riconoscere prontamente eventuali effetti collaterali qualora dovessero comparire, a sapere come comportarsi e a mettere in atto tutte le strategie utili a prevenirli.

Normalmente il radioterapista e tutti i membri dell'équipe forniscono tutte le informazioni e le spiegazioni necessarie, ma prepararsi un elenco di domande può rassicurare e non dimenticare di chiedere nulla di importante.

Ecco due diverse liste di domande utili, una sui possibili effetti collaterali e una sulla radioterapia in generale.

Domande da porre al medico sugli effetti collaterali
- Quali effetti collaterali mi devo aspettare, e cosa posso fare per ridurne la probabilità?
- Come mi farà sentire la radioterapia, e quanto durerà questa condizione?
- Dovrò mangiare in modo diverso dal solito durante il trattamento?

- Posso continuare a lavorare o devo stare a riposo?
- Quando posso aspettarmi di tornare alla normalità dopo il trattamento?
- Quali problemi potrebbe avere la mia pelle durante la radioterapia, e quanto dureranno questi effetti?
- Cosa posso fare per proteggere la pelle?
- In futuro, come dovrò proteggere la pelle dal sole?
- Quale attività fisica posso praticare?
- Come mi devo comportare con i miei familiari, o le altre persone che incontro?
- Subito dopo la seduta di radioterapia devo stare isolato per un breve periodo o posso avvicinare chiunque senza problemi? (anche donne in gravidanza o bambini molto piccoli).
- La radioterapia potrà avere ripercussioni sulla mia vita sessuale e sulla possibilità di avere figli?
- Quali altri farmaci posso assumere eventualmente durante il periodo di trattamento?

Domande da porre al medico sulla radioterapia
- Per quale motivo mi ha prescritto la radioterapia?
- Quale tipo di trattamento dovrò seguire?
- Sarà l'unico trattamento che dovrò fare o ce ne saranno altri?
- La cura prescritta ha l'obiettivo di guarirmi o di ridurre i miei disturbi?
- Quante sedute di radioterapia dovrò fare, e quanto lunghe?
- Quanto durerà il trattamento?
- Quale parte del mio corpo sarà irradiata?
- Se necessario, potrò ripetere lo stesso trattamento in futuro?
- Quali sono gli effetti collaterali più probabili con questo trattamento?
- (Per chi abita lontano o ha difficoltà con i trasporti) C'è qualche struttura, o associazione, o gruppo di volontari cui posso chiedere un appoggio nelle vicinanze dell'ospedale?
- È disponibile un servizio di trasporto per accompagnarmi alle sedute di terapia?
- Esiste qualche tipo di esenzione per la mia patologia, le cure che devo effettuare o eventuali esami che dovrò eseguire?

COME SI SOMMINISTRA LA RADIOTERAPIA?

La radioterapia può essere somministrata in due modi:
1) **Radioterapia esterna (o transcutanea, o a fasci esterni)**: Si chiama così perché la fonte di raggi è posizionata all'esterno del corpo.
2) **Radioterapia interna (o Brachiterapia)**: si chiama così la radioterapia somministrata dall'interno del corpo. Ciò può avvenire in vari modi: mediante minuscole sonde di metallo radioattivo che vengono posizionate direttamente all'interno del tumore o molto vicino a esso (Brachiterapia), oppure attraverso un

liquido radioattivo da bere o da iniettare in vena, che viene captato in maniera specifica dalle cellule tumorali.

Il trattamento di radioterapia è personalizzato per ciascun paziente, a seconda del tipo di tumore, delle sue dimensioni, della localizzazione nell'organismo, e delle condizioni del paziente stesso.

In relazione a diversi fattori, oltre al tipo di radioterapia più indicata, si stabilisce la durata e la dose complessiva del trattamento: viene determinata la dose di radiazioni totale necessaria a distruggere il tumore e si stabilisce poi in quante frazioni vada somministrata, e con quale frequenza.

Un'équipe composta da più specialisti, che agiscono in stretta collaborazione, stabilisce e realizza il piano di cura di un paziente che deve sottoporsi a radioterapia.

In genere il team è formato da:
- **Il medico oncologo radioterapista**: E' un medico specialista oncologo con competenze specifiche nell'utilizzo delle radiazioni ionizzanti. Sceglie il trattamento più appropriato per il singolo paziente e le tecniche da utilizzare.
- **Il fisico medico**: E' un laureato in fisica con una preparazione specifica sull'impiego delle radiazioni in medicina. Oltre a collaborare nella scelta del trattamento più idoneo, è responsabile del funzionamento e della sicurezza delle apparecchiature.
- **Il tecnico di radioterapia**: E' un tecnico di radiologia con preparazione specifica in radioterapia. È lo specialista che ha il contatto più stretto con il paziente, poiché lo segue direttamente nelle sessioni giornaliere di terapia, ne predispone il corretto posizionamento all'inizio della seduta e lo sorveglia durante il trattamento.
- **L'infermiere professionale**: Ha una preparazione specifica e collabora con il medico e con il tecnico radiologo nel seguire i pazienti durante le visite e le sedute di terapia.

Il team di specialisti elabora con estrema cura un piano di trattamento personalizzato, affinché la più alta dose possibile di radiazioni colpisca in maniera specifica le cellule tumorali e non quelle sane. Tale strategia permette di ottenere i migliori risultati nel distruggere il tumore, minimizzando al tempo stesso il rischio di effetti collaterali dovuti alla radioterapia.

COME SI REALIZZA IL PIANO DI TRATTAMENTO PERSONALIZZATO?

Il piano di trattamento è individuale, cioè viene preparato "su misura" per ogni paziente. Per stabilirlo, il radioterapista prenderà in considerazione innanzitutto:
- Il tipo di tumore.
- Localizzazioni e dimensioni.
- Eventuali pregressi trattamenti.

- Le condizioni generali di salute, eventuali malattie verificatesi in passato o presenti (per esempio diabete, ipertensione arteriosa, ecc...).
- Eventuali farmaci che si stanno assumendo.

Durante la prima visita vengono quindi raccolte tutte queste informazioni, viene esaminata la documentazione relativa al tumore (es. radiografie, ecografie, TC o Risonanza Magnetica, esame istologico, agoaspirato, eccetera), ed eventuali altri esami in possesso del paziente (es. esami del sangue).

Possono a volte essere richiesti altri accertamenti, a completamento degli esami. Stabilito il tipo di radioterapia più indicato, il medico ne spiega al paziente le caratteristiche, le modalità e la durata prevista, e gli fornisce tutti i chiarimenti necessari.

Viene effettuato un esame radiologico, detto "TC di centratura", necessario per definire con precisione i limiti dell'area tumorale.

Potranno poi trascorrere alcuni giorni prima che il piano di trattamento sia definitivamente pronto in tutti i suoi dettagli.

È importante sentirsi coinvolti attivamente nel trattamento: è bene quindi fare al personale di radioterapia tutte le domande che si ritengono utili, perché più si capisce il percorso che verrà seguito, più semplice sarà affrontarlo.

PROVE GENERALI:
LA FASE DI "SIMULAZIONE" DEL TRATTAMENTO

Prima di iniziare con il trattamento vero e proprio, è prevista la fase di "simulazione". Si chiama così proprio perché l'apparecchiatura usata è simile a quella utilizzata per la radioterapia esterna, e si muove nello stesso modo, mentre il paziente viene fatto collocare sul lettino come se dovesse ricevere il trattamento.

In questa fase però la macchina, invece che somministrare le radiazioni, raccoglie immagini del tumore e della sua posizione, e le invia al computer in modo che il radiologo possa verificare ed eventualmente correggere la posizione del paziente, la direzione del fascio di radiazioni, i contorni dell'area da trattare e tutti i parametri necessari alla seduta di radioterapia.

È una specie di prova generale prima del trattamento vero e proprio, che permette di perfezionare la metodica di somministrazione nei minimi dettagli.

Tatuaggi e altri accorgimenti

È in questa fase che la posizione che il paziente dovrà mantenere durante le sedute di radioterapia viene registrata accuratamente, e sulla sua pelle vengono segnati i punti di riferimento.

I segni sulla pelle possono essere fatti con un inchiostro speciale, oppure con dei minuscoli tatuaggi. Ciò garantisce che la stessa area sia irradiata con precisione a ogni seduta successiva: è importantissimo fare molta attenzione a non cancellare in nessun modo questi segni quando ci si lava. Se ci si accorge che i segni si stanno cancellando, non bisogna cercare di porvi rimedio da soli, ma è necessario avvisare il radioterapista.

Possono infine essere predisposti appositi "sostegni" su misura, per fare in modo che le parti del corpo interessate siano mantenute immobili durante la radioterapia (per esempio per il collo, o un arto). Per il volto o la testa vengono preparate apposite "maschere" in materiale plastico trasparente, termoresistente.

Avere sul volto questa maschera può risultare fastidioso all'inizio, può fare un po' impressione, o dare un leggero senso di claustrofobia. È bene avvisare lo staff di radioterapia se ci si sente a disagio. La maggior parte dei pazienti comunque ci si abitua immediatamente. Inoltre, molte di queste maschere sono morbide e flessibili, permettendo un buon comfort e la possibilità di respirare normalmente, poiché lasciano liberi sia la bocca sia il naso. È anche importante sapere che vanno tenute non per tutta la seduta di radioterapia, ma solo per i pochi minuti di irradiazione.

COME SI SVOLGE LA SEDUTA DI RADIOTERAPIA?

La fase di preparazione al trattamento è in genere molto più lunga della fase di trattamento vera e propria. Ogni seduta di radioterapia esterna dura infatti circa 15-20 minuti, e il tempo di irradiazione effettiva è ancora più breve: pochi minuti. Il resto del tempo serve per lo più a collocare il paziente nella posizione precisa.

La sala di trattamento

Per effettuare la seduta di trattamento si entra in un bunker apposito, dove si trovano le apparecchiature che emettono le radiazioni.

I macchinari per la radioterapia esterna sono molto grandi, possono fare una certa impressione la prima volta che li si vede e può quindi capitare di sentirsi un po' nervosi e preoccupati. Anche in questo caso, non bisogna esitare a comunicare al personale le proprie preoccupazioni, per essere rassicurati e tranquillizzati.

Il tecnico di radioterapia, con l'assistenza dell'infermiere, aiuterà il paziente a sistemarsi sul lettino nella posizione corretta per ricevere la radioterapia, e la prima volta spiegherà bene che cosa il paziente vedrà e i rumori che sentirà, come la macchina potrà muoversi, eccetera. Posizionerà inoltre tutti i dispositivi necessari a mantenere la parte del corpo trattata ben ferma, e gli schermi per proteggere i tessuti sani vicini.

È molto importante che durante i pochi minuti di trattamento il paziente sia tranquillo e rilassato, in modo da rimanere il più immobile possibile. Per favorire il rilassamento del paziente, in alcune sale di terapia viene anche trasmessa, in sottofondo, una piacevole musica.

Una volta sistemato il paziente nella posizione corretta, quando tutto è finalmente pronto, il personale di radioterapia si trasferisce dalla sala di trattamento, alla sala adiacente per evitare di essere esposto alle radiazioni.

Gli operatori monitorano costantemente ciò che accade nella sala di trattamento: spesso osservano la situazione dalle apposite telecamere, e sorvegliano ogni dettaglio mediante le immagini di un circuito audio-televisivo interno sui propri monitor. La comunicazione live tra paziente e personale è sempre possibile, in qualsiasi momento del trattamento, prima di iniziare la seduta vengono fornite tutte le spiegazioni su come fare per avvisare lo staff in caso di necessità.

Anche le macchine vengono costantemente tenute sotto controllo dai tecnici e radioterapisti in tutti i loro parametri, e vengono inoltre registrate alcune immagini che verranno valutate dal radioterapista per i trattamenti successivi.

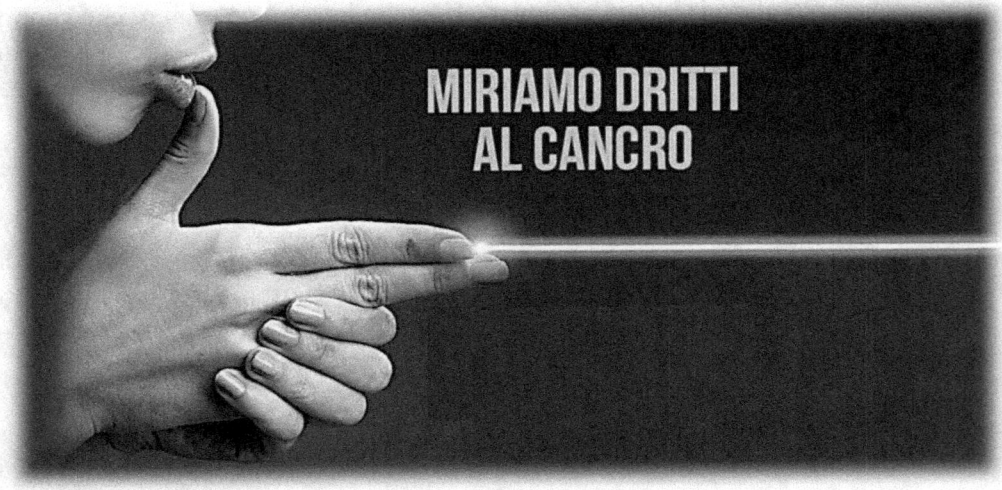

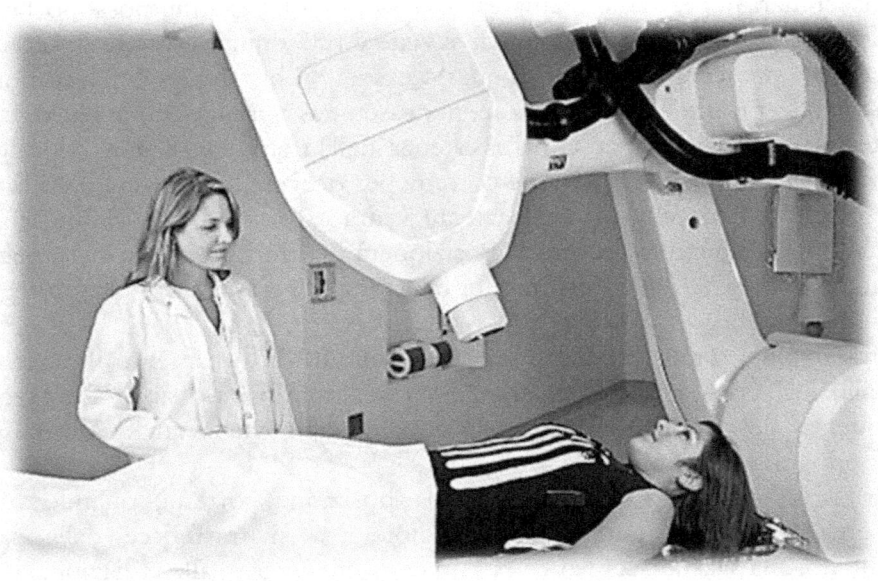

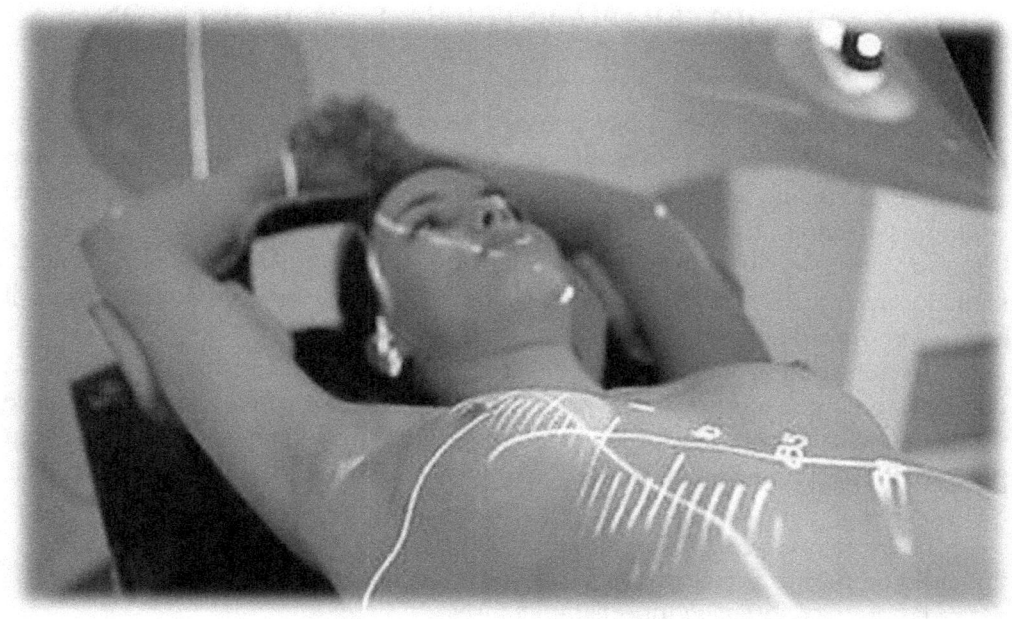

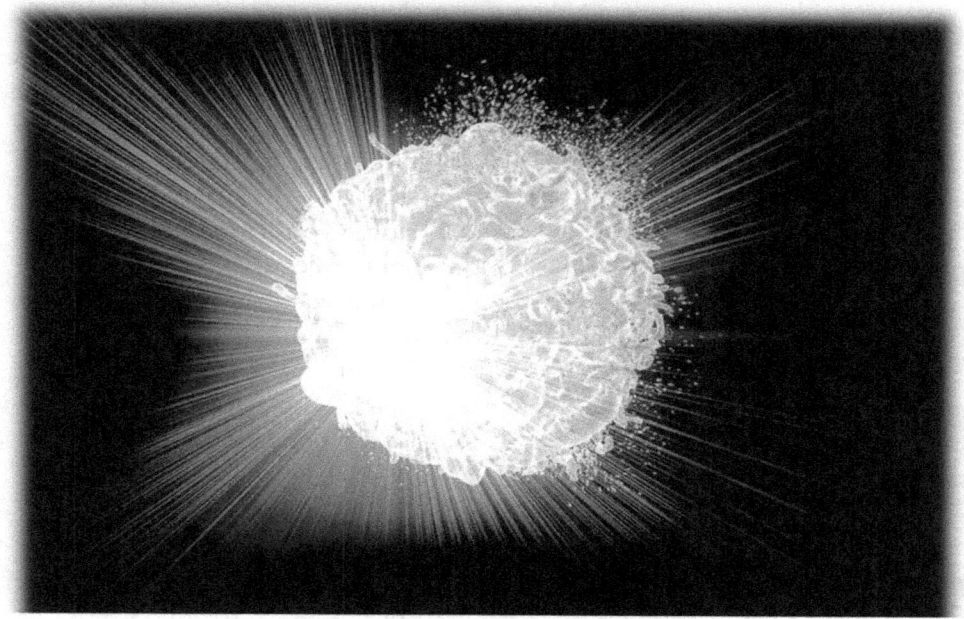

Cellula tumorale che viene distrutta dal laser durante una seduta di radioterapia interna o esterna

COS'È LA RADIOTERAPIA ESTERNA, E COME FUNZIONA?

Più specificamente, nella radioterapia esterna le radiazioni ionizzanti ad alta energia (raggi X, oppure irradiazioni di cobalto, oppure fasci di particelle come protoni ed elettroni), sono emesse da un apparecchio che si trova all'esterno del corpo del paziente.

Questo apparecchio non entra in contatto diretto con il corpo e non provoca alcun dolore, ma fa convergere le radiazioni nel punto preciso dove si trova il tessuto tumorale da distruggere.

A differenza di alcuni decenni fa', oggi l'evoluzione tecnologica di nuova generazione ha consentito di realizzare molti tipi di dispositivi all'avanguardia, e con tecniche e caratteristiche diverse. Il radioterapista sceglierà qual è il più appropriato nel singolo paziente, a seconda del tipo di tumore e della sua localizzazione.

Per esempio, vi sono:
- La radioterapia conformazionale.
- La radioterapia a intensità modulata del fascio.
- La radioterapia stereotassica.
- La radioterapia imaging guidata.

In ogni caso, la giusta ed esatta tecnica viene scelta allo scopo di colpire il tumore con la dose più elevata di radiazioni possibile, e nel modo più omogeneo possibile, evitando allo stesso tempo di colpire i tessuti sani vicini.

Pur con alcune differenze fra una tecnica e l'altra, in sintesi si procede in questo modo:
- Per prima cosa si definisce il "bersaglio", cioè la posizione del tumore, con apposite indagini diagnostiche e ricostruzioni tridimensionali.
- In seguito, per proteggere le parti sane, si utilizzano apposite schermature personalizzate tramite lamelle, che si trovano all'interno dell'apparecchio; esse permettono quindi di dirigere il fascio di radiazioni nel modo voluto. Alcune tecniche sono perfino in grado di "aggiustare il tiro" in base ai movimenti del respiro, in modo che anche il più piccolo movimento del paziente non interferisca con il trattamento.

Quando si è sottoposti a radioterapia esterna si deve essere ricoverati in ospedale?

Di solito la radioterapia esterna non richiede un ricovero, ma si effettua in regime ambulatoriale, cioè ci si reca in ospedale ogni volta per il trattamento, terminato il quale si ritorna a casa propria.

La dose complessiva di radiazioni stabilita per il trattamento viene suddivisa in dosi ridotte, chiamate "frazioni".

In genere le sedute di radioterapia sono ogni giorno, dal lunedì al venerdì, con pausa il sabato e la domenica. In qualche caso possono invece essere due volte al giorno, o a giorni alterni. Il periodo di trattamento complessivo dura in media qualche settimana (da una a 6 settimane, in qualche caso di più).

Il personale di radioterapia darà tutte le indicazioni necessarie riguardo i vari trasporti del paziente: indicherà quali mezzi pubblici si possono utilizzare, metterà a disposizione un pass per entrare in ospedale con mezzi automobilistici propri e per il parcheggio interno, oppure, per chi avesse problemi a utilizzare questi mezzi, potrà organizzare il trasposto con una navetta o con l'ambulanza.

Per chi abita molto lontano dall'ospedale, per esempio proviene da un'altra città, l'ospedale può talvolta avere a disposizione degli ostelli, o indicare strutture convenzionate, o gruppi di volontariato che possono dare ospitalità. Alcuni pazienti possono invece essere ricoverati.

Quanto dura il trattamento?

Un trattamento di radioterapia di solito dura diversi giorni o alcune settimane. In genere è effettuata una seduta al giorno, dal lunedì al venerdì, con una pausa nel fine settimana per dare tempo alle cellule sane eventualmente colpite, di mettere in atto i processi di autoriparazione. Si ricomincia, poi, il lunedì seguente, fino alla fine del periodo di trattamento.

Ogni seduta dura da 10 minuti a mezz'ora circa. A seconda del piano di trattamento, in alcuni casi le sedute di radioterapia possono essere più o meno frequenti.

Quali apparecchiature si utilizzano per la radioterapia esterna?

Ci sono diversi tipi di apparecchiature per somministrare la radioterapia esterna, e il tipo da utilizzare in ogni paziente viene attentamente scelto dal team di specialisti radioterapisti.

Il trattamento dura solo pochi minuti, ma occorre tempo per posizionale esattamente il paziente.

È normale sentirsi agitati o preoccupati quando ci si deve sottoporre a questo trattamento: chiedere allo staff tutti i chiarimenti sulla procedura e il suo funzionamento aiuta a sgomberare il campo da dubbi e timori. Il personale di radioterapia è consapevole del fatto che i pazienti possono essere molto preoccupati, ed è ben lieto di offrire tutto il supporto possibile per farli sentire invece tranquilli e a proprio agio. Non bisogna quindi esitare a porre tutte le domande necessarie.

La radioterapia esterna è dolorosa, o provoca disturbi?

La radioterapia esterna non è dolorosa, al massimo durante la seduta si avverte un leggero fastidio nella parte irradiata, e terminata la terapia quotidiana si può tornare alle proprie attività.

Nonostante si siano ricevute radiazioni, non rimane traccia di radioattività sul corpo del paziente, quindi si può avvicinare chiunque senza temere di recargli alcun danno, comprese donne in gravidanza e bambini. Grazie all'evoluzione della tecnologia, in molti dei pazienti sottoposti a radioterapia non compaiono effetti collaterali, e molti di loro continuano a svolgere le attività abituali, lavoro compreso; le persone tuttavia reagiscono in modo diverso alla cura. Qualcuno ha maggiore bisogno di riposo, e riduce quindi i propri impegni.

In alcuni pazienti possono comparire effetti collaterali, cioè disturbi provocati dall'azione delle radiazioni sui tessuti sani. Si tratta di disturbi spiacevoli, che tuttavia possono essere ridotti e in parte prevenuti con appositi accorgimenti o terapie.

" CAPACITA' " DI CURA IN ONCOLOGIA
(% di tumori maligni "guariti")

CHIRURGIA (60%)

RADIOTERAPIA (30%)

CHEMIOTERAPIA (10%)

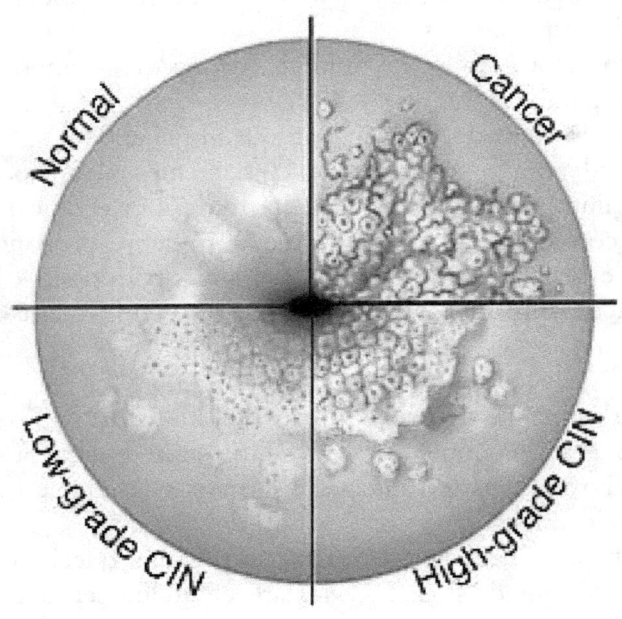

CHE COS'È LA RADIOTERAPIA INTERNA E COME FUNZIONA?

Per alcuni pazienti che devono essere sottoposti a trattamento radiante viene scelta una modalità di radioterapia interna. In questo caso, il trattamento viene effettuato tramite sostanze radioattive introdotte all'interno dell'organismo; queste rilasciano le radiazioni direttamente sul tumore.

Queste sostanze sono di due tipi:
- Metalli radioattivi.
- Liquidi radioattivi.

Le sostanze che possono essere utilizzate per la radioterapia interna sono rappresentate, per lo più da: cobalto, iodio, iridio, cesio e palladio.

Il trattamento può avvenire secondo due modalità differenti:

1) Impianti radioattivi: Il materiale radioattivo viene collocato direttamente all'interno del tumore o molto vicino a esso; questo trattamento si definisce Brachiterapia (dal greco BRACHÝS = corto), o anche radioterapia di contatto; in questo caso infatti la sorgente di radiazioni è posta direttamente a contatto con il bersaglio che deve colpire. A sua volta, la Brachiterapia può essere distinta in due forme:

- **Brachiterapia interstiziale**: Piccole sonde di metallo radioattivo vengono impiantate nel tumore con un intervento chirurgico mini invasivo;
- **Brachiterapia endocavitaria**: Il materiale radioattivo viene introdotto all'interno di cavità naturali del corpo (per esempio, cavo orale, utero) mediante apposite sonde, in modo da trovarsi in prossimità del tumore

2) Liquidi radioattivi: Un altro tipo di radioterapia interna è la cosiddetta Radioterapia Sistemica, o Metabolica; in questo caso al paziente viene fatto assumere uno speciale liquido radioattivo, o lo si inietta direttamente nel circolo sanguigno, in modo che venga assorbito e raggiunga il tumore; il materiale radioattivo si legherà selettivamente solo al tessuto tumorale, senza danneggiare i tessuti sani.

Un esempio tipico di questo trattamento è l'utilizzo dello Iodio radioattivo per il tumore alla tiroide.

Anche nella radioterapia interna, come sempre nel piano di trattamento radioterapico, la scelta di uno o dell'altro tipo di trattamento viene attentamente valutata in base alle caratteristiche e dimensioni del tumore, alla sua posizione nel corpo, e alle condizioni del paziente; il radioterapista stabilisce qual è il trattamento più efficace e più adatto al singolo caso.

Per la radioterapia interna è necessario essere ricoverati in ospedale?

Non sempre, ma in molti casi per essere sottoposti alla radioterapia interna è necessario un ricovero ospedaliero, in genere di breve durata.

COME SI SVOLGE LA RADIOTERAPIA INTERNA CON IMPIANTI RADIOATTIVI (Brachiterapia)

Nella Brachiterapia si devono posizionare le sostanze radioattive (dette "sorgenti") direttamente nel tumore o molto vicino a esso.

Nella Brachiterapia interstiziale, si effettua un piccolo intervento chirurgico, per inserire nel tumore minuscole sonde di metallo radioattivo (per es. aghi o "semi", ovvero minuscoli cilindretti).

Il materiale radioattivo può essere anche inserito in un dispositivo a forma di sottile tubicino di plastica, chiamato catetere, che viene inserito all'interno di una cavità naturale.

Può essere necessaria una leggera anestesia locale, o anche un'anestesia generale, a seconda del tipo di sorgente radioattiva da posizionare e della sede di trattamento.

La sorgente viene lasciata all'interno del corpo per un certo periodo di tempo: in alcuni trattamenti solo per alcuni minuti, in altri per alcuni giorni, dopodiché viene rimossa.

In genere la possibilità che il paziente emetta radiazioni è presente solo fino a che la sorgente è posizionata nel corpo, per questo motivo viene evitato il contatto con altre persone in questo periodo ed è necessario il ricovero, in una stanza singola e schermata.

In alcuni tipi di tumore, la sorgente radioattiva viene lasciata nel corpo in modo permanente: è il caso per esempio di alcuni tipi di tumore alla prostata. I piccoli semi radioattivi (grandi quanto un chicco di riso) vengono inseriti nella prostata e lasciati in sede, rilasciando rapidamente e progressivamente la loro radioattività. In questi casi viene rilasciata una elevata dose di radiazioni nella zona tumorale, ma la radioattività si estende solo per pochi millimetri nei dintorni, quindi non viene propagata all'esterno del corpo.

Il paziente, cioè, non emette radioattività e non rappresenta un pericolo per le altre persone. In genere comunque, per prudenza, si consiglia di non avere stretti contatti con bambini e donne in gravidanza per un periodo di tempo variabile in base alla sostanza radioattiva utilizzata.

Qualora, in rarissimi casi, si rilevi qualche traccia di radioattività all'esterno del corpo del paziente, si consiglia un ricovero più prolungato per evitare contatti con altre persone, fino a quando la radioattività non sia del tutto esaurita.

La "simulazione"

Anche per la radioterapia interna è prevista una fase di "simulazione", in cui il radioterapista stabilisce la posizione in cui dovranno essere collocate le sorgenti radioattive: spesso viene effettuata mediante una seduta ambulatoriale, ma a volte occorre la somministrazione di un'anestesia e quindi un breve ricovero.

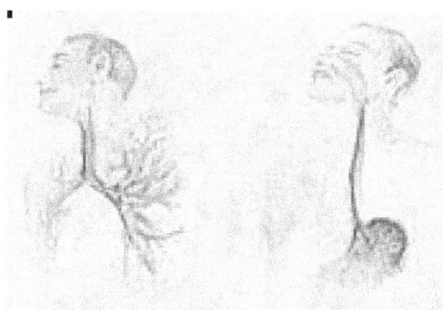 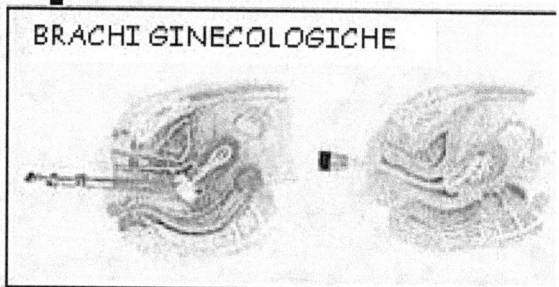

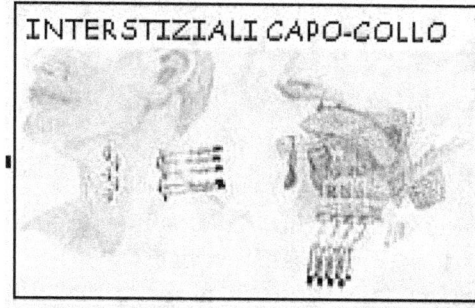 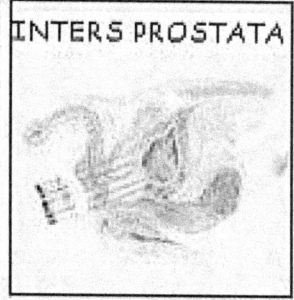 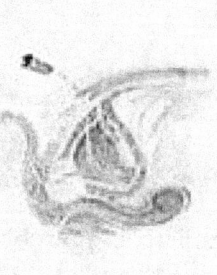

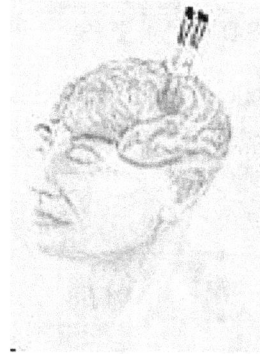 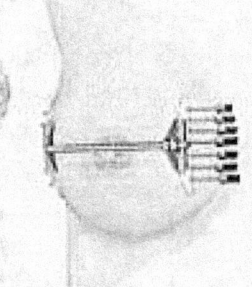 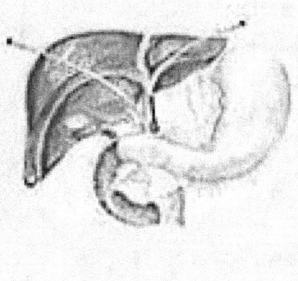 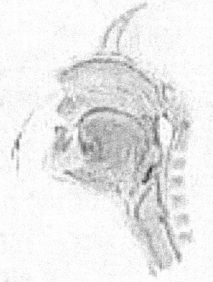

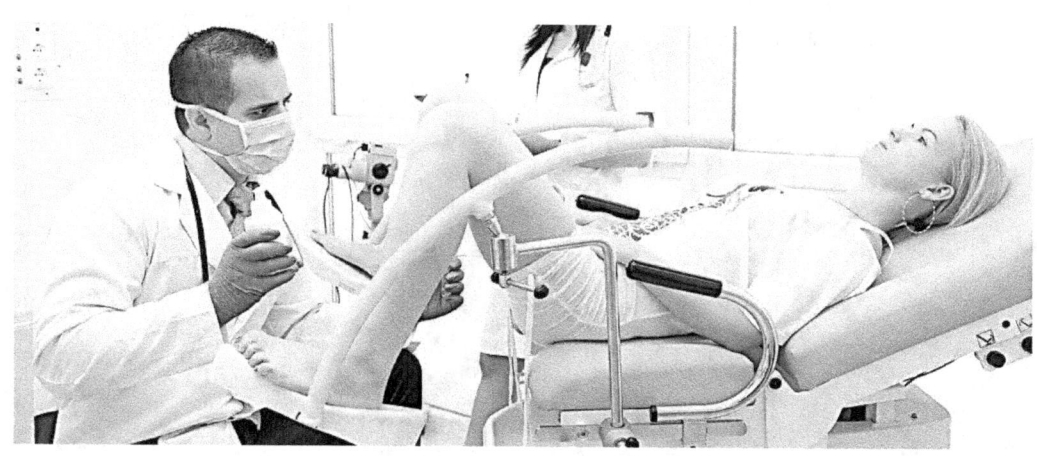

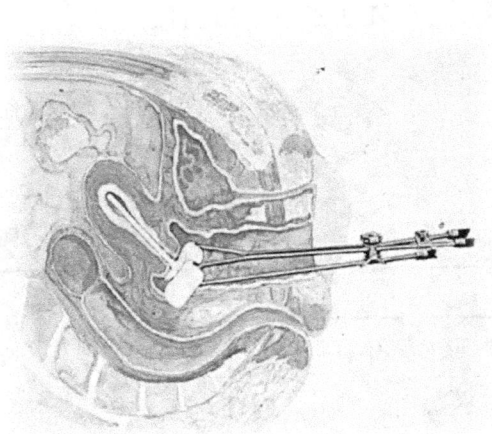 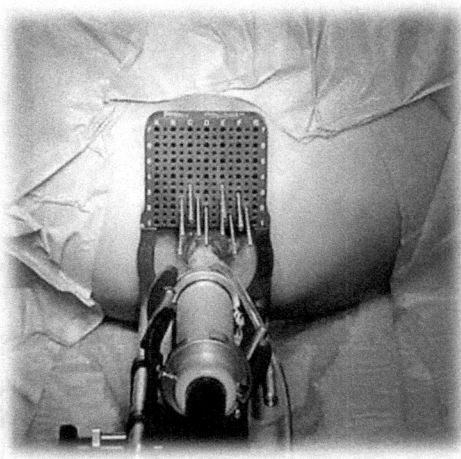

Effetti collaterali

Sia durante la radioterapia esterna e sia durante quella interna (Brachiterapia), le radiazioni potrebbero alterarne la pressione arteriosa (abbassare o alzare).

Tra le cause della pressione alta (sistolica) ci sono l'uso di farmaci, malattie, tumori, malformazioni cardiache congenite, sedentarietà, sovrappeso, l'eccesso di sodio e di zucchero nella dieta, lo stress e l'età.

Tra le cause della pressione bassa (diastolica), ci sono alcune patologie, la disidratazione, l'anemia, infezioni, reazioni allergiche, l'assunzione di alcuni farmaci e altri disturbi.

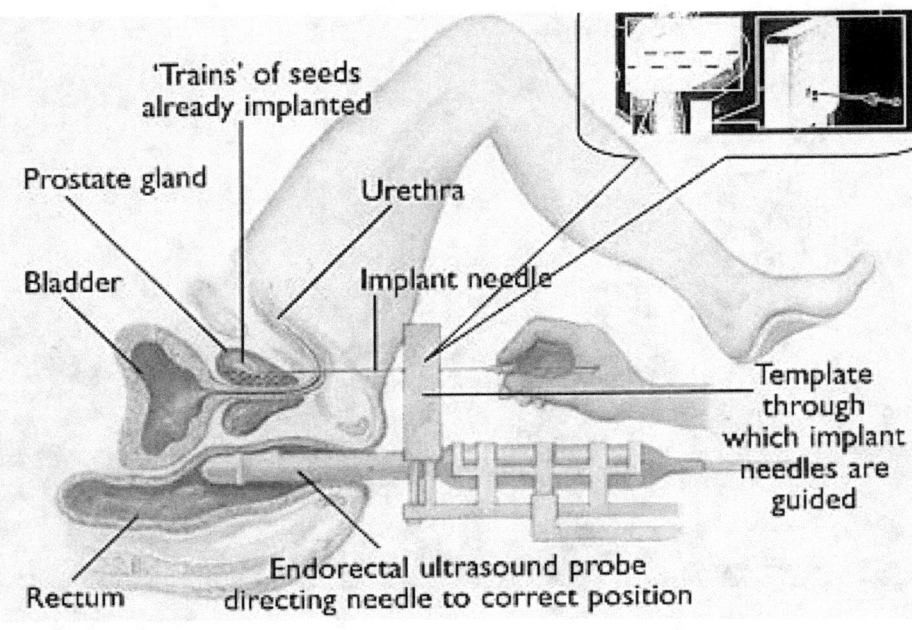

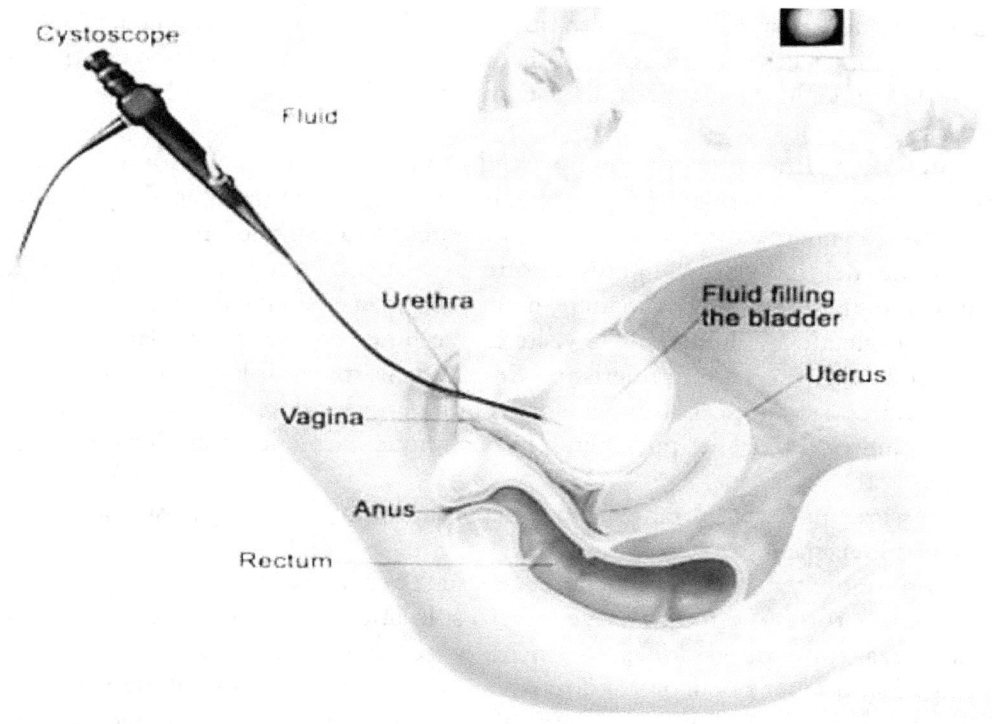

COME SI SVOLGE LA RADIOTERAPIA INTERNA CON LIQUIDI RADIOATTIVI (Sistemica o Metabolica)

Il liquido radioattivo può essere somministrato al paziente mediante una bevanda oppure iniettato all'interno delle vene tramite una puntura endovenosa.

La componente radioattiva del liquido si chiama Isotopo: esso in genere è legato a un'altra sostanza che "riconosce" in modo specifico le cellule tumorali, in modo da poter colpire selettivamente solo la malattia e non gli altri tessuti sani.

Norme di protezione

Diversamente da quanto accade per la radioterapia esterna, a seconda dei metodi utilizzati, un paziente sottoposto a radioterapia interna può emettere una piccola dose di radiazioni, anche se per un breve periodo. Per questo motivo è opportuno seguire alcuni accorgimenti che vengono definiti norme di protezione e che vengono prescritti esclusivamente dallo specialista.

Queste norme di sicurezza sono in genere necessarie:

- Fino a quando la sorgente radioattiva è collocata all'interno del corpo, nel caso della Brachiterapia: non appena la sorgente viene tolta, la radioattività nel corpo cessa.
- Per qualche giorno dopo aver ricevuto la somministrazione di un liquido

radioattivo nel caso della Radioterapia Metabolica (Sistemica o Metabolica): il liquido continua infatti a rilasciare radioattività nell'organismo per alcuni giorni, essa si riduce poi gradualmente fino a scomparire del tutto.

In genere le norme di protezione prevedono i seguenti accorgimenti:
• Solitamente si viene ricoverati per pochi giorni in una stanza speciale, a un solo letto; si ha in genere a disposizione comunque televisione e telefono.
• Le visite dei familiari vengono ridotte al minimo, o evitate; in ogni caso, eventuali visitatori devono rimanere a una distanza stabilita dal paziente e dal letto; sono vietate assolutamente le visite di bambini e donne in gravidanza.
• Il personale medico e infermieristico rimane nella stanza solo per brevi periodi, ma è sempre in contatto con il paziente tramite appositi interfono e telecamere a circuito chiuso. Il paziente può quindi in qualunque momento comunicare con gli infermieri.
• Può essere misurata la radioattività nella stanza mediante appositi strumenti (contatori Geiger).

È importante tenere presente che in genere la permanenza in queste condizioni di ricovero "protetto" è molto breve, spesso solo uno o due giorni, e che le misure di sicurezza sono necessarie solo finché la sorgente radioattiva è posizionata nell'organismo o per pochi giorni dopo aver ricevuto il liquido radioattivo.

Alcune domande utili da sottoporre al medico in previsione della radioterapia interna possono aiutare il paziente ad affrontare la cura serenamente, è bene parlare a fondo con lo specialista che sarà in grado di fornire informazioni precise e dettagliate e a chiarire meglio vari aspetti, anche di tipo pratico.

7)*

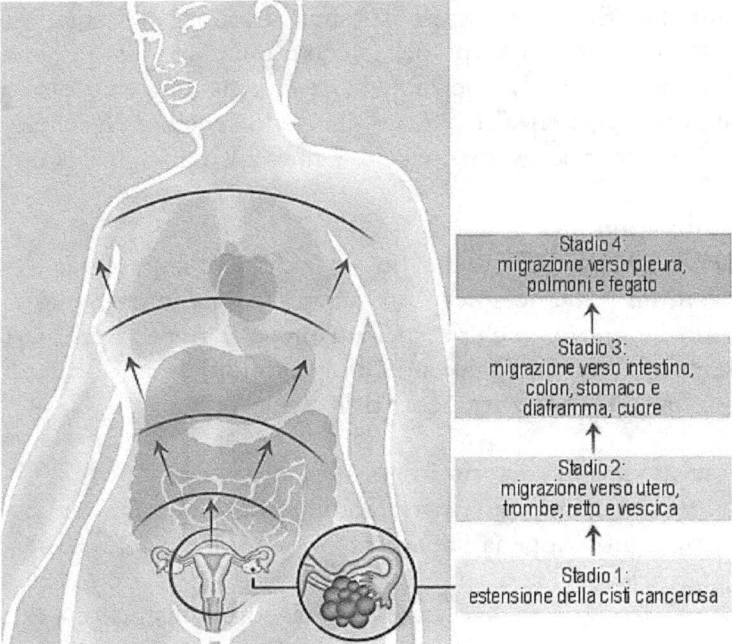

LE CURE ORMONALI SONO EFFICACI CONTRO IL CANCRO?

Alcune cure ormonali si rivelano oggi validi alleati nella lotta contro certi tipi di tumori. La somministrazione di ormoni può essere effettuata in compresse o per via intramuscolare. Scopriamo in che modo:

In che cosa consistono le cure ormonali?
Si è constatato, che l'assunzione di elevate dosi di ormoni sessuali maschili o femminili, arresta talvolta la proliferazione del carcinoma mammario, mentre l'accrescimento di tumori della prostata viene bloccato dalla somministrazione di ormoni sessuali femminili.

Oltre a questi due casi, in quali altri tumori si applica la terapia ormonale?
Di fatto, la terapia ormonale è limitata al cancro del seno e della prostata.

È presumibile che la terapia ormonale rivestirà in futuro un ruolo determinante nella cura del cancro?
La maggioranza degli studiosi concorda nel ritenere che questa terapia non potrà mai costituire la cura decisiva e finale delle neoplasie maligne, ciò giacché la maggior parte di queste neoformazioni non viene in alcun modo influenzata dalla somministrazione di ormoni.

IN COSA CONSISTONO LE IMMUNOTERAPIE?

Anche se le Immunoterapie sono sempre più efficienti, va precisato che si serve di materiale tumorale autologo o allogenico (proveniente da altro individuo), variamente trattato per predisporre vaccini. Attualmente le Immunoterapie sono applicate come sperimentazione clinica e solo per certi tipi di tumore (melanoma, carcinoma del colon e del rene) che sembra abbiano dato una risposta positiva in un certo numero di casi.

Che cos'è l'immunoterapia?
L'immunoterapia si può eseguire tramite 3 tipi di trattamento:
1) Un trattamento terapeutico basato sul fatto che le stesse cellule neoplastiche esprimono sulla loro superficie molecole (antigeni) che consentono la preparazione di vaccini (immunoterapia attiva).
2) La somministrazione di cellule immunocompetenti (linfociti) autologhe potenziate, cioè provenienti dal paziente stesso.
3) Un trattamento terapeutico basato sulla somministrazione di anticorpi, prodotti in laboratorio, rivolti contro gli antigeni associati al tumore (immunoterapia passiva).

L'immunoterapia attiva consente buoni risultati?

L'immunoterapia attiva con sostanze immunomodulanti (per es., interferone e interleuchina-2), impiegate per stimolare l'attività citotossica naturale di alcune cellule del sistema immunitario (come i linfociti NK, Natural Killer, o i macrofagi), è utilizzata in vari casi di tumore con risultato alterno.

Come si effettua l'immunoterapia passiva?

Si impiegano, per via endovenosa, cellule LAK (Lymphokine Activated Killer), ossia linfociti NK attivati con interleuchina-2, oppure cellule TIL (Tumor Infiltrating Lymphocytes), cioè linfociti citotossici isolati dalla massa tumorale e attivati ugualmente con interleuchina-2.

Si usano anche anticorpi monoclonali per antigeni tumore-associati, che ormai sono disponibili per quasi tutti i tipi di neoplasia e che sono impiegati quali vettori di sostanze tumoricide (radionuclidi, farmaci antiblastici, tossine); in tal modo agiscono come "proiettili" diretti soltanto sulle cellule neoplastiche.

8)*

I recettori ormonali sono molecole speciali che si trovano sulla superficie e all'interno delle cellule dell'organismo. In pratica sono vere e proprie "antenne" della cellula, che ricevono messaggi dalle sostanze circolanti nel sangue, come gli ormoni, in grado di indicare alla cellula come comportarsi. Quando una sostanza si lega a un determinato recettore, è in grado di attivare nella cellula una particolare attività.

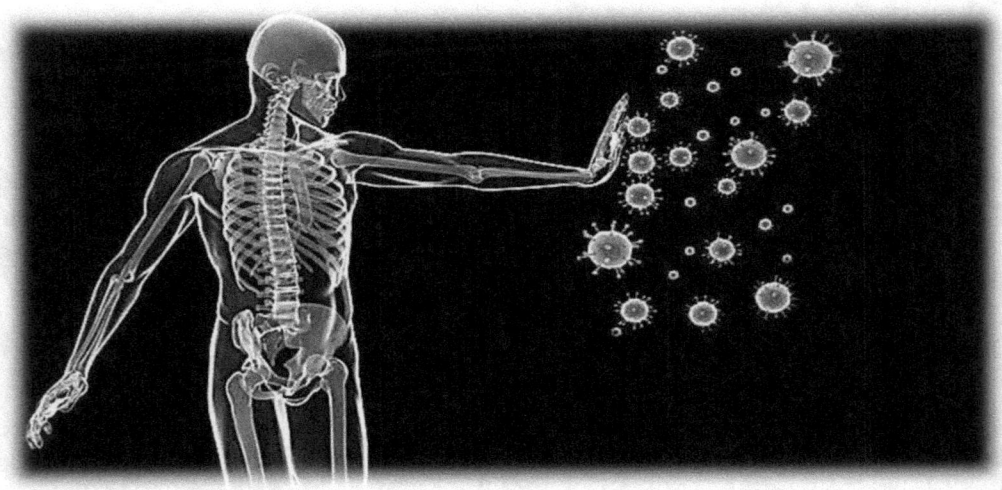

I 5 principali sistemi di difesa del corpo umano sono:
1) Il Sistema Immunitario. 2) La funzione difensiva del fegato.
3) Il tessuto connettivo. 4) La flora batterica intestinale. 5) La febbre.

8-B)*

TUMORE PER TUMORE:
UNA GUIDA PER CONOSCERE, PREVENIRE E CURARLO

Questa Guida ai tumori presentata dall'Associazione Italiana per la Ricerca sul Cancro (AIRC), si pone un importante obiettivo: informare le persone perché si possano difendere dal tumore. Per combattere questa malattia è infatti fondamentale conoscere i progressi fatti nella ricerca, nella prevenzione, nella diagnosi precoce e nella terapia.

La Guida tumori è stata scritta con semplicità e rigore scientifico grazie alla consulenza di un'autorevole squadra di esperti.

Per ogni tipo di tumore c'è una scheda, suddivisa in diversi capitoli. Si parte dalla definizione e dai dati sulla sua diffusione per arrivare ai sintomi e agli elementi utili per comprendere una diagnosi.

Per la cura, vengono fornite indicazioni generali sulle strategie più comunemente usate e sulle tecniche oggi più efficaci.

Seleziona una delle 66 schede online:

1) **Ano** - airc.it/cancro/tumori/ano/
2) **Bocca** - airc.it/tumori/tumore-alla-bocca.asp
3) **Cavità nasale** - airc.it/tumori/tumore-cavita-nasale.asp
4) **Cervello** - airc.it/tumori/tumore-al-cervello.asp
5) **Cervice uterina** - airc.it/tumori/tumore-alla-cervice-uterina.asp
6) **Cistifellea e vie biliari** - airc.it/tumori/tumore-della-cistifellea-e-delle-vie-biliari.asp
7) **Colon-retto** - airc.it/tumori/tumore-al-colon-retto.asp
8) **Condrosarcoma** - airc.it/cancro/tumori/tumore-ossa/condrosarcoma/
9) **Coriocarcinoma** - airc.it/cancro/tumori/coriocarcinoma/
10) **Esofago** - airc.it/tumori/tumore-all-esofago.asp
11) **Fegato** - airc.it/tumori/tumore-al-fegato.asp
12) **Ghiandola pineale** - airc.it/cancro/tumori/ghiandola-pineale/
13) **Ghiandole salivari** - airc.it/tumori/tumore-ghiandole-salivari.asp
14) **Ipofisi** - airc.it/tumori/tumore-dell-ipofisi.asp
15) **Laringe e faringe** - airc.it/tumori/tumore-alla-bocca-laringe-faringe.asp
16) **Leucemia** - airc.it/tumori/leucemia.asp
17) **Leucemia a cellule capellute** - airc.it/cancro/tumori/leucemia/cellule-capellute/
18) **Leucemia linfatica cronica** - airc.it/cancro/tumori/leucemia/linfatica-cronica/
19) **Leucemia linfoblastica acuta** - airc.it/cancro/tumori/leucemia/linfoblastica-acuta/
20) **Leucemia mieloide acuta** - airc.it/cancro/tumori/leucemia/mieloide-acuta/
21) **Leucemia mieloide cronica** - airc.it/cancro/tumori/leucemia/mieloide-cronica/
22) **Leucemia pediatrica** - airc.it/tumori/leucemia-pediatrica.asp
23) **Linfoma della cute** - airc.it/tumori/linfoma-cute.asp
24) **Linfoma di Hodgkin** - airc.it/tumori/linfoma-di-hodgkin.asp
25) **Linfoma non Hodgkin** - airc.it/tumori/linfoma-non-hodgkin.asp
26) **Linfoma pediatrico** - airc.it/tumori/linfoma-pediatrico.asp

27) **Melanoma cutaneo** - airc.it/cancro/tumori/melanoma-cutaneo/
28) **Melanoma non cutaneo** - airc.it/cancro/tumori/melanoma-non-cutaneo/
29) **MEN1 (Neoplasia endocrina multipla di tipo 1)** - airc.it/cancro/tumori/neoplasia-endocrina-multipla-tipo-1-men1/
30) **MEN2 (Neoplasia endocrina multipla di tipo 2)** – airc.it/cancro/tumori/men2-neoplasia-endocrina-multipla-tipo-2/
31) **Mesotelioma** - airc.it/tumori/mesotelioma.asp
32) **Mieloma multiplo** - airc.it/tumori/mieloma-multiplo.asp
33) **Milza** - airc.it/cancro/tumori/milza/
34) **Neuroblastoma pediatrico** - airc.it/tumori/neuroblastoma-pediatrico.asp
35) **Neuroendocrino** - airc.it/cancro/tumori/neuroendocrino/
36) **Occhio** - airc.it/tumori/tumore-occhio.asp
37) **Ossa** - airc.it/tumori/tumore-alle-ossa.asp
38) **Osteosarcoma** - airc.it/cancro/tumori/tumore-ossa/osteosarcoma/
39) **Ovaio** - airc.it/tumori/tumore-all-ovaio.asp
40) **Pancreas** - airc.it/tumori/tumore-al-pancreas.asp
41) **Pelle** - airc.it/tumori/tumore-alla-pelle.asp
42) **Pelvi e uretere** - airc.it/cancro/tumori/pelvi-e-uretere/
43) **Pene** - airc.it/tumori/tumore-al-pene.asp
44) **Polmone** - airc.it/tumori/tumore-al-polmone.asp
45) **Prostata** - airc.it/tumori/tumore-alla-prostata.asp
46) **Rene** - airc.it/tumori/tumore-al-rene.asp
47) **Sarcoma dei tessuti molli** - airc.it/tumori/sarcoma.asp
48) **Sarcoma di Kaposi** - airc.it/tumori/sarcoma-di-kaposi.asp
49) **Seno** - airc.it/tumori/tumore-al-seno.asp
50) **Seno uomo** - airc.it/tumori/tumore-al-seno-uomo.asp
51) **Stomaco** - airc.it/tumori/tumore-allo-stomaco.asp
52) **Surrene** -.airc.it/tumori/tumore-al-surrene.asp
53) **Testicoli** - airc.it/tumori/tumore-ai-testicoli.asp
54) **Timoma** - airc.it/cancro/tumori/timoma-tumore-del-timo/
55) **Tiroide** - airc.it/tumori/tumore-alla-tiroide.asp
56) **Tumore cerebrale metastatico** – airc.it/cancro/tumori/tumore-cervello/tumore-cerebrale-metastatico/
57) **Tumore epatico metastatico** – airc.it/cancro/tumori/tumore-fegato/tumore-epatico-metastatico/
58) **Tumore osseo metastatico** – airc.it/cancro/tumori/tumore-ossa/tumore-osseo-metastatico/
59) **Tumore stromale gastrointestinale - GIST** – airc.it/cancro/tumori/tumore-gist-stromale-gastrointestinale/
60) **Tumori con sede primaria sconosciuta** – airc.it/cancro/tumori/tumore-sede-primaria-sconosciuta/
61) **Tumori di Ewing** - airc.it/tumori/sarcoma-Ewing.asp
62) **Tumori rari** - airc.it/tumori/tumori-rari.asp
63) **Uretra** - airc.it/cancro/tumori/uretra/
64) **Utero** - airc.it/tumori/tumore-all-utero-e-cervice-uterina.asp

65) **Vescica** - airc.it/tumori/tumore-alla-vescica.asp
66) **Vulva e vagina** - airc.it/cancro/tumori/tumore-vulva-e-vagina/
9)*

COMBATTERE PRIMA L'ACIDITÀ DEI TESSUTI CORPOREI PER POTER INIZIARE A SCONFIGGERE IL TUMORE

Dal momento stesso che i medici del reparto specialistico ospedaliero di oncologia scoprono che il paziente è affetto da un tumore e abbiano valutato, tramite anamnesi e diagnosi, l'esatto trattamento terapico da eseguire, per prima cosa, affiancata al metodo di cura da questi consigliata, necessiterebbe iniziare a disintossicare l'intero corpo del paziente, e quindi, ad eliminare ogni tipo di sostanze tossiche e i vari miliardi di microrganismi patogeni che, pur non conoscendone la vera identità di ogni singolo, si trovano certamente all'interno dell'organismo del malato.

Questa pulizia generale dovrebbe essere una delle urgenti e consistenti primarie entità di vitale importanza che va presa in seria considerazione.

I focolai da cui si propagano e soggiornano le sostanze tossiche nel corpo umano disturbano la normale regolazione del pH alcalino in tutti i suoi tessuti pluricellulari.

Avere l'esatto pH alcalino nei vari organi, nei vari tessuti, nei canali linfatici e sanguigni significa possedere un sano fondamento principale su cui si basa la nostra salute. Il pH è il valore della concentrazione degli ioni idrogeno o protoni presenti, cioè l'indice dell'acidità o alcalinità dell'intero corpo umano.

La scala pH varia tra 0 e 14. Ad esempio: un valore di pH uguale a 7 indica che la sostanza in questione è neutra. Se il pH fosse superiore a 7 sarebbe basica o alcalina, mentre con un valore inferiore a 7 la sostanza sarebbe acida. Uno sbalzo del valore pH crea caotiche mutazioni negative negli organi del corpo, incluso quelli vitali.

Pur se per alcuni medici tutto ciò potrebbe sembrare un'affermazione controcorrente, si tratta di un comunicato stampa ufficiale e ancor valido, emanato dall'Istituto Superiore di Sanità pubblicato in data 27 settembre 2010. 10)*

Sull'importanza di dover combattere l'acidità per sconfiggere il tumore si parla di diversi trials, basati, in alcuni casi, su una rilevante alternativa supplementare alla chemioterapia: tra i tanti, uno di questi prevede l'assunzione orale di bicarbonato come "terapia anticancro aggiuntiva". Tutte le terapie ufficiali sono comunque basate sull'utilizzo di farmaci specifici che usano l'acidità tumorale come target nel tentativo di inibire i meccanismi che causano il cancro.

Finalmente anche la ricerca ufficiale si sta dirigendo in quella direzione, dove la ricerca medica oncologica indipendente sta indagando ormai da anni. Adesso, anche i medici prima titubanti e i più esperti scienziati in oncologia sono d'accordo che per mantenere il proprio corpo in salute e al riparo da molte malattie necessita mantenerlo in un ambiente alcalino.

Ma perché il valore del pH del corpo è così importante?

Le cellule del cancro sono unità fondamentali che da sane si sono trasformate in cancerose. Questo processo è un sintomo di acidità; ossia, quando le cellule sane vengono corrose dagli acidi alimentari e metabolici, esse possono diventare cancerose. Il cancro è quindi la proliferazione di cellule anormali e irregolari che risultano letali, difatti, un tumore o neoplasia è un male incurabile e insanabile e se non viene curato provoca una corrosione inarrestabile negli organi vitali dell'intero corpo.

Più acidi abbiamo nel nostro corpo, più elevato è il rischio di sviluppare del tessuto canceroso. Le cellule sane del corpo umano prosperano in fluidi con pH alcalino leggero, moderato ed elevato (da pH 7,3 a 11). Non tollerano nemmeno un lieve stato più acido.

Le cellule cancerose, invece, prosperano in un pH molto acido e quindi più basso di 5,5. Le cellule cancerose diventano inattive ad un pH lievemente superiore a 7,365 e si trasformano in microzima oppure muoiono a pH 8,5 (mentre in quei parametri le cellule sane vivono in piena salute).

Certo, la prevenzione è la migliore cura; tuttavia la migliore prevenzione possibile contro la condizione cancerosa aiuterà anche a farla regredire nel caso che una condizione cancerosa è già in essere. Sarebbe preferibile non dover mai arrivare a tale punto!

Trattamenti quali interventi chirurgici, la chemioterapia e la radioterapia non fanno nulla per sostenere il sistema immunitario o per prevenire l'accumulo di acidi nei tessuti. Questa è la ragione per cui la condizione cancerosa è così spesso recidiva.

In pratica, nei reparti ospedalieri di oncologia, nulla viene fatto per cambiare la condizione che ha dato l'avvio al tumore, cioè: l'acidità troppo bassa dei tessuti corporei e sanguigni che ha portato ad uno sballamento del valore pH alcalino nel proprio corpo. Ma se voi fate sì che le condizioni cambino, potete impedire alle cellule cancerose di prendere il sopravvento.

Riferito alla prevenzione e non alla guarigione di un tumore, occorre, tra l'altro, mangiare e bere in modo salutare ed anche muoversi e pensare in modi che ristabiliscono l'originario progetto alcalino del corpo.

Molti studi hanno mostrato che quello che mangiamo, beviamo e respiriamo influenzano la nostra esposizione al cancro. Alcuni cibi ci difendono dall'insorgenza di cellule cancerose, mentre altri ne promuovono la nascita e lo sviluppo. Viene dato credito alla qualità anticancro di sostanze antiossidanti presenti nei cibi benefici, come le vitamine C ed E, il betacarotene, il selenio e l'amminoacido glutatione. E questi, in effetti, proteggono i tessuti sani dai danneggiamenti da acidità che possono innescare una condizione cancerosa unilaterale.

Ma in questo genere di discussione spesso sfugge un aspetto più ampio: i cibi che sostengono un corpo sano sono alcalini; i cibi dannosi sono acidi. La dieta che previene tutte le condizioni cancerose è al 100% alcalina. Non c'è spazio per nessun cibo acido, se si vuole prevenire e/o invertire una situazione cancerosa.

Poteste tentare di combattere l'insorgere di una condizione cancerosa, aumentando l'alcalinità dei vostri tessuti e, quindi, abbinando una dieta basata su ortaggi verdi, succo di verdure fresche, sale non raffinato, oli salubri ed acqua puramente alcalina, integratori alimentari, attività fisica e scelte di vita alcaline.

Dovete dire basta a cibi acidi come proteine animali, grassi, alcool e zucchero e rinunciare altrettanto ad abitudini acidificanti. Se la vostra primaria preoccupazione di salute è una condizione cancerosa, trarrete particolarmente beneficio dall'utilizzo di integratori a base di minerali alcalini (sodio, calcio, potassio, magnesio, cesio e rubidio) e, addirittura meglio, dall'uso di sali minerali ionici, quali sodio, magnesio, potassio e bicarbonato di calcio, che alcalinizzano all'istante.

Tuttavia, tutto ciò non basta comunque per debellare un tumore già esistente. Se il proprio sistema immunitario non interviene in maniera attiva e alquanto miracolosa, nessuna dieta al mondo e nessun tipo di costosi integratori minerali, vitaminici, proteici o con qualsisia componente alimentare è in grado di annientare un qualsiasi tipo di cancro. Non esiste al mondo un frutto, un vegetale, un'erba miracolosa e quant'altro che possiede in sé una sostanza efficace contro il cancro.
11)*

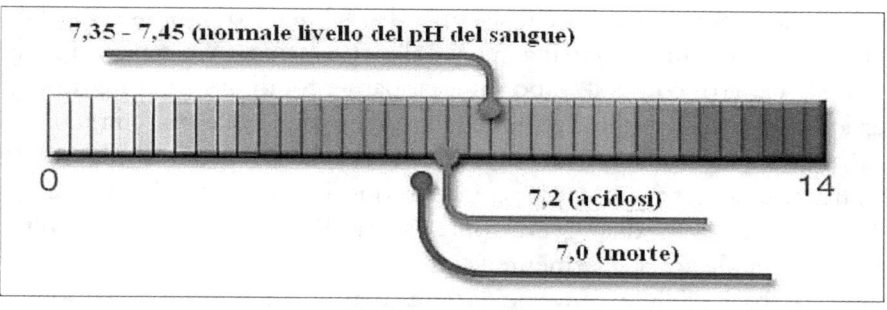

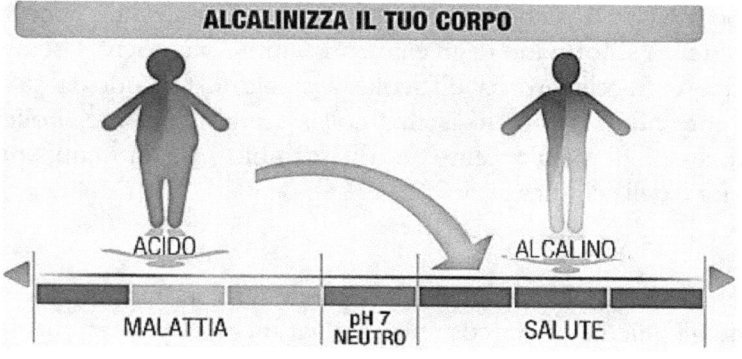

L'EQUILIBRIO ACIDO-BASE
UNA BREVE SPIEGAZIONE SCIENTIFICA

Il sudore del corpo umano é acido, ma probabilmente non tutti sanno perché é acido. Addirittura tutte le sostanze escrete dal nostro corpo sono leggermente acide e questo é anche normale perché fa parte del funzionamento del nostro metabolismo.

La combustione ossidativa

La trasformazione degli elementi nutritivi in energia organica (crescita), energia fisica (movimento muscolare) ed energia elettrica (funzioni nervose) avviene tramite un processo di "combustione", la cosiddetta ossidazione, che spiega anche l'importanza dell'ossigeno che dobbiamo fornire al nostro organismo con ogni respiro per garantire questa continua "combustione" degli alimenti che alla fine – a parte la mano di Dio – ci tiene in vita!

Gli scarti acidi

Come la combustione in un motore produce dei gas di scarto, anche questa ossidazione biochimica produce degli scarti di vari tipo ma tutti con un pH acido: per semplificare possono essere chiamati "acidi". Più ossigeno é disponibile (esercizi fisici quotidiani, aria pulita) meglio funziona questo processo e meno nocivi sono gli scarti prodotti.

La discarica

Ancora più importante però é il sistema di smaltimento di questi scarti e, come noi depositiamo i rifiuti di cucina fuori sulla strada e non li teniamo all'interno della nostra casa o come il tubo di scappamento di un motore non finisce all'interno della macchina, anche la cellula umana deve liberarsi immediatamente delle sostanze metaboliche di scarto, secernendole nel cosiddetto spazio extracellulare, una matrice complessa in cui sono immerse le cellule. Una persona sana di conseguenza ha delle secrezioni – come l'urina, derivata dalla filtrazione del sangue, o il sudore – leggermente acidi.

Quando però le cellule vengono cronicamente mal nutrite (fast-food, troppa carne, troppo zucchero, alcool…) e poco fornite di ossigeno (poco movimento, troppe sigarette…) si formano degli elementi sempre più nocivi e sempre più acidi che la matrice extracellulare ha difficoltà a smaltire. Quando la sua efficacia é sufficientemente ridotta, tutto il sistema collassa e gli scarti metabolici rallentano tutto il processo di smaltimento e di scambio di nutrienti, portando ad un'accelerazione dell'acidificazione.

Le scorie

Per evitare che gli acidi aggressivi depositati temporaneamente danneggino subito tutti gli elementi circostanti la natura ha pronto un programma d'emergenza: lega gli acidi a dei grassi e dell'acqua, imprigionandoli in una forma che consente comunque di accumularli senza danni, come una quarantena. Queste scorie, dei liquidi gelatinosi, quando presenti in eccesso si manifestano nell'epidermide come pelle a buccia d'arancia – la famosa cellulite! Con un accumulo giornaliero di solo 1 gr di questa sostanza, dopo 45 anni si potrebbe arrivare ad una massa di ben 16 kg.

LA MATRICE EXTRACELLULARE (ECM)

La matrice extracellulare – anche chiamata: Spazio Pischinger – consiste di fibrille del tessuto connettivo, di capillari, di nervi e di canali linfatici. Le cellule degli organi rappresentano solo il 30% del volume del nostro corpo mentre lo spazio extracellulare é il 70%.

«La matrice extracellulare (ECM) – *affermò il Prof. Alfred Pischinger* - è un'area di trasmissione tra tutti i sistemi di regolazione e la cellula. Nervi, capillari, vasi linfatici terminano o iniziano tutti nella ECM. Nessuno di essi termina o si origina nella cellula! Le interazioni tra i diversi sistemi (sistema nervoso, apparato circolatorio, sistema immunitario, sistema scheletrico,...) avvengono attraverso scambi di mediatori altamente differenziati che governano la ECM. In questo modo la cellula è direttamente correlata alla matrice extracellulare e la qualità della funzione e delle strutture dipendono dalla purezza della ECM e dalle sue qualità di trasmissione».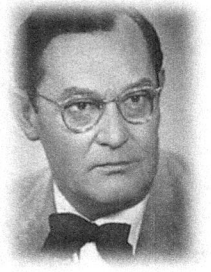

Non per niente, nutrizionisti come Ragnar Berg, il dottor Franz Mayr, Maximilian Bircher Benner e Friedrich Sander hanno ripetutamente sottolineato che l'equilibrio acido-base ha un'importanza fondamentale!

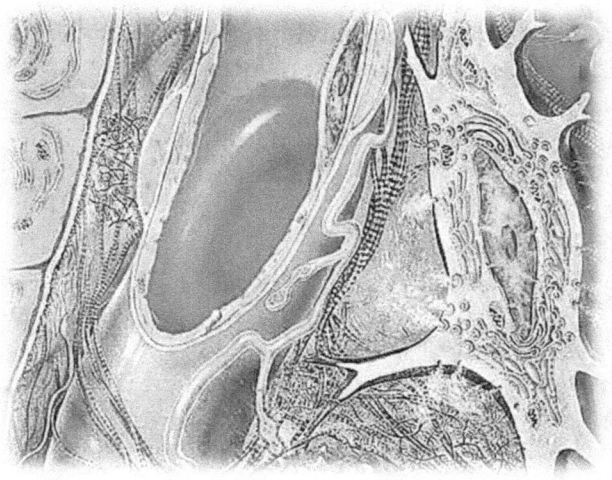
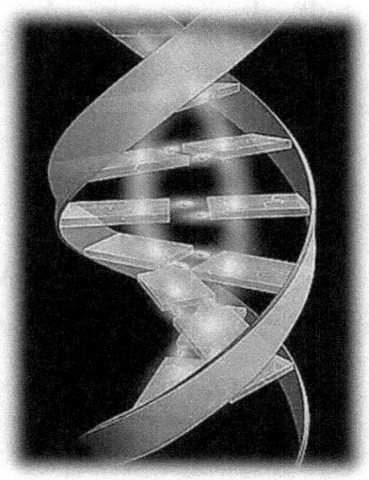

L'acidosi acuta

Quando però le scorie hanno riempito lo spazio extracellulare in modo tale che la cellula stessa non riesce più a stare lontana dagli scarti e in un pH neutrale, i processi all'interno, soprattutto la duplicazione del DNA, sono sottoposti ad errori gravi non più compensabili da meccanismi di riparazione e si riproducono delle cellule con un programma (DNA) sbagliato: anche la medicina convenzionale ha scoperto la relazione tra un'eccessiva acidità e le cellule tumorali.
12)*

L'equilibrio acido-base

Il nostro sangue come elemento critico del nostro metabolismo deve tenere per forza sempre un pH di 7,4 (leggermente basico) quando già una deviazione di 0,2 pH può portare dei seri rischi per la stabilità dei processi biochimici all'interno delle cellule – ad una destabilizzazione seguirebbe subito la morte.

Il nostro corpo quindi ha una serie di meccanismi per compensare un'acidità ma anche un'alcalinità del sangue troppo elevata – per esempio può sciogliere del calcio dalle ossa per neutralizzare gli acidi in eccesso – ma a lungo tempo ne soffre l'intero organismo.

Con uno stile di vita più attento ma soprattutto tramite un'alimentazione cosciente possiamo aiutare il nostro corpo a mantenersi con facilità in questo stretto equilibrio del bilancio acido-base. Al giorno d'oggi, con dei cibi molto denaturati e raffinati e con un inquinamento esterno da cui non è possibile difendersi é consigliabile comunque concedersi ogni tanto una cura disintossicante, ad esempio: con la linea Droste-Laux, che scioglie gli acidi (i té), li elimina (il bagno base) e riempie i depositi dei minerali nel nostro corpo che sono necessari per compensare gli acidi in eccesso (il granulato vegetale) http://droste-laux.it/home/.

Riepilogando

• Tutte le cellule sono immerse in una matrice e interagiscono tramite questa.
• Il liquido extra-cellulare ha la funzione di approvvigionamento, smaltimento e scambio di informazioni per le cellule.
• Il flusso di sangue verso la cellula attraversa la matrice extracellulare.
• La cellula rilascia degli acidi nella matrice, che sono residui del metabolismo di sostanze nutrienti.
• In caso di acidosi, le scorie si depositano accumulandosi nella matrice.
• Il tessuto si carica di queste scorie morte, che non partecipano più al metabolismo.
• Dopo 45 anni di età si accumula ogni giorno 1 g di scorie.
• Tramite un'alimentazione attenta, il movimento regolare e periodiche cure deacidificanti possiamo eliminare e prevenire un eccesso di scorie.
13)*

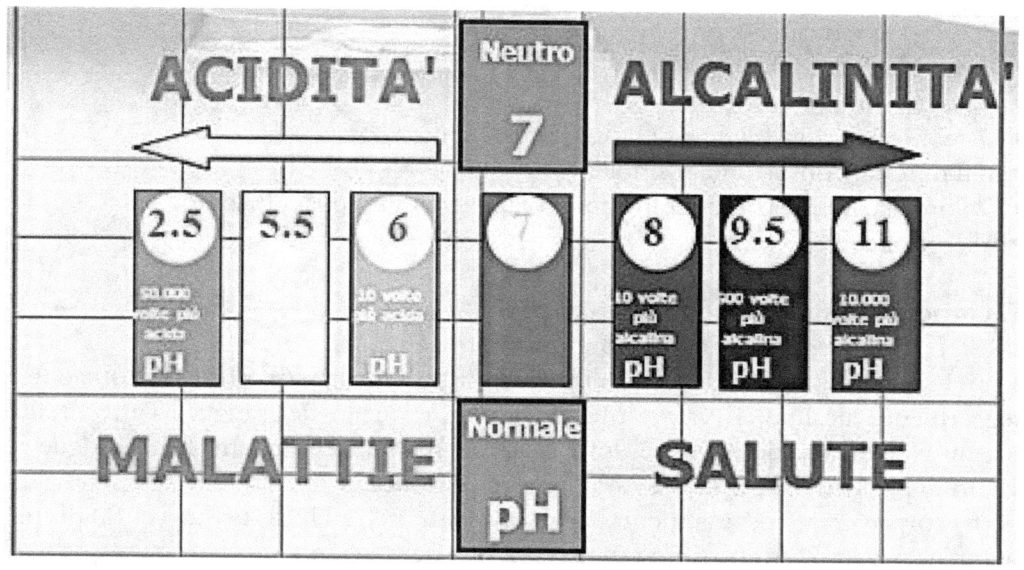

I SEGNI CHE RIVELANO L'ACIDITÀ DEL CORPO
E I METODI PER ALCALINIZZARLO

Un corpo acido è un corpo malsano. Quando il corpo è acido, crea un ambiente indesiderato in cui prosperano malattie, batteri e lieviti. Per neutralizzare e rimuovere l'acidità esso preleva minerali da organi vitali e ossa, di conseguenza importanti riserve minerali come calcio, sodio, potassio e magnesio saranno ridotte provocando danni e acidosi.

La maggior parte degli alimenti che consumiamo favoriscono l'acidità, come latticini, cereali, carne e zucchero. Poiché il corpo accumula costantemente gli scarti acidi del metabolismo, questi rifiuti devono essere neutralizzati o espulsi in qualche modo. Al fine di neutralizzare gli acidi, il tuo corpo ha bisogno di cibi alcalini.

Nella seguente lista troverai vari sintomi causati dall'acidosi (squilibrio del pH):
• Carie e gengive sensibili o infiammate.
• Difese immunitarie basse.
• Lombalgia, sciatica, torcicollo.
• Problemi respiratori, mancanza di respiro, tosse.
• Infezioni fungine.
• Energia bassa e stanchezza cronica.
• Danni cardiovascolari, costrizione dei vasi sanguigni e riduzione di ossigeno.
• Problemi al cuore, aritmie, tachicardia.
• Peso, obesità e diabete.
• Problemi alla vescica e infezioni renali.

- Eccesso di radicali liberi.
- Invecchiamento precoce.
- Nausea, vomito, diarrea.
- Osteoporosi, ossa fragili e deboli, fratture, speroni ossei.
- Mal di testa, confusione, sonnolenza.
- Dolore alle articolazioni, dolori muscolari, accumulo di acido lattico.
- Allergie, acne.

Il corpo è in grado di equilibrare il pH?

Si, è possibile, ma lo fa ad un prezzo molto caro.

Il pH normale dei tessuti e fluidi del corpo umano (tranne lo stomaco) è leggermente alcalino. Il valore pH più critico è quello del sangue. Tutti gli altri organi e fluidi oscilleranno nei loro range in maniera da mantenere il sangue in valori di pH ristretti tra 7.35 e 7.45 (leggermente alcalino).

Il corpo crea costantemente aggiustamenti nel pH di tessuti e fluidi per mantenere questo strettissimo range numerico del sangue.

Ad esempio se il corpo diventa troppo acido, il sangue preleverà componenti alcalini dal sistema digestivo dell'intestino tenue, causando difficoltà nella digestione. Quindi il corpo può regolare da solo il pH, ma lo fa a spese di altre parti del corpo.

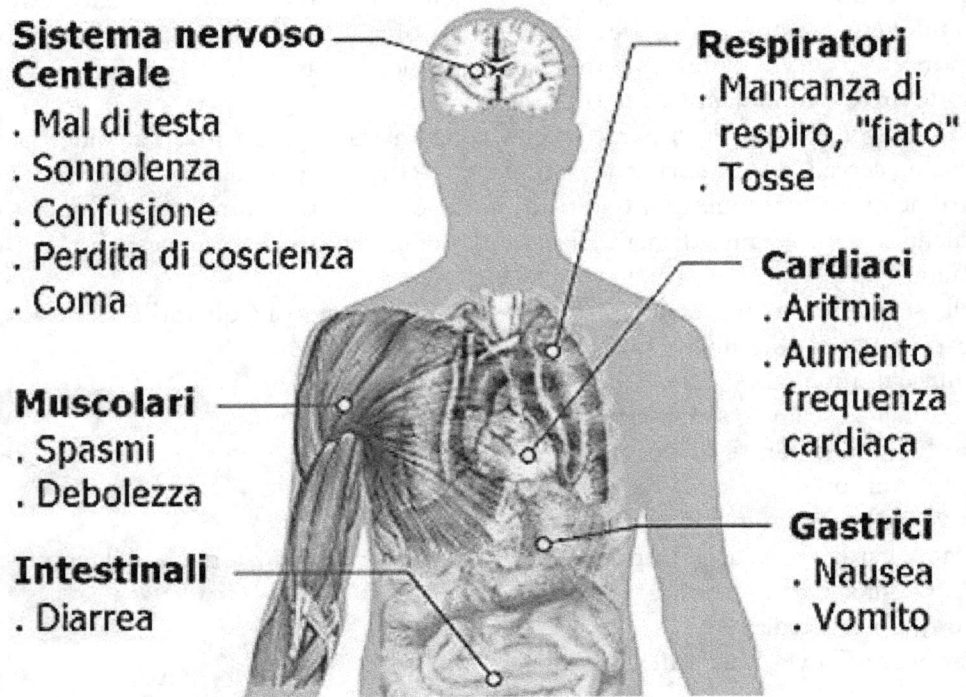

Inizia a conoscere il pH

Il test del pH è importante perché permette di ottenere una rappresentazione numerica del livello attuale di acidificazione del corpo. Un pH medio sano può variare da 6,75- 7,25. Il valore ottimale del pH di urine e saliva è di 7.2. Per conoscere il proprio pH vanno testate le urine e la saliva al mattino appena alzato.

Non tutti i cibi acidi si distinguono dal gusto.

Ad esempio molti pensano che il limone sia acido e quindi viene classificato come un frutto acido, ma in realtà si trasforma in alcalino. Sebbene possa sembrare che gli agrumi abbiano un effetto acido sul corpo, l'acido citrico che contengono ha un effetto alcalino sull'organismo e trasforma l'anidride carbonica in acqua.

I principali minerali alcalinizzanti sono: calcio, ferro, magnesio, potassio e sodio. Gli alimenti ad alto contenuto di questi minerali sono considerati alcalini.

La maggior parte degli alimenti contengono minerali sia acidi che alcalini. Se i minerali acidi contenuti in un alimento sono maggiori di quelli basici, possono essere considerati acidi e viceversa. Ad esempio: prendere il magnesio al mattino ha molti benefici, tra cui quello di alcalinizzare il corpo.

I limiti del corpo

Il corpo pone dei limiti per compensare lo squilibrio acido. Quindi l'alimentazione ha un ruolo fondamentale nella manutenzione dell'equilibrio acido-basico. Molte malattie e disturbi generici sono il risultato di un tentativo del corpo per riequilibrare l'ambiente interno.

In generale, se la dieta comprende troppi cibi acidi, come il consumo elevato di carne, cereali, latticini e zuccheri, il corpo diventa acido. Se invece consumiamo troppi cibi alcalini come succhi verdi, frutta e verdura, il corpo diventerà alcalino.

Cibi acidificanti e alcalinizzanti

E' importante rendersi conto che il modo in cui il corpo risponde a vari alimenti ingeriti dipende dal tipo di pH dominante. Se è a prevalenza ossidativa, frutta e verdura lo faranno diventare più acido, mentre le proteine lo renderanno più alcalino. Se invece tende verso un sistema nervoso autonomo (ANS) le proteine causeranno acidità mentre frutta e verdura lo renderanno basico.
14)*

COME MIGLIORARE LA PROPRIA ALCALINITA'

1) Controlla regolarmente il pH. Puoi leggere come fare in un prossimo articolo dal titolo: "Come testare il pH del tuo corpo e farlo andare ai livelli ottimali".

2) Bevi molta acqua naturale (possibilmente alcalina). Molti medici riconoscono che consigliando ai propri pazienti di bere acqua alcalina si sono accelerati notevolmente i tempi di guarigione.

3) Non mescolare troppi cibi insieme, e cerca di non assumere proteine e carboidrati nello stesso pasto.

4) Assumi i 3 integratori di minerali alcalini essenziali: Magnesio (Mg), Potassio (K), Sodio (Na).

5) Cercare di non consumare cibi a base di zucchero e farina.

6) Elimina bevande gassate e zuccherate, caffè, alcolici e fumo. Dai la preferenza a tisane ed estratti di frutta e verdura. Gli estratti delle foglie verdi sono i più alcalinizzanti.

7) I latticini sono i cibi più acidificanti in assoluto, quindi evitali.

8) Fai attività fisica costante ma senza esagerare.

9) Respira profondamente. L'ossigeno ricarica di energia le cellule e li alcalinizza, ma la nostra respirazione quotidiana è spesso troppo corta e breve.

10) Prediligi molta frutta e verdure fresche e aggiungi un'insalata verde ad ogni tuo piatto. Cerca di evitare cibi troppo trasformati e industriali.

Quello che mangi fa la differenza e appena comincerai a sentirti meglio la tua energia aumenterà e apprezzerai i frutti dei tuoi sforzi.

Non vi è alcun dubbio sul fatto che gli alimenti abbiano un impatto diretto sulla tua salute generale. Ann Wigmore, la fondatrice del rinomato "Hippocrates Health Institute" afferma: «L'alimentazione può essere la più potente medicina, o la forma più lenta di veleno».

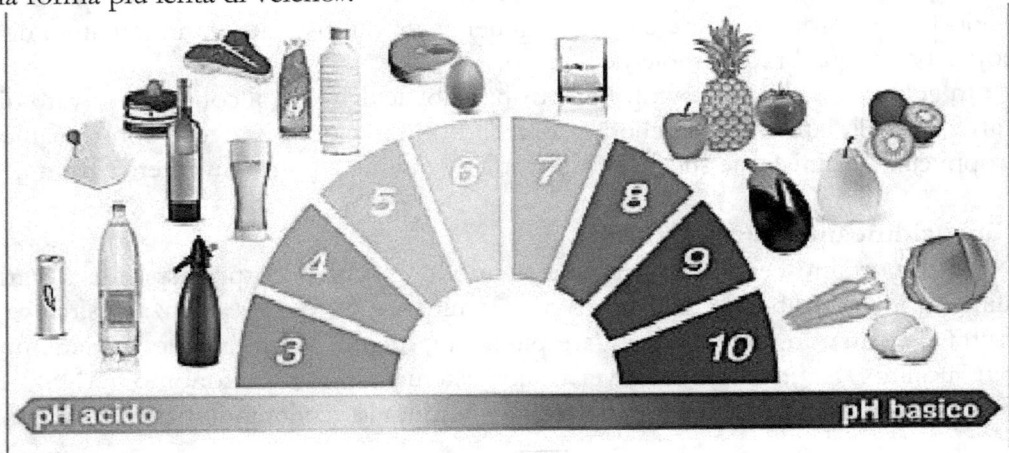

COSA SONO GLI INTEGRATORI ALCALINIZZANTI?

Ognuno dice la sua in merito all'acidosi, ad una presunta alimentazione alcalina, e soprattutto alla pretesa di alcalinizzare il sangue, per mettere al riparo l'organismo da malattie pericolose.

Proviamo a far chiarezza con semplicità.

Con Acidosi, si intende l'equilibrio acido-basico dell'organismo. Alimenti e integratori alcalinizzanti, sono tutti termini che stanno entrando nel nostro vocabolario. Molti medici sostengono che l'alimentazione di molti pazienti affetti da cancro potrebbe non essere equilibrata e che si prediligono zuccheri, carboidrati raffinati, proteine e bevande ricche di caffeina e magari ci si dimentica di introdurre frutta fresca di stagione, o comunque in quote non sufficienti.

Ma anche perché sono intossicati da stress, emozioni negative, smog, iperinattività sportiva e divenendo così "acidi"! La verità? Sta nel mezzo come spesso accade.

Molti parlano di dieta e di acqua alcalinizzante per correggere il pH del sangue. Ma il pH del sangue non sempre può essere modificato meccanicamente ed in breve tempo!

Generalmente il pH sanguigno tende ad essere alcalino, intorno al 7,4 e può subire leggere oscillazioni che vengono regolate metabolicamente dai polmoni e dai reni, organi emuntori che si occupano di smaltire le scorie acide in eccesso.

Il nostro corpo in buona salute è un sistema che si autoregola. Quando l'urina è particolarmente acida sta semplicemente espellendo cataboliti e attivando un processo omeostatico per mantenere l'equilibrio acido-basico. Non sempre è quindi un indicatore di acidosi del sangue.

Alcalinizzarsi in modo naturale

In ogni caso una modalità per liberare l'organismo da scorie acide è quella di alimentarsi almeno per un paio di giorni a settimana solamente di frutta fresca (non troppo dolce), possibilmente un solo tipo di frutta a pasto per un totale di cinque pasti. Questo regime non è sempre di facile applicazione, ancorché depurativo e detossinante per l'organismo.

Possiamo introdurre degli integratori in una dieta equilibrata, ricca di verdure crude e frutta fresca, cereali integrali e con bassi livelli di proteine animali.
Gli integratori giusti sono indicati come alcalinizzanti, che aiutano a disintossicare la muscolatura, a correggere l'acidità dell'urina, a sedare l'azione fermentativa gastrica e intestinale, ma non ad alcalinizzare il sangue.

Gli acidi principali sono infatti l'acido cloridrico di natura gastrica, l'acido lattico di natura muscolare, l'acido urico, solforico e nitrico, prodotti dalla digestione delle proteine animali.

Gli integratori alcalinizzanti sono semplici elettroliti che a volte il nostro organismo depaupera in caso di eccesso di acidi e dei quale necessita per stare in una condizione di benessere. I 3 integratori di minerali alcalini essenziali sono:

Magnesio (Mg)

Il magnesio è un minerale alcalino terroso che influisce sulla respirazione cellulare e favorisce l'espulsione dei cataboliti e i processi di ossidoriduzione cellulari. È presente nel tessuto osseo e come la vitamina D compartecipa alla fissazione del calcio e a ripristinare l'equilibrio calcio-fosforo.

Regola le risposte neuro-muscolari, ed è fondamentale per il controllo del rilascio di adrenalina, salvaguardando quindi cuore, cervello e stomaco.

Il Magnesio attiva la produzione di energia (sotto forma di ATP acido adenosintrifosforico) attraverso la sintesi degli zuccheri e la combustione dei grassi.

La cottura e la raffinazione dei cibi distruggono il magnesio presente negli alimenti, ecco perché, in certi casi, è bene introdurlo come supplemento.

• Dosi giornaliere: 300-400 mg. Nei passaggi di stagione e soprattutto con l'arrivo del caldo l'integrazione del Magnesio è consigliabile, per un ciclo di due settimane, perchè aiuta a sostenere il nostro organismo dagli stress ambientali e dall'impoverimento di sali minerali dovuto all'eccesso di sudorazione.

• **Avvertenze**: in caso di insufficienza renale se ne sconsiglia l'integrazione. In ogni caso è sempre necessario consultare un medico.

Potassio (K)

Il potassio è un elemento indispensabile in natura. Basti pensare che nei vegetali è alla base della fotosintesi clorofilliana!

Negli esseri umani è presente nel liquido intracellulare, regola l'equilibrio idrico, nutre i muscoli e ne controlla la contrazione incluso i crampi muscolari. Gli eccessi di acido lattico vengono governati dal potassio.

Partecipa alla trasformazione degli zuccheri in glicogeno e quindi regola la produzione di energia. Forti sudorazioni, l'uso di diuretici, condizioni di dissenteria o malassorbimento intestinale possono depauperare quote importanti di potassio.

• Dosi giornaliere: 4.700 mg. Nei passaggi di stagione e soprattutto con l'arrivo del caldo l'integrazione del Potassio è utile per un ciclo di due settimane, anche in abbinamento al Magnesio, perchè aiuta a sostenere il nostro organismo dagli stress ambientali.

• **Avvertenze**: non introdurre il Potassio in caso di insufficienza renale.

Sodio (Na)

Il sodio (sale) partecipa alla regolazione acido-base dell'organismo. Regola i livelli di fluidi nel corpo, trattiene infatti la componente acquosa cellulare. È uno stabilizzatore degli elettroliti ed è sinergico ad altri sali minerali.

È presente in molti alimenti come i formaggi, l'albume, il sedano, le alghe e naturalmente il sale da cucina.

Alcuni studi hanno verificato che il sale dell'Himalaya è un elemento molto ricco di sodio alla stato puro, poiché non ha subito i processi di raffinazione.

Il sodio viene introdotto con l'alimentazione ed è bene non introiettarlo con supplementi poiché un eccesso potrebbe creare ritenzione idrica.

Il sodio è stato annoverato tra gli integratori alcalinizzanti perché spesso viene "criminalizzato" e senza criterio vengono pubblicizzate diete iposodiche, acque povere di sodio, come se dovessimo bandire questo sale minerale dalla nostra alimentazione, quando in realtà gioca un ruolo regolatore fondamentale. Sono solo e sempre gli eccessi che danneggiano!

Avvertenze generali

Non confidate troppo in quegli integratori in commercio che promettono di alcalinizzare il nostro organismo. Ricordiamoci che se il nostro corpo produce ambienti acidi è perché "il fuoco deve bruciare"!

Queste creano le ceneri che una volta prodotte dalla combustione devono essere alcalinizzate o, se sono scorie acide devono essere espulse. Questi compiti vengono assolti dal fegato con la trasformazione, dai polmoni con la respirazione, dalla pelle con la trasudazione, dai reni con l'urina e dall'intestino con evacuazione.

Resta comunque evidente, che l'equilibrio acido-basico dell'organismo (il pH) sarà in una zona pericolosa per la salute se uno o più di questi organi non funzionano ottimamente.

Un'alimentazione sana e i giusti elettroliti, tra cui i 3 essenziali integratori minerali alcalini menzionati, aiutano perciò a supportarci in queste trasformazioni.
15)*

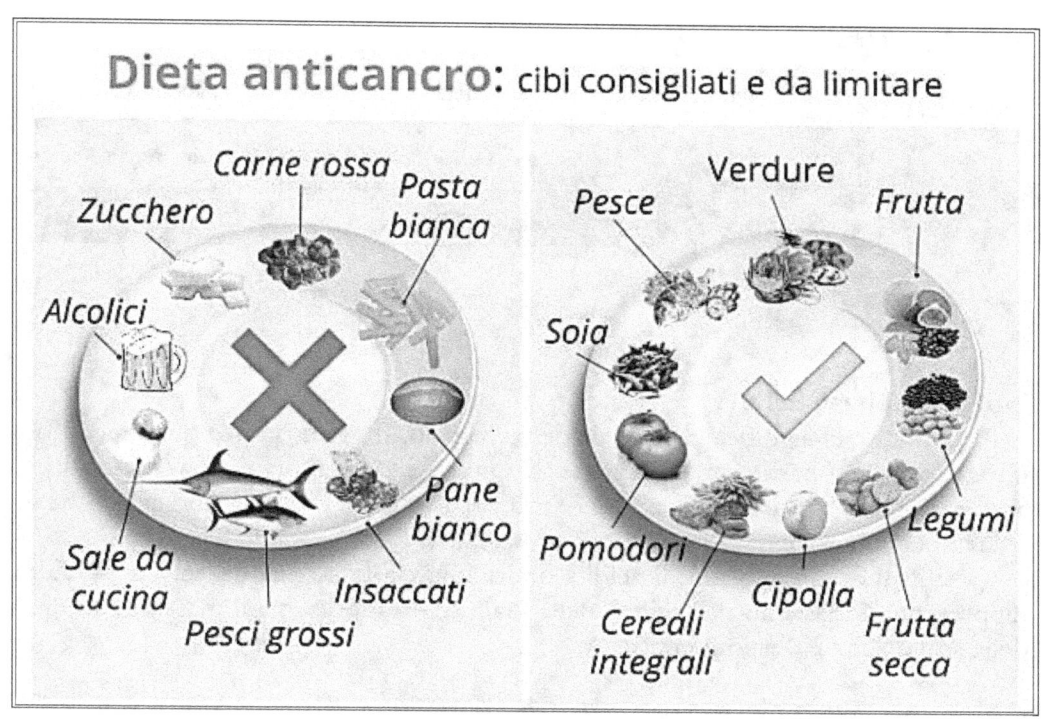

COME TESTARE IL PH DEL TUO CORPO E FARLO ANDARE AI LIVELLI OTTIMALI

Se si chiede alla maggior parte delle persone quale sia il loro livello di pH è probabile che quasi nessuno conosca la risposta a questa domanda, e molti non saprebbero neanche di cosa si sta parlando. Conoscere il pH del proprio corpo è di fondamentale importanza e può far comprendere e risolvere numerosi disturbi come stanchezza, problemi di peso, dolori articolari e molto altro.

Numerosi studi infatti mostrano che il nostro organismo è alcalino (ph superiore a 7) nelle intenzioni e acido (ph inferiore a 7) nelle funzioni. La malattia può svilupparsi solo come eccessiva acidificazione del sangue, e quindi dei tessuti e la soluzione è appunto quella di alcalinizzare il corpo. Il ph del nostro sangue è leggermente alcalino e deve rimanere tale per mantenere in vita il corpo.

Quando mangiamo e pensiamo male creiamo acidità nel corpo e allora vengono sottratti minerali alle ossa e ai tessuti per mantenere il sangue alcalino: questo processo nel tempo crea la malattia dato che non ci sono i minerali per le reazioni enzimatiche e denti e ossa diventano sempre più deboli.

Il grande vantaggio del test del pH è che è molto economico, si può fare facilmente in casa ed il risultato è immediato.

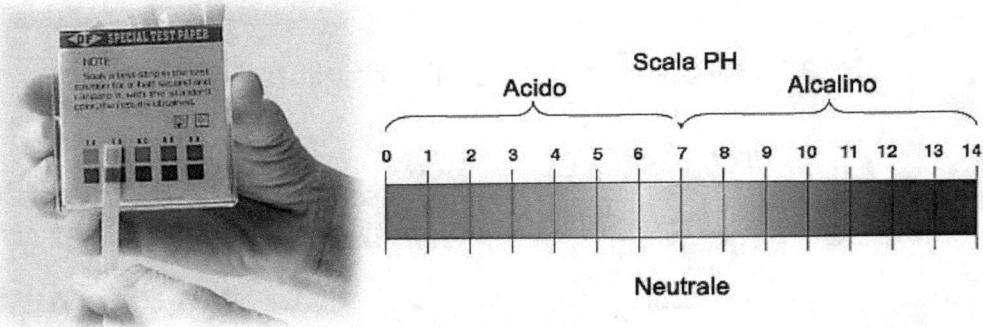

Nozioni di base del pH

Il termine pH significa potenziale dell'idrogeno. Il pH misura la quantità di ioni idrogeno in una particolare soluzione. Maggiore è la quantità di ioni presenti più alto è il livello di acidità. Un minor numero di ioni presenti, indicano che la soluzione è più alcalina.

Così il pH è una misura di acidità o alcalinità su una scala da zero a 14. Zero rappresenta il massimo dell'acidità della scala e 14 rappresenta il massimo alcalino della scala. Sette è il valore neutro.

Come testare il pH delle urine

Misurare il pH delle urine è molto semplice. Oltre che andare dal proprio medico curante, per il "fai da te" hai bisogno delle cartine tornasole che misurano il pH, queste puoi acquistarle in farmacia o online. Le strisce cambiano colore quando vengono a contatto con una sostanza acida o alcalina: basta immergere la striscia tornasole nel flusso dell'urina e nel giro di alcuni minuti cambierà colore (puoi anche mettere un po' di urina in un bicchiere di plastica e lasciarlo immerso per 15 secondi). Mettiamo quindi la striscia vicino al grafico fornito nel kit dove viene associato il pH ad ogni colore.

I risultati possono variare in base a numerosi fattori come l'ora del giorno e la dieta. Al fine di ottenere una lettura media del pH, si deve effettuare il test tre volte al giorno per 5 giorni. Un programma comune per il test è la prima urina del mattino, prima di pranzo e prima di cena. Il motivo per il test prima dei pasti è che l'assunzione di cibo può alterare temporaneamente i risultati, quindi è importante non mangiare le due ore prima del test.

Il pH ottimale delle urine dovrebbe essere 6.5 – 7.2. La prima urina del mattino dovrebbe essere più acida in seguito alla decalcificazione in atto durante la notte per neutralizzare gli acidi in eccesso.

Come testare il pH della saliva

Misurare il pH della saliva è altrettanto facile. Metti la saliva in una tazzina pulita e immergi la cartina tornasole per 15 secondi. L'acidità o alcalinità della tua saliva cambierà il colore sulla striscia. Abbina il colore della striscia con la tabella che associa ad ogni colore il valore di pH.

Come per il test delle urine i risultati possono variare in base al momento della giornata e agli alimenti che hai mangiato. Per ottenere una lettura media accurata, fai la prova tre volte al giorno per 5 giorni. Un programma comune per il test è quello della prima saliva del mattino, prima di pranzo e prima di cena. Eseguite questa operazione prima di lavarvi i denti, prima di bere, mangiare, fumare, persino prima di pensare a qualsiasi tipo di cibo. Il pH salivare ottimale dovrebbe essere tra 6.8 e 7.2.

Cosa significa se i valori del pH sono troppo acidi?

Se i tuoi valori sono inferiori al range ottimale significa che il tuo corpo è troppo acido e le tue riserve di minerali sono molto carenti. La maggior parte delle persone hanno un pH acido. Quando i nostri tessuti interni diventano acidi, il corpo prende i minerali dagli organi vitali e dalle ossa per neutralizzare l'acido e rimuoverlo dal corpo.

A causa di questo effetto tampone le riserve di minerali del corpo come calcio, sodio, potassio e magnesio diventano pericolosamente basse e causare danni che possono restare silente per anni, fino a raggiungere livelli pericolosi, come ad esempio un tumore.

Oltre al cancro, l'acidosi può causare molti disturbi, tra cui:
• Allergie, acne.

- Aumento di peso, obesità e diabete.
- Basso livello di energia e stanchezza cronica.
- Candida e micosi.
- Danni al DNA.
- Danni cardiovascolari, compresa la costrizione dei vasi sanguigni e la riduzione dell'ossigeno.
- Dolori articolari, dolori muscolari e accumulo di acido lattico.
- Gengiviti e carie.
- Infezioni della vescica e dei reni.
- Invecchiamento precoce.
- Mal di testa, confusione, sonnolenza.
- Nausea, vomito, diarrea.
- Osteoporosi, deboli ossa fragili, fratture dell'anca, speroni ossei.
- Problemi di cuore, aritmie, aumento della frequenza cardiaca.
- Problemi respiratori, mancanza di respiro, tosse.
- Sciatica, lombalgia, torcicollo.
- Sistema immunitario basso e facilità ad ammalarsi.

Come rimediare all'acidosi con la dieta

Inizialmente, sarebbe meglio prestare attenzione al tipo di acqua che si beve, perché sia nell'acqua che esce dal rubinetto di casa e sia in quella nelle bottiglie di plastica si nascondono innumerevoli batteri. Le bottiglie di plastica possono rilasciare agenti chimici, sostanze come il bisfenolo A e il bisfenolo S.

Queste sostanze se ingerite dal corpo umano influiscono sul sistema endocrino, causando malattie croniche come asma, diabete o cancro. Per le donne incinte, il rischio è di avere un feto con un sistema nervoso o immunitario danneggiati.

- preferisci l'acqua pura e naturale della fonte o comunque quella che si vende nelle bottiglie in vetro (non gassata), come ad esempio l'acqua Fiuggi.
- Bisogna bere solo acqua alcalina. Il pH segnalato nell'etichetta delle acque in bottiglia è misurato alla Fonte e non è quindi quello reale. Il pH reale è sempre di minimo due numeri inferiore a quello indicato.
- L'acqua alcalina puoi prepararla in casa aggiungendo una punta di bicarbonato di sodio e un pizzico di sale himalayano ad ogni litro d'acqua, oppure acquistando le gocce alcalinizzanti per l'acqua.

Ad esempio, l'alcalinizzante: *"PH Balance"* (o di altra marca, ordinabile anche in farmacia) è un concentrato alcalino utile per elevare il pH dell'acqua potabile ed aiuta il riequilibrio fisiologico del pH con i suoi ioni minerali (K^+, Na^+, Cl^-) ed i suoi oligoelementi presenti in proporzione naturale nella particolare soluzione salina utilizzata.

Consigli d'uso

Per elevare opportunamente il pH di una buona acqua minerale naturale occorrono mediamente 3-4 gocce di alcalinizzante per ogni mezzo litro d'acqua.

Per chi vuole fare un lavoro certosino, può acquistare un misuratore di pH (Piaccametro) e scegliere il pH ideale per la propria situazione. L'ideale è bere l'acqua a stomaco vuoto perché altrimenti, durante il pasto, tampona gli acidi dello stomaco impedendo una digestione corretta. Un pH alcalino terapeutico è da 8 a 9. Per chi non lo sapesse tutte le acque che si trovano nelle bottiglie di plastica sono acide (hanno un pH inferiore a 7) e quindi non sono alcaline.
• Assumi centrifugati o estratti di verdura.
• Acqua e limone.
• Evita tutti i latticini. L'unico prodotto latteo-caseario che puoi consumare moderatamente è lo yogurt (meglio se fatto in casa).
• Togli tutti gli zuccheri e dolci.
• Modera con farine e fritture.
• Elimina carni rosse e salumi di ogni genere.
• Fai pasti semplici senza mescolare troppa roba nello stesso pasto.
• Non fare troppo esercizio fisico. Allenarsi fa bene ma andare oltre i limiti del proprio corpo ha delle conseguenze. Per chi è sedentario invece fare anche delle camminate sostenute di almeno 40 minuti un paio di volte a settimana è l'ideale.

Gli integratori per l'acidosi
Ecco una mini-lista di integratori, non è necessario assumerli tutti, basta sceglierne uno:
• Zeolite.
• Argilla verde ventilata per uso interno.
• Bentonite.
• Integratori specifici con minerali alcalinizzanti (magnesio, calcio, potassio e sodio).
• Verifica bene la qualità degli ingredienti attraverso le certificazioni, la provenienza delle materie prime e la composizione degli alimenti. Non basta un bel bollino a garantire bontà, naturalità e bilanciamento nutrizionale.
16)*

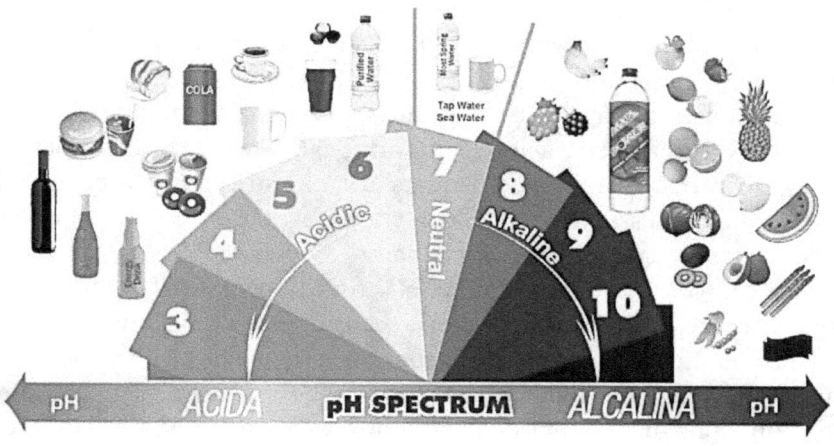

ALIMENTI ALCALINI e ACIDI

Molto alcalino	Moderatamente alcalino	Mediamente alcalino	Mediamente acido	Moderatamente acido	Molto acido
Cetriolo	Sedano	Carciofo	Pasta (normale)	Pesce	Carne di vacca
Cavolo	Aglio	Pomodori	Farina e derivati	Agnello	Carne di maiale
Asparagi	Zenzero	Olive	Riso bianco	Pollo	Molluschi
Prezzemolo	Insalata	Funghi	Pane integrale	Tacchino	
Germogli	Cipolle	Zucchina	Seitan	Coniglio	Lenticchie
(soia, alfalfa, etc.)	Carote	Zucca	Avena		Olive (salamoia)
Alghe	Broccolo			Patata s/ buccia	
	Spinaci	Mandorle	Fagioli Neri	Banana	Latte pasturizato
Limoni	Patata con buccia	Ciliegia	Prugne	Arachidi	Formaggi
Melone		Cocco	Mirtilli		Latte (omogeinazato)
Mango	Mela			Pasta integrale	
Uvetta	Albicocca	Tempeh	Cioccolato	Cereali	Crackers
Maracuja	Pesca	Tofu	Pasticceria	Popcorn	
Anguria	Dattero		Zucchero di canna	Riso integrale	Pistacchi
Ananas	Fico	Latte di soia	Marmellata	Riso basmati	Anacardi
	Arancia	Spezie			Semi di girasole
Sale dell'Himalaya	Bamboo	Miele (grezzo)	Latte intero	Salsa di soia	Semi di zucca
		Tuorlo d'uovo	Yogurt	Maionese	
	Quinoa			Ketchup	Fruttosio
		Latte di capra	Caffè		Miele (raffinato)
		Latte di mandorle	Tè nero	Vino	Dolcificanti
		Olio d'oliva	Birra	Coca-cola e simili	

IL CANCRO NON SI CURA CON UNA DIETA PARTICOLARE

Non esiste una particolare dieta che possa sopperire o addirittura sconfiggere in modo decisivo e definitivo il cancro. Pur se salutare, la dieta alcalina, o dieta acido-base è una dieta basata sulla errata convinzione che taluni cibi possano influire sull'acidità e sul pH dei fluidi corporei come il sangue e che questa presunta alcalinizzazione avrebbe effetti benefici nel prevenire e/o curare varie malattie, tra cui il famigerato cancro.

Data la non plausibilità scientifica di queste convinzioni, e per la mancanza di prove cliniche o scientifiche a loro supporto, tale dieta non è e non dovrebbe neppure essere proposta né raccomandata dai dietisti e dai professionisti che si occupano di salute, essendo tra l'altro contraria a quelle che sono le attuali moderne conoscenze sulla fisiologia umana.

La dieta alcalina tende a privilegiare le verdure (in particolare crude) evitando per lo più la carne, i formaggi e i cibi a base di grano. Secondo l'Academy of Nutrition and Dietetics statunitense alcuni aspetti di questa dieta, come l'enfasi posta sui vegetali e sull'attività fisica, sono positivi, tuttavia, per un paziente affetto da cancro non è una dieta salutare e quindi non valida neppure per perdere peso.

Dieta non scientifica e causante possibili danni

Talvolta, i sostenitori della dieta alcalina o dieta acido-base citano studi scientifici che sembrano mostrare una qualche efficacia della dieta, tuttavia in essi si confonde il rapporto causale con la correlazione statistica, cioè si attribuisce un effetto ad un elemento senza averne prova. Ad esempio, tale effetto benefico potrebbe essere stato prodotto dal fatto di eliminare cibi grassi o particolarmente insalubri introducendo cibi particolarmente salutari (come le verdure), e questo indipendentemente dal loro grado di acidità.

Di fatto, poiché il nostro corpo tende a mantenere il pH stabile (o ne deriverebbero gravi danni per il nostro organismo), ogni alimento che viene introdotto viene immediatamente reso neutro o addirittura acidificato dai succhi gastrici, rendendo quindi impossibile ogni influenza di tale cibo sui nostri fluidi corporei (in particolare il sangue in virtù dell'equilibrio acido base).

A differenza dell'urina, il cui grado di acidità può essere modificato (l'urina è uno dei mezzi che il corpo usa per ristabilire i livelli di pH), nessuna dieta quindi può incidere sul pH del sangue se non in maniera minima e del tutto transitoria.

Per l'American Institute for Cancer Research l'affermazione che la dieta alcalina - acido-base possa significativamente cambiare e quindi migliorare l'acidità del sangue è contraria a tutte le conoscenze medico scientifiche circa la chimica del corpo umano, ed è equiparabile a un fatto mitologico.

La dieta alcalina - acido-base, poiché tende a privilegiare taluni alimenti anziché altri, può risultare poco bilanciata e carente di nutrienti come gli acidi grassi essenziali e i composti fitochimici. Il maggiore pericolo deriva tuttavia dal credere che questo tipo di dieta possa sostituire le tradizionali terapie oncologiche ospedaliere e supplementari di comprovata efficacia, esponendo quindi la persona a gravi conseguenze.

17)*

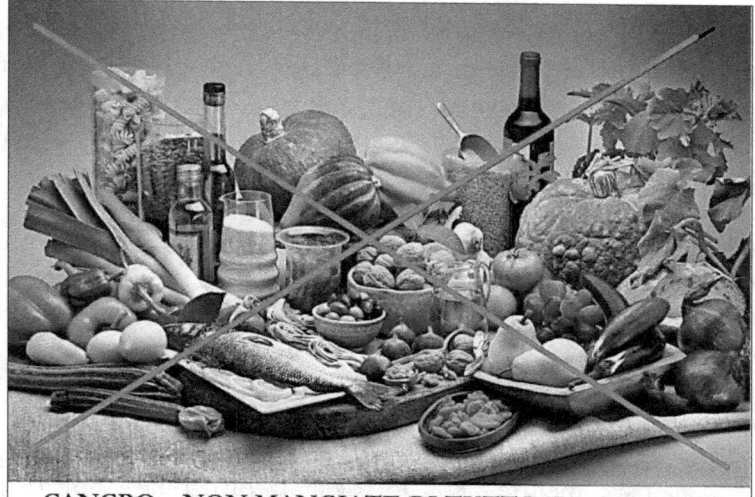

CANCRO: NON MANGIATE DI TUTTO E A CASACCIO, MA SELEZIONATE I CIBI E LE BEVANDE IN BASE AL TIPO DI PATOLOGIA DA DEBELLARE

COME AFFRONTARE IL CANCRO ANCHE A TAVOLA

Alle persone a cui è stato diagnosticato un cancro, un'alimentazione adeguata aiuta ad affrontare i malesseri provocati dalla malattia o gli effetti collaterali delle cure. La selezione degli alimenti, insieme alla loro distribuzione nel corso della giornata, influiscono sul modo in cui il paziente può affrontare la malattia.

Molte forme di cancro si associano a una perdita di peso, che può anche essere importante: si calcola che fino al 40% dei pazienti oncologici sia già dimagrito al momento della diagnosi o abbia problemi di nutrizione.

Questo fenomeno, che non riguarda solo i tumori dell'apparato digerente, è determinato da vari fattori tra cui:
- **L'aumento del metabolismo basale ad opera delle cellule tumorali**: ciò porta a una riduzione del peso a parità di apporto calorico.
- **La riduzione dell'appetito**: una persona malata può essere molto debole, soffrire di depressione, avere dolori vari non ben controllati, avere nausea o vomito, tutte situazioni che tolgono la voglia di mangiare.

Occorre tuttavia fare il possibile per seguire una dieta bilanciata al fine di:
- Recuperare le forze.
- Affrontare meglio le terapie.
- Ottimizzare l'effetto dei farmaci.
- Combattere le infezioni.
- Far funzionare al meglio il sistema immunitario.

MANGIARE IN OSPEDALE E A CASA

Per molti pazienti mangiare a sufficienza è un vero e proprio sforzo, che richiede comprensione da parte di chi li assiste. Negli ospedali, i pasti vengono serviti a orari fissi, spesso diversi da quelli a cui le persone sono abituate, condizione che non favorisce l'alimentazione del malato. Altre volte i pasti vengono serviti mentre il malato è fuori dal reparto per eseguire un esame, per cui al suo ritorno sono freddi e poco appetibili.

O ancora, la scarsità di personale non permette di assistere il paziente durante il pasto. Per quanto comuni, queste situazioni devono essere arginate: si potrebbe chiedere ai familiari di portare alimenti più graditi, farsi riscaldare i cibi dagli infermieri o ottenere la collaborazione di volontari, parenti o amici al momento del pasto. Questo è un aspetto che non va mai sottovalutato, anche ai fini dell'evoluzione della malattia.

D'altra parte, per molti pazienti oncologici solo l'idea di mangiare può essere fonte di stress e ansia, mentre per i loro cari la difficoltà a nutrirli può essere molto frustrante. Chi sta vicino a un malato di cancro può aiutarlo in molti modi, ma non dovrebbe costringerlo a mangiare contro voglia, né risentirsi se i suoi sforzi non ottengono i risultati sperati, né tantomeno colpevolizzare il paziente se non mangia adeguatamente. Parlarne in famiglia, e con personale specializzato, dal nutrizionista allo psicologo, può essere di grande aiuto per scegliere i cibi più adatti e la modalità più corretta per proporli.

FRONTEGGIARE GLI EFFETTI COLLATERALI DELLE CURE

Non è solo la chemioterapia a provocare sgradevoli effetti collaterali: anche i nuovi farmaci biologici, la radioterapia o le conseguenze di un intervento chirurgico possono causare nausea e vomito, stipsi o diarrea, inducendo anche perdita di appetito. La nausea, in particolare, interessa quasi il 70% dei pazienti sottoposti a chemioterapia e rimane uno dei problemi più difficili da gestire anche con l'introduzione di farmaci di nuova generazione.

Un aiuto inaspettato però può arrivare proprio dal cibo: piccole dosi di zenzero o prodotti a base di menta possono contribuire a ridurre questo sintomo, ma sono moltissimi gli accorgimenti che si possono adottare per seguire una dieta il più possibile corretta ed equilibrata, in modo da aiutare l'organismo a rispondere alle cure riducendo al minimo questo e altri effetti collaterali.

Eccone alcuni, illustrati in un recente manuale pubblicato dall'American Cancer Society, per contrastare:

Nausea e vomito

Spuntino: ecco la parola d'ordine per continuare a nutrirsi anche quando nausea e vomito non danno tregua. La soluzione migliore può essere quella di mangiare poco ma spesso, spezzando i tre pasti principali in sei-otto snack al giorno.

Meglio dimenticare i piatti troppo elaborati o pesanti. È più utile:
• Mettere sotto i denti cibi secchi, come pane e cereali integrali.
• Evitare i cibi con sapori e odori troppo forti.
• Mangiare cibi freschi invece di cibi troppo caldi o piccanti.
• Evitare gli alimenti che sono troppo dolci, grassi, fritti, speziati o salsati, come dessert e patatine fritte.
• Evitare troppi liquidi durante i pasti e assumere solo piccoli sorsi di liquidi per evitare di sentirsi pieni.
• Bere la maggior parte dei liquidi tra i pasti preferendo acqua naturale e tisane tiepide (ad es. a base di zenzero).
• Mangiare a una tavola ben apparecchiata, ascoltando la musica preferita o comunque insieme a qualcun altro.

Perdita di appetito

La perdita dell'appetito rischia di scatenare un vero effetto domino, portando con sé malnutrizione, stanchezza e perdita di peso eccessivo. Per non cadere in questo circolo vizioso si possono adottare piccoli accorgimenti, come quelli già elencati, utili a combattere nausea e vomito.

È inoltre fondamentale mantenersi fisicamente attivi il più possibile. E' di aiuto se si inizia lentamente e aumentare l'attività nel corso del tempo. A volte una breve passeggiata (anche solo di 10 minuti) un'ora prima dei pasti può aiutare a farsi tornare un po' d'appetito.

Stipsi

Farmaci, scarsa attività fisica e nuove abitudini alimentari possono rendere l'intestino pigro. Per dargli la sveglia si può cominciare con una dieta ricca di acqua naturale e fibre. La prima cosa da fare è bere 8-10 bicchieri al giorno tra acqua e bevande varie come tè o succo di prugne.

Poi, una volta sentito il parere del medico, si può optare per cibi ricchi di fibre, come cereali integrali, verdura e frutta con la buccia. Per alleviare il malessere, può essere utile anche non esagerare con cibi che favoriscono la formazione di gas, come legumi, broccoli e cipolle, ma si possono mangiare a piccole dosi facendone delle creme. Contro la stipsi non aiutano né i chewing-gum, né le bevande gasate.

Diarrea

Oltre alla stitichezza, le cure antitumorali possono indurre anche il problema opposto, ovvero la diarrea, provocando disidratazione, perdita di peso, debolezza e scarso appetito. Anche in questo caso le raccomandazioni sono di bere lontano dai pasti e di mangiare piccoli pasti distribuiti durante la giornata.

È un po' più lunga, invece, la lista dei cibi cui bisogna prestare attenzione. È bene sapere che oltre a evitare i cibi grassi, fritti, o speziati, dolci, latte e latticini e le gomme da masticare, può essere utile mangiare alimenti ricchi di potassio e di sodio (come le minestre di verdure) e di fibre solubili (come il riso e i fiocchi d'avena), magari ridotti in crema.

Spossatezza

Per i malati affetti da cancro, la stanchezza e la mancanza di forze possono diventare scomode compagne di vita. Quando non basta dormire per ricaricare le pile e le normali attività quotidiane appaiono come ostacoli insormontabili, si parla di *fatigue*, una vera malattia nella malattia, che condiziona pesantemente la vita di tutti i giorni.

Per combatterla la scelta più ovvia potrebbe sembrare quella di fare il pieno di dolciumi ricchi di zucchero, ma secondo gli esperti dell'American Cancer Society non è la cosa migliore: questi alimenti possono dare una carica immediata, ma l'effetto degli zuccheri svanisce rapidamente.

Dopo c'è il rischio di sentirsi ancora più a terra e di nutrire le cellule tumorali che sono "ghiotte" di zuccheri. Da qui il suggerimento di puntare su cibi integrali, legumi, fibre con un po' di olio di oliva extravergine; questi sono alcuni degli alimenti che aiutano a mantenere i livelli di energia più stabili nel tempo.

Per fare una merenda veloce e leggera si può mangiare una porzione di frutta essiccata o qualche noce, mandorla o nocciolina che, contenendo magnesio, aiutano a combattere la *fatigue*. Inoltre il tè è preferibile al caffè perché la sua teina è a lento rilascio (a differenza della caffeina) e svolge un'azione che si prolunga di più nel tempo.

Fastidi in bocca

Alcuni tipi di chemioterapia e la radioterapia localizzata su testa e collo possono ridurre il flusso di saliva e causare una fastidiosa secchezza della bocca, rendendo difficile la masticazione e la deglutizione. Per avere un po' di sollievo può essere utile bere spesso e a piccoli sorsi, ma anche succhiare cubetti di ghiaccio e ghiaccioli alla frutta.

Un altro utile suggerimento può essere quello di evitare cibi che richiedono una masticazione faticosa, come quelli più asciutti e che tendono a impastare la bocca (crackers, grissini e affini). Se il fastidio è accompagnato anche da piccole ulcere della mucosa orale, allora è meglio evitare tutto ciò che è troppo salato, speziato o caldo, così come i cibi secchi e duri (tra cui anche il pane integrale al quale preferire un pane di semola di gran duro), l'alcol o il caffè e preferire delle creme di cereali integrali o di legumi.

Le cure possono provocare un sapore cattivo in bocca, amaro o metallico: sorseggiare dell'acqua con qualche goccia di limone può contribuire a eliminare questa fastidiosa sensazione.

Vampate

Le terapie ormonali, come quelle usate per la cura e la prevenzione dei tumori al seno, possono scatenare vampate di calore simili a quelle che compaiono in menopausa. Molte donne riferiscono che il disturbo è scatenato da tè, caffè o altre bevande contenenti caffeina, dall'alcol, dai cibi speziati, oltre che dal fumo, che è quindi meglio evitare. Può essere di aiuto mangiare legumi tra cui anche la soia.

CONTRASTARE LA CRESCITA O LA RICOMPARSA DEL TUMORE

È ormai assodato che una sana alimentazione, ricca di cereali integrali e legumi, frutta e verdura, con poca carne rossa e una fortissima riduzione del consumo di bevande zuccherate e carni grasse o conservate, protegge dallo sviluppo di tumori e sembra possa contrastare efficacemente anche l'insorgenza di recidive.

È dunque consigliabile seguire bene queste raccomandazioni provenienti dal Fondo Mondiale per la Ricerca sul Cancro e che sono anche i consigli del Nuovo Codice Europeo Contro il Cancro.

In più occorre prestare attenzione ad alimenti apparentemente innocui, ma che possono interferire con alcune specifiche terapie. Il pompelmo e il suo succo, per esempio, possono bloccare l'azione di enzimi importanti per l'assorbimento e il metabolismo di alcuni farmaci, e in questo modo ridurne l'efficacia. È molto importante quindi attenersi alle indicazioni del medico che di volta in volta saranno fornite al paziente a questo proposito.

Non bisogna poi dimenticare che lo stesso effetto può essere indotto anche da alcuni prodotti di erboristeria, come ginseng, gingko biloba e aloe, che talvolta possono essere presi senza pensare di consultare il proprio medico, a cui invece bisogna sempre fare riferimento.

IL TUMORE AL SENO, UN CASO A PARTE

Se il problema della maggior parte dei pazienti oncologici in relazione all'alimentazione è la perdita di peso, le donne operate al seno e in terapia adiuvante tendono invece a ingrassare. Oltre a incidere negativamente sull'umore, questo fenomeno potrebbe peggiorare la prognosi, incidendo sul delicato equilibrio ormonale, soprattutto per quanto riguarda il metabolismo dell'insulina.

L'Istituto nazionale tumori di Milano sta verificando se un'alimentazione appropriata può migliorare la prognosi di queste pazienti. A questo scopo il progetto "Diana 5" sta sperimentando su più di 2.000 donne operate al seno un'alimentazione basata prevalentemente su cereali integrali, legumi, verdure di stagione, con un po' di frutta e semi oleaginosi, e solo occasionalmente cibi di origine animale, associata alla pratica quotidiana di un minimo di esercizio fisico.

Da questi cambiamenti ci si attendono meno recidive del tumore al seno ma anche una minore frequenza di diabete, malattie di cuore, fegato grasso, artrosi e malattie neurodegenerative.

Anche per le donne con tumore al seno è importante seguire le raccomandazioni del Fondo mondiale per la ricerca sul cancro (WCRF) per la prevenzione.

10 di queste raccomandazioni sono le seguenti:

1) Mantenersi snelli per tutta la vita. Per conoscere se il proprio peso è in un intervallo accettabile è utile calcolare l'Indice di massa corporea (BMI = peso in Kg diviso per l'altezza in metri elevata al quadrato: ad esempio una persona che pesa 70 kg ed è alta 1,74 ha un BMI = 70 / (1,74 x 1,74) = 23,1.), che dovrebbe rimanere verso il basso dell'intervallo considerato normale (fra 18,5 e 24,9 secondo l'Organizzazione Mondiale della Sanità).

2) Mantenersi fisicamente attivi tutti i giorni. In pratica è sufficiente un impegno fisico pari a una camminata veloce per almeno mezz'ora al giorno; man mano che ci si sentirà più in forma, però, sarà utile prolungare l'esercizio fisico fino ad un'ora o praticare uno sport o un lavoro più impegnativo.

L'uso dell'auto per gli spostamenti e il tempo passato a guardare la televisione sono i principali fattori che favoriscono la sedentarietà nelle popolazioni urbane.

3) Limitare il consumo di alimenti ad alta densità calorica ed evitare il consumo di bevande zuccherate. Sono generalmente ad alta densità calorica i cibi industrialmente raffinati, precotti e preconfezionati, che contengono elevate quantità di zucchero e grassi, quali i cibi comunemente serviti nei fast food. Si noti la differenza fra "limitare" ed "evitare". Se occasionalmente si può mangiare un cibo molto grasso o zuccherato, ma mai quotidianamente, l'uso di bevande gassate e zuccherate è invece da evitare, anche perché forniscono abbondanti calorie senza aumentare il senso di sazietà.

4) Basare la propria alimentazione prevalentemente su cibi di provenienza vegetale, con cereali non industrialmente raffinati e legumi in ogni pasto e un'ampia varietà di verdure non amidacee e di frutta. Sommando verdure e frutta sono raccomandate almeno cinque porzioni al giorno (per circa 600g); si noti fra le verdure non devono essere contate le patate.

5) Limitare il consumo di carni rosse ed evitare il consumo di carni conservate. Le carni rosse comprendono le carni ovine, suine e bovine, compreso il vitello. Non sono raccomandate, ma per chi è abituato a mangiarne si raccomanda di non superare i 500 grammi alla settimana. Si noti la differenza fra il termine di "limitare" (per le carni rosse) e di "evitare" (per le carni conservate, comprendenti ogni forma di carni in scatola, salumi, prosciutti, wurstel), per le quali non si può dire che vi sia un limite al di sotto del quale probabilmente non vi sia rischio.

6) Limitare il consumo di bevande alcoliche. Non sono raccomandate, ma per chi ne consuma si raccomanda di limitarsi ad una quantità pari ad un bicchiere di vino (da 120 ml) al giorno per le donne e due per gli uomini, solamente durante i pasti. La quantità di alcol contenuta in un bicchiere di vino è circa pari a quella contenuta in una lattina di birra e in un bicchierino di un distillato o di un liquore.

7) Limitare il consumo di sale (non più di 5 g al giorno) e di cibi conservati sotto sale. Evitare cibi contaminati da muffe (in particolare cereali e legumi). Assicurarsi quindi del buon stato di conservazione dei cereali e dei legumi che si acquistano, ed evitare di conservarli in ambienti caldi ed umidi.

8) Assicurarsi un apporto sufficiente di tutti i nutrienti essenziali attraverso il cibo. Di qui l'importanza della varietà. L'assunzione di supplementi alimentari (vitamine o minerali) per la prevenzione del cancro è invece sconsigliata.

9) Allattare i bambini al seno per almeno sei mesi.

10) Nei limiti dei pochi studi disponibili sulla prevenzione delle recidive, le raccomandazioni per la prevenzione alimentare del cancro valgono anche per chi si è già ammalato. [18]*

SCHEDE E FOGLIO ILLUSTRATIVO DEI FARMACI CHEMIOTERAPICI ANTITUMORALI

A differenza della composizione dell'MMS (Cloruro di sodio) che è un composto naturale ricavato dal sale che si trova nell'acqua di mare e che fa parte del comune sale da cucina, la maggior parte delle schede sui principali farmaci chemioterapici ospedalieri, senza specificarne l'esatta composizione, non vengono mai consegnate ai pazienti ma rese libere, esponendole parzialmente qua e là sulle bacheche di alcuni reparti ospedalieri e quindi scarsamente accessibili ai pazienti affetti da un tumore.

In linea generale, le schede informative sulle radioterapie e sui vari farmaci chemioterapici fornirebbero ai pazienti e agli interessati solo informazioni sintetiche e limitate sui trattamenti e sui farmaci antitumorali, sul modo in cui essi si somministrano e sugli effetti collaterali cui, inevitabilmente daranno adito.

Lo scopo delle informazioni pubblicate qua e là in libri, riviste e in vari siti web, è di preparare il paziente al colloquio con l'oncologo in modo da potergli rivolgere tutte le domande cui desiderano avere una risposta relativa al trattamento che riceveranno e agli effetti collaterali che dovranno subire.

L'oncologo è, infatti, l'unico che possa aiutare il paziente dandogli i consigli più appropriati per il suo caso specifico. Egli li terrà sotto rigorosa sorveglianza per l'intera durata del trattamento in modo che possa controllarne gli effetti collaterali e i risultati.

10 delle schede principali indicanti i tipi di farmaci antitumorali, sono:
1) Anticorpi monoclonali.
2) Chemioterapia di combinazione.
3) Chemioterapici antitumorali.
4) Immunomodulatori.
5) Inibitori dell'angiogenesi.
6) Inibitori della crescita tumorale.
7) Supplementi nutrizionali orali.
8) Terapia biologica.
9) Terapia ormonale.
10) Terapie di supporto.

Gli effetti collaterali dei farmaci chemioterapici si possono suddividere in:
- **Immediati**: Sindrome da lisi tumorale, nausea e vomito, febbre, rash cutanei, reazioni locali in caso di stravaso, flebiti, diarrea, disturbi del ritmo cardiaco, danno renale, reazioni anafilattiche, debolezza fisica e mentale, mancanza di appetito, e tante altre.
- **A medio termine (o ritardati)**: Mielotossicità (neutropenia, piastrinopenia e anemia), mucosite, alopecia e perdita dei capelli, tossicità d'organo, neuropatie

periferiche, danno miocardico (cardiomiopatia dilatativa), danno renale ed epatico, cistite, danno polmonare, ototossicità, coagulopatie.
- **A lungo termine**: Cardiotossicità, fibrosi polmonare, sterilità, seconde neoplasie.

Effetti tossici indesiderati del cis-platino:

Il cis-platino (cis-diclorodiamminoplatino(II)) è un agente chemioterapico antineoplastico in grado di interferire con tutte le fasi del ciclo cellulare legandosi al DNA attraverso la formazione di legami crociati tra filamenti complementari.

L'isomero cis-platino non è in grado di distinguere le cellule cancerose dalle sane e quindi colpisce e distrugge indiscriminatamente tutte le cellule che incontra. Ha quindi, ha danno dell'intero corpo, un effetto gravemente tossico non insignificante.

I composti del platino condividono una serie di effetti avversi che possono essere categorizzati in tossicità acuta e tossicità ritardata. I fenomeni di tossicità acuta comprendono:
- Mielodepressione (soppressione del midollo osseo).
- Nausea.
- Vomito.

I fenomeni di tossicità ritardata comprendono:
- Neuropatia periferica (distale simmetrica).
- Alterazioni della funzionalità epatica fino alla disfunzione epatica.
- Alterazioni della funzionalità renale fino alla nefrotossicità.
- Ototossicità neurosensoriale.

Tali fenomeni possono essere contrastati attraverso il controllo della funzionalità midollare, l'impiego di farmaci antiemetici e la massiccia idratazione del paziente. Quest'ultimo accorgimento, associato all'impiego di Mannitolo o di altri diuretici, può far diminuire la nefrotossicità del cisplatino, cioè, di indurre danni morfologici e funzionali a carico del rene.

UNA GUIDA PRATICA PER CHI DEVE SOTTOPORSI A UN TRATTAMENTO ONCOLOGICO

Questa guida alle terapie cerca di rispondere alle domande più comuni dei pazienti e dei loro familiari sui trattamenti che possono essere consigliati dai medici oncologi dopo una diagnosi di tumore o nel corso della cura: quando servono, quando non sono indicati, quali effetti indesiderati possono provocare, nell'immediato o a lungo termine, quali consigli pratici possono aiutare a trarne i maggiori benefici.

Si tratta di indicazioni generali che vanno verificate di volta in volta con il proprio medico, in relazione alla propria specifica situazione.

La guida può arricchirà di tutti i trattamenti, dai diversi tipi di chirurgia alla radioterapia, dalle terapie farmacologiche ospedaliere alle cure palliative.

Le seguenti 6 schede, corrispondono al tipo di trattamento antitumorale:
1) **Chemioterapia:** (airc.it/cura-del-tumore/chemioterapia.asp).
2) **Chirurgia: asportazione del tumore:** (airc.it/cancro/terapia-tumori/asportazione-tumore/).
3) **Radioterapia:** (airc.it/cancro/terapia-tumori/radioterapia/).
4) **La terapia ormonale dei tumori:** (airc.it/cancro/terapia-tumori/terapia-ormonale/).
5) **Vaccini e immunoterapia:** (airc.it/cancro/terapia-tumori/vaccini-e-immunoterapia/).
6) **Terapie mirate:** (airc.it/cancro/terapia-tumori/mirate/).
19)*

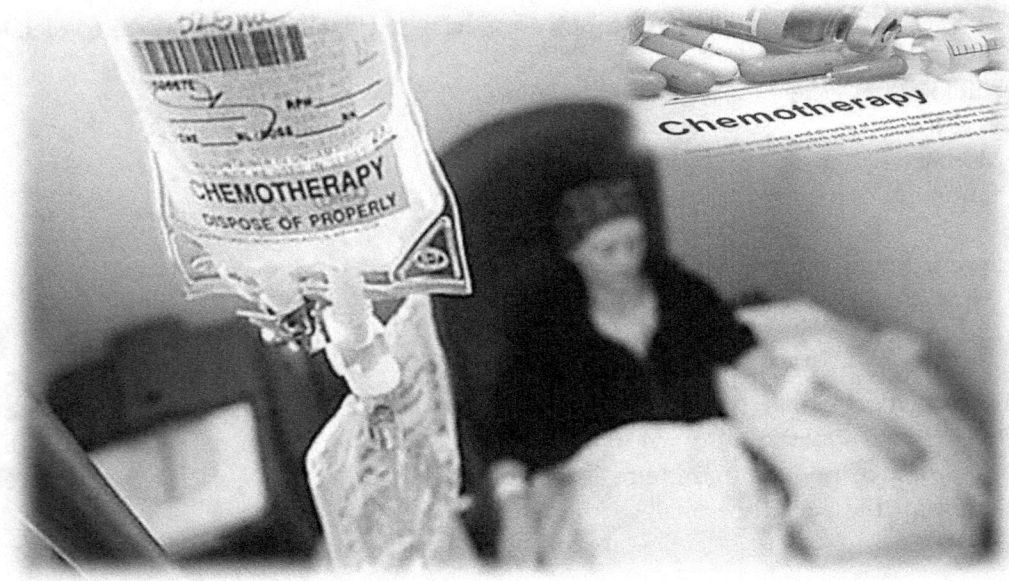

CIÒ CHE TROPPI PAZIENTI NON SANNO

Nel momento stesso in cui al paziente viene constatato un tumore, inizia un invisibile Timer, un conto alla rovescia che comprende l'intero trattamento che il paziente dovrà subire fino ad arrivare alla sua guarigione o remissione parziale o totale di cellule tumorali.

Per poter ottenere una percentuale di guarigione o remissione molto alta, necessita che questo timer non venga assolutamente rallentato. In pratica, da subito e senza perdere tempo prezioso, il paziente deve ricevere tutte le cure necessarie e i trattamenti diagnostici prestabiliti tramite l'anamnesi del team medico oncologico. Tutta questa premura deve essere attuata per evitare l'aggravarsi della malattia e quindi l'insorgenza di una metastasi.

Ciò significa che tra un'operazione chirurgica immediata, alla somministrazione di farmaci chemioterapici, inclusi i controlli tramite TAC, PET, risonanze magnetiche e quant'altro, e ad un'eventuale serie di radioterapie non deve esserci un arco di pausa che superi i 30 giorni.

Il primo punto cruciale e di vitale importanza inizia durante l'asportazione chirurgica della massa tumorale. Prima ancora che inizi la rimozione del tumore in oggetto, un buon chirurgo provvederà ad ostruire tutti i Linfonodi sentinella che si trovano intorno o comunque nelle vicinanze del tumore da rimuovere. Dopodiché inizierà a togliere chirurgicamente l'intera parte malata.

Ostruire i Linfonodi sentinella dopo aver asportato un tumore non ha senso. Ugualmente, come avviene durante il tentativo di distruggere una moltitudine di formiche dal loro nido scappando improvvisamente in tutte le direzioni possibili per non essere uccise, mentre si toglie chirurgicamente la parte tumorale del paziente, milioni di cellule tumorali entrerebbero nei vasi sanguigni e nei canali linfatici in pochi secondi, dando inizio alla riproduzione di uno spietato processo di metastasi a distanza dal luogo di insorgenza.

Similmente, subito dopo l'operazione chirurgica, l'inizio seriale che riguarda la somministrazione di farmaci chemioterapici e/o delle sedute radioterapiche non deve superare un arco di pausa di 30 giorni da un trattamento e l'altro.

In altre parole, se la diagnosi del paziente consiste in un'operazione chirurgica, susseguita da una serie ininterrotta di chemioterapia (ad esempio di 6 mesi), dopodiché in una sequenza di sedute ininterrotte di radioterapia (ad esempio di 2 mesi), tutto ciò dovrà avvenire entro 10 mesi dalla primissima anamnesi che fu eseguita al paziente.

Diversamente, il paziente entrerà in quel circolo vizioso in cui la metastasi diverrà un insormontabile ostacolo che potrebbe portarlo sicuramente alla morte. Per colpa di un simile ritardo da un trattamento all'altro, il paziente morirebbe non solo di cancro ma più che altro per l'imperizia e negligenza dovuta alla disorganizzazione e all'indifferenza del Team di medici attivi nei diversi reparti di oncologia che, volenti o nolenti, non sono all'altezza di organizzare e stabilire quella semplice e ben precisa tabella databile a favore del paziente.

Sembra assurdo che un paziente debba insegnare al medico la disciplina del suo mestiere, eppure, se tutto ciò che è stato appena menzionato non avvenisse correttamente e nei tempi giusti, il paziente avrebbe il diritto giuridico e morale di riferire al proprio Team di medici oncologi le loro mancanze.

Gli apatici e non curanti atteggiamenti da parte di simili medici diventano danni di colpa volontari che trascinano con sé atti di frode colposa, illeciti che rispecchiano un reato doloso a danno della salute e perfino della vita del paziente.

E' d'obbligo quindi che il paziente rapporti tutto ciò denunciando un simile e pericoloso evento anomalo presso il "Tribunale dei diritti del paziente".

Purtroppo, capita spesso che un medico oncologo veda il paziente come un cliente, trattandolo come se fosse uno dei tanti numeri di turno e non come un individuo malato che porta con sé una gravissima patologia terminale.

La solita routine, cioè la monotona e abituale ripetizione giornaliera dei ritmi di lavoro, pur essendo per ogni oncologo una pratica professionale delicata e che comporta una seria di responsabilità, diventa col tempo una catena di montaggio che potrebbe renderlo apatico, indolente e insensibile alle urgenze e alle esattezze da attuare, pur se queste sono di vitale importanza per favorire la guarigione del paziente e più che necessarie per diminuirne i suoi sintomi e dolori psico-fisici.

Altre 5 cose che un paziente dovrebbe sapere sono le seguenti:
1) Per ogni singola visita e verifica di controllo diagnostico presso il medico-tecnico e infermieristico del reparto oncologico (incluso: TAC, PET, ecografia, risonanza magnetica, esame del sangue, ecc.) il paziente ha il diritto di ricevere una copia scritta ed eventuale DVD che descrive e illustra i trattamenti e i risultati ottenuti, le stesse informazioni che il medico aggiunge, tramite computer, nella propria Cartella clinica ospedaliera del paziente. Col tempo il paziente stesso avrà accumulato una propria Cartella clinica.

In caso di anomalie abbastanza serie, questo continuo aggiornamento farà sì che diventi impossibile da parte della staff medico, modificarne o falsificarne in un secondo tempo la vera documentazione storica del paziente che si trova in ospedale.

2) Non tutti i medici che lavorano nei vari reparti di oncologia sono dei veri e propri specialisti oncologi a 360 gradi. Ciò che un medico-oncologo conosce e pratica in un dato reparto non ne sarebbe né idoneo, né capace e né all'altezza di praticarlo in un'altra sezione ospedaliera.

Inoltre, pur se sembra strano, non tutti gli oncologi sono ben informati su come esattamente si svolge il processo patologico di un tumore (nascita, crescita, duplicazione e annientamento).

Per di più, oltre alla loro singola mansione da attuare dentro il proprio reparto, molti medici-oncologi non sono neppure a conoscenza su come diversamente agire al fine di riportare il paziente verso la guarigione.

In tutta l'Italia, professionisti in oncologia totale ne esistono meno di una decina. Due di questi insigne furono il Prof. Umberto Veronesi e il Prof. Ugo Mercati (entrambi deceduti).

3) in molti ospedali e cliniche private e pure nei vari reparti di oncologia sparsi in tutta l'Italia, e ancor di più nel centro-sud (da Perugia in giù, ad eccezione di alcune strutture mediche di Roma e di altre città italiane), vi sono numerosi medici, chirurghi e oncologi che non possiedono affatto una Laurea in medicina conferita a chi ha compiuto l'intero ciclo di studi universitari previsto per una certa materia medica. Molti di questi operatori non sono neanche medici laureandi in procinto di laurearsi.

La stessa anomalia e illegalità nell'attuare abusivamente la professione medica, vale anche per molti e vari operatori sanitari (infermieri) responsabili dell'assistenza ai malati. Molti di questi, senza aver mai partecipato ad un serio corso specializzato e ricevuto un diploma o un'attestazione ufficiale rilasciato da un Ente preposto e quindi riconosciuto dal Ministero della Salute e senza aver esercitato un particolare periodo di tirocinio professionale, sono attivi in ogni attività di categoria in qualsiasi reparto ospedaliero e cliniche private adibite al ricovero e alle cure di ammalati che richiedono trattamenti specializzati.

4) In molti ospedali e cliniche private sparse in tutta l'Italia, e ancor di più nel centro-sud (da Perugia in giù, ad eccezione di alcune strutture mediche di Roma e di altre città italiane), mancano medici veramente specializzati in grado di guarire patologie complicate. Difatti, è stato statisticamente costatato che in quelle zone le percentuali di guarigioni sono molto inferiori a quella riscontrate presso molti ospedali che hanno sede nel centro-nord d'Italia (da Perugia in su).

Specie se il paziente ha un'età avanzata (da 70 anni in su), l'incompetenza professionale dei numerosi medici li presenti porta più facilmente l'ammalato alla morte.

E' stato anche accertato che molte strutture ospedaliere che sono nel centro-nord d'Italia, in particolare alcune che si trovano da Perugia in giù, pur essendo di piccole dimensioni, il reparto che comprende le camere mortuarie è assai più grande di un intera sessione destinata al ricovero e alle cure dei malati.

Ad alcune strutture mediche è stato dato il soprannome: "l'Ospedale della morte".

5) Da molti anni, la morte di un paziente è divenuta per alcuni un particolare business assai lucrativo, specie se il decesso avviene in uno dei tanti ospedali e cliniche private del centro-sud d'Italia (da Perugia in giù, ad eccezione di alcune strutture mediche di Roma e in altre città italiane). In molti complessi destinati alla cura dei malati, anche se la Direzione ospedaliera non ne è direttamente coinvolta, esiste un'organizzazione mafiosa o meglio descriverla come: "una mini organizzazione criminale". I tentacoli di questa specie di piovra iniziano spesso dai medici e/o dagli infermieri stessi che vi lavorano.

Accade frequentemente che, prima ancora che un paziente terminale sia deceduto, medici e/o infermieri, avvisino una delle imprese di pompe funebri a loro note riferendogli che vi sarà un nuovo defunto. Durante l'avvenuto decesso, questa impresa di pompe funebri potrà essere la prima a contattare i parenti del defunto e a prendersi così il compito di eseguire il funerale.

Capita spesso che, prima ancora che l'ospedale avvisi i parenti dell'avvenuto decesso, l'impresa di pompe funebri abbia già abbellito l'aspetto facciale del defunto, lo abbia vestito con un abito su misura e inserito in una lussuosa bara di legno. Con questo sistema anticipato sarà improbabile che i parenti rifiutino il servizio già in corso che gli è stato offerto da questa impresa di pompe funebri.

Naturalmente, il medico e/o l'infermiere che avvisò l'impresa di pompe funebri riceverà una tantum che si aggira ad un minimo di 200 euro.

La cifra da ricevere per aver avvertito quella particolare impresa di pompe funebri sarà molto più alta nel caso che il medico abbia provveduto a far decedere quel paziente mentre era ancora in vita, e ancor più ingente se il paziente sarebbe potuto guarire se avrebbe ricevuto un pronto intervento e trattamento medico specializzato e appropriato.

CHI È UN VERO ONCOLOGO?

L'oncologia è quella branca della medicina che studia le caratteristiche e i metodi di cura di ogni forma e tipo di tumori. L'oncologo, quindi, è un medico che ha conseguito la laurea in medicina e superato l'esame di abilitazione, dopodiché si è specializzato nella diagnosi e nel trattamento di alcune neoplasie che possono colpire l'essere umano.

Grazie anche ai progressi della medicina, l'oncologo moderno può specializzarsi ulteriormente in particolari ambiti della sua disciplina in vari settori di competenza. Le tre principali "sotto-specializzazioni" sono:

- **L'oncologia chirurgica**: Gli oncologi appartenenti a questo settore sono esperti nella rimozione chirurgica delle neoplasie e nella realizzazione di biopsie (la biopsia è l'esame al microscopio, a scopo diagnostico, di un frammento di tessuto vivente asportato ad un paziente).
- **L'oncologia medica**: Gli oncologi con competenze in questo campo si occupano della cura dei tumori tramite chemioterapia.
- **L'oncologia radioterapica** (o radioterapia oncologica): Gli oncologi con una particolare preparazione in questo ambito sono esperti nella radioterapia tumorale.

I ruoli dell'oncologo

Una volta identificato un tumore, l'oncologo ha il compito di valutarne lo stadio di avanzamento e la gravità, mediante una biopsia. La conoscenza dello stadio e della gravità di una neoplasia è fondamentale per poter pianificare la terapia più corretta.

A cure stabilite, l'oncologo è tenuto a comunicare al paziente le modalità, i tempi e gli effetti collaterali del trattamento.

Il Team di oncologi e non solo

In genere, a occuparsi di un individuo malato di tumore, è un intero team di medici formato da oncologi con varie sotto-specializzazioni, da radiologi e patologi esperti (la patologia è quella parte della medicina che studia le cause e l'evoluzione delle malattie).

Tutte queste diverse figure professionali servono per garantire, al paziente, la massima efficienza di cura.

Dalle liste sottostanti che tratta una Guida completa su argomenti oncologici di studio, quali: Generalità e tipi di tumori specifici, Sintomi e segni, Esami e analisi, Farmaci e trattamenti e Diete e Integratori, si può ben comprendere l'esistenza sporadica di un medico specialista in oncologia che, oltre ad una profonda esperienza ventennale abbia pure una conoscenza totale e a 360 gradi della materia di studio da applicare in fase operativa ai propri pazienti:

GENERALITÀ E TUMORI SPECIFICI, BENIGNI E MALIGNI, CAUSE E NEOPLASIE PIÙ COMUNI

- Adenocarcinoma Polmonare.
- Adenocarcinomi.
- Adenoma e Adenomi.
- AIDS, infezioni opportunistiche e tumori.
- Amartomi.
- Amianto.
- Angioma al Fegato.
- Angiomiolipoma.
- Astrocitoma.
- Cancerogeni e cancerogenesi.CancroCancro al seno: tra falsi miti e verità.
- Cancro al Colon.
- Cancro alle ovaie: tra miti e verità.
- Cancro del Polmone a Piccole Cellule.
- Cancro del Polmone NON a Piccole Cellule.
- Carcinoma Basocellulare.
- Carcinoma Spinocellulare (Squamoso).
- Carcinomi Duttale e Lubulare in Situ.
- Carcinomi: Definizione, Cause e Diagnosi.
- Cavernoma Cerebrale.
- Cheratoacantoma.
- Condrosarcoma.
- Craniofaringioma.
- Dermatofibroma.
- Displasia.
- Ecografia della tiroide.
- Encondroma.
- Ependimoma.
- Epstein Barr Virus - HBV.
- Fattori di rischio per il tumore al seno.
- Feocromocitoma.

- Fibroadenoma al Seno.
- Fibroma.
- Fibromatosi.
- Fibromi uterini.
- Glioblastoma.
- Gliomi.
- HPV e tumore del collo dell'utero.
- Insulinoma.
- Leucemia.
- Leucemia mieloide cronica.
- Linfoma.
- Linfoma Cutaneo.
- Linfomi di Burkitt.
- Linfomi di Hodgkin.
- Linfomi gastrici.
- Linfomi non Hodgkin.
- Malattia di Paget del capezzolo.
- Malattie provocate dall'amianto.
- Medulloblastoma.
- Melanoma - Classificazione.
- Melanoma.
- Meningioma.
- Mesotelioma Pleurico.
- Metaplasia.
- Metastasi al fegato.
- Metastasi Ossee.
- Metastasi.
- Micosi fungoide e sindrome di Sèzary.
- Mielofibrosi.
- Mieloma multiplo.
- Morbo di Kaposi.
- Neurinoma Acustico.
- Neuroblastoma.
- Neurofibromatosi di Tipo 1.
- Neurofibromatosi di Tipo 2.
- Neurofibromatosi.
- Noduli della tiroide.
- Osteosarcoma.
- Polipi intestinali.
- Polipi.
- Retinoblastoma.
- Sarcoma di Ewing.
- Sarcoma.

Tumore	Sopravvivenza a 5 anni
Gliomi maligni (cervello)	meno di 10%
Distretto cervico facciale	meno di 5%
Melanomi maligni	meno di 20%
Neoplasie maligne dell'orecchio e della mastoide	meno di 25%
Polmone	7,50%
Mesotelioma della pleura	0%
Carcinoma dell'esofago	meno di 10%
Carcinoma dello stomaco	meno di 13%
Neoplasie del piccolo intestino	25%
Carcinoma del fegato	0-2%
Carcinoma della colecisti	meno di 3%
Carcinoma del pancreas	2%
Carcinoma mammario localmente avanzato	5%

- Seminoma.
- Sindrome di Zollinger-Ellison.
- Testosterone Alto e Cancro alla Prostata.
- Tipi di tumori al Fegato.
- Tumore ai Testicoli.
- Tumore al Cervello.
- Tumore al Collo dell'Utero.
- Tumore al Pancreas.
- Tumore al Polmone e Falsi Miti.
- Tumore al Polmone.
- Tumore al Rene.
- Tumore al Seno e Gravidanza.
- Tumore al Seno.
- Tumore alla Bocca.
- Tumore alla Gola.
- Tumore alla Prostata.
- Tumore alle Ossa.
- Tumore alle Ovaie - Tumore dell'ovaio.
- Tumore della Tiroide.
- Tumore della vescica.
- Tumore dell'Endometrio.
- Tumore dell'Esofago - Fattori di rischio.
- Tumore dell'Esofago.
- Tumore dello Stomaco.
- Tumore Pleurico - Tumore della Pleura.
- Tumori del Colon - Retto.
- Tumori del Fegato.
- Tumori Estrogeno-Dipendenti.

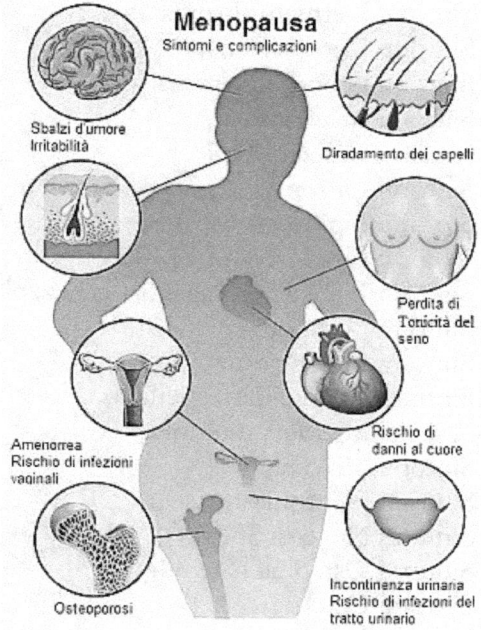

SINTOMI E SEGNI
CHE INDICANO LA POSSIBILE PRESENZA DI UN TUMORE

- Cachessia.
- Cachessia Neoplastica.
- Massa o Tumefazione nel Collo.
- Noduli Polmonari Multipli.
- Sintomi Cancro al Collo dell'Utero.
- Sintomi Cancro al Seno.
- Sintomi Cancro alla Prostata.
- Sintomi Cancro dell'Endometrio.
- Sintomi Carcinoma Baso-Cellulare.
- Sintomi Carcinoma del Pancreas.

- Sintomi Carcinoma della cervice uterina.
- Sintomi Carcinoma squamo-cellulare.
- Sintomi Colangiocarcinoma.
- Sintomi Condroma.
- Sintomi Condrosarcoma.
- Sintomi del tumore al fegato.
- Sintomi Dermatofibroma.
- Sintomi Encondroma.
- Sintomi Feocromocitoma.
- Sintomi Insulinoma.
- Sintomi Leucemia.
- Sintomi Linfoma.
- Sintomi Lipoma.
- Sintomi Liposarcoma.
- Sintomi Malattia di Paget del capezzolo.
- Sintomi Melanoma.
- Sintomi Meningioma.
- Sintomi Mesotelioma pleurico.
- Sintomi Mieloma multiplo.
- Sintomi Mixoma.
- Sintomi Neuroblastoma.
- Sintomi Nevo di Spitz.
- Sintomi Osteoma osteoide.
- Sintomi Osteosarcoma.
- Sintomi Retinoblastoma.
- Sintomi Sarcoma di Kaposi.
- Sintomi Timoma.
- Sintomi Tumore ai testicoli.
- Sintomi Tumore al fegato.
- Sintomi Tumore al pancreas.
- Sintomi Tumore al polmone.
- Sintomi Tumore al rene.
- Sintomi Tumore allo stomaco.
- Sintomi Tumore del colon-retto.
- Sintomi Tumore del pene.
- Sintomi Tumore della tiroide.
- Sintomi Tumore dell'ano.
- Sintomi Tumore delle ghiandole salivari.
- Sintomi Tumore dell'esofago.
- Sintomi Tumore dell'ovaio.
- • Sintomi Tumore dell'uretra.
- Sintomi Tumori cardiaci.
- Sintomi Tumori del midollo spinale.

- Sintomi Tumori della laringe.
- Sintomi Tumori ipofisari.
- Sintomi tumori.
- Tumore dello Stomaco – Sintomi.

ESAMI E ANALISI PER LO SCREENING E LA DIAGNOSI PRECOCE DELLE NEOPLASIE

- Alfafetoproteina.
- Antigene carcino embrionario – CEA.
- Antigene prostatico specifico – PSA.
- Autocontrollo dei nei.
- Autopalpazione del Seno.
- Autopalpazione dei Testicoli.
- Mappatura dei nei.
- Biopsia della prostata.
- CA 125: antigene tumorale 125.
- CA 15-3: antigene tumorale 15-3.
- CA 19-9 come marker tumorale.
- Cancro al Colon: Scopri se sei a rischio.
- Colonscopia.
- Colposcopia.
- Cromogranina A.
- Diagnosi di tumore al fegato.
- Diagnosi tumore del pancreas.
- Esplorazione rettale digitale della prostata.
- HE4 e Cancro all'Ovaio.
- Leucemia mieloide cronica: Diagnosi.
- Leucemia: Diagnosi.
- Linfonodo sentinella.
- Sangue occulto nelle feci.
- Screening.
- Stadiazione Tumorale.
- Tumore al colon: sintomi e diagnosi.

FARMACI E TRATTAMENTI OSPEDALIERI UTILIZZATI NELLA LOTTA CONTRO IL CANCRO

- Adroterapia - Terapia Adronica.
- Agenti alchilanti - Farmaci Antitumorali.
- Anticorpi Monoclonali.

- Antimetaboliti - Farmaci Antitumorali.
- Bevacizumab.
- Bicalutamide.
- Bleomicina.
- Brachiterapia.
- Bromocriptina.
- Cabergolina.
- Cancro Vescica: diagnosi e trattamento.
- Capecitabina.
- Carboplatino.
- Carmustina.
- Cetuximab.
- Chemioterapia.
- Ciclofosfamide.
- Cisplatino.
- Clorambucile.
- Docetaxel.
- Doxorubicina.
- Epirubicina.
- Erlotinib.
- Etoposide.
- Exemestane.

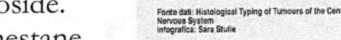

DAL PIÙ LIEVE AL PIÙ FATALE

I — Tumori a crescita lenta, benigni, associati a lunga soravvivenza (Astrocitoma pilocitico)

II — Tumori a crescita relativamente lenta, maligni o non maligni. Possono recidivare (Astrocitoma diffuso)

III — Tumori maligni con alta possibilità di recidiva in un grado IV (Astrocitoma anaplastico)

IV — Tumori a crescita rapida: maligni e molto aggressivi (Glioblastoma)

La gradazione dei tumori del sistema nervoso centrale secondo la classificazione dell'Organizzazione Mondiale della Sanità: "progressività di comportamento"

Fonte dati: Histological Typing of Tumours of the Central Nervous System
Infografica: Sara Stulle

- Farmaci Chemioterapici.
- Farmaci Cancro al Collo dell'utero.
- Farmaci Cancro al Colon.
- Farmaci Cancro al Seno.
- Farmaci Cancro alla Prostata.
- Farmaci Cancro alla Vescica.
- Farmaci Linfoma di Burkitt.
- Farmaci Linfoma di Hodgkin.
- Farmaci Linfoma non Hodgkin.
- Farmaci Medulloblastoma.
- Farmaci Melanoma.
- Farmaci Mieloma Multiplo.
- Farmaci Osteosarcoma.
- Farmaci Sarcoma di Kaposi.
- Farmaci Tumore al Fegato.
- Farmaci Tumore al Pancreas.
- Farmaci Tumore al Polmone.
- Farmaci Tumore al Rene.
- Farmaci Tumore all'esofago.
- Farmaci Tumore all'ovaio.
- Farmaci Tumore alla Tiroide.

- Farmaci Tumore allo Stomaco.
- Farmaci Lentigo Maligna.
- Farmaci Leucemia.
- Farmaci Sindrome di Zollinger-Ellison.
- Farmaci Tumore ai Testicoli.
- Fentanil Fentanile.
- Fluorouracile o 5-Fluorouracile.
- Fotochemioterapia per la Cura dei Tumori.
- Gemcitabina.
- Ifosfamide.
- Imatinib.
- Immunoterapia - Immunoterapia oncologica.
- Ipertermia per la Cura dei Tumori.
- Irinotecan.
- Isterectomia.
- Letrozolo.
- Leucemia - Trapianto di Cellule staminali e Trapianto di Midollo Osseo.
- Leucemia: Cure e Trattamento.
- Lomustina.
- Mastectomia.
- Mecloretamina.
- Melanoma Diagnosi e cura.
- Melfalan.
- Metotrexato.
- Miomectomia.
- Mitomicina.
- Octreotide.
- Oxaliplatino.
- Paclitaxel - Taxolo.
- Pertuzumab.
- Radioterapia.
- Radioterapia Esterna e Interna.
- Risperidone.
- Sorafenib.
- Sunitinib.
- Tamoxifene.
- Temozolomide.
- Terapia della Leucemia Mieloide Cronica.
- Terapia ormonale Sostitutiva e Cancro.
- Terapie per i vari Tipi di Leucemia.
- Trastuzumab.
- Tumore al fegato: Sopravvivenza e Cure.
- Tumore al Polmone: Cura e Trattamento.

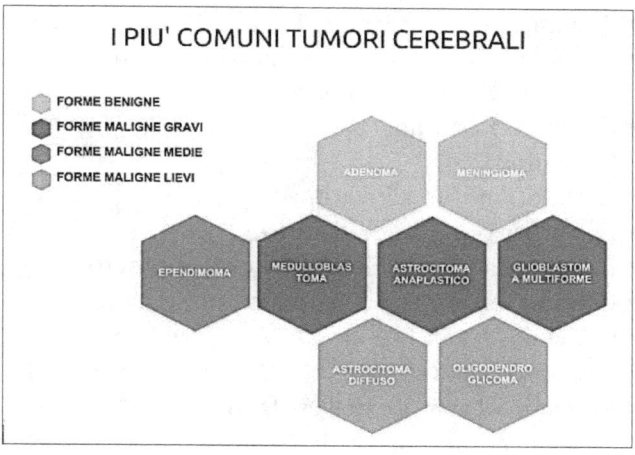

- Tumore al seno: radioterapia, chemioterapia e terapia ormonale.
- Tumore al seno: sintomi e terapia chirurgica.
- Tumore all'endometrio: terapia e sopravvivenza.
- Tumore alla Prostata: Diagnosi e Trattamento.
- Tumore del pancreas: trattamento.
- Tumore della tiroide: diagnosi e trattamento.
- Tumore dello stomaco: trattamento

DIETE E INTEGRATORI CHE POSSONO AVERE UNA CERTA UTILITÀ NELLA PREVENZIONE DEI TUMORI

- Alcol e Tumori del cavo orale
- Flora batterica, orale e Probiotici.
- Alimentazione e una dieta contro il cancro.
- Alimenti antitumorali.
- Aloe contro il Cancro e Tumori.
- Amigdalina.
- Artemisina.
- Cachessia neoplastica e integrazione alimentare.
- Cancro e Bicarbonato di sodio.
- Cancro e falsi miti.
- Curcumina.
- Dieta e Tumore allo stomaco.
- Dieta per prevenire i Tumori.
- Essiac - La Tisana che NON cura il cancro.
- Glucosinolati e Isotiocianati contro il cancro.
- Graviola.
- Il cancro odia i cavoli!
- Prevenire il tumore dell'esofago.
- Tumori: come Prevenirli.
- Vitamina C e tumori.

20)*

L'assunzione dell'MMS è compatibile con qualsiasi tipo di farmaco, integratori, diete (anche chemio-ospedaliero) e radioterapia e quindi, la somministrazione può iniziare già dall'inizio da che si è constatato un tumore di qualsiasi tipo, forma o gravità esso sia.

SCHEDA E FOGLIO ILLUSTRATIVO DELL'MMS

La Formula dell'MMS puro:
- Clorito di sodio ($NaClO_2$).
- Diossido o Biossido di cloro: ClO_2
- Massa molare: 67,45 g/mol.
- Densità: 1,64 g/cm³
- Punto di ebollizione: 9,7 °C.
- Aspetto: gas giallo-rosso pallido, con odore pungente.
- Tossicità acuta.
- Comburente.
- Pericoloso per l'ambiente.
- Corrosivo.
- Gas compresso.
- Letale se inalato.
- Provoca gravi ustioni cutanee e gravi lesioni oculari.
- Molto tossico per gli organismi acquatici.
- Esplosivo a contatto o senza contatto con l'aria.

Un flaconcino (30 ml) di MMS contiene:
Energia: 0 kJ / 0 kcal
Grassi: 0 g
Grassi saturi: 0 g
Carboidrati: 0 g
Zuccheri: 0 g
Fibre: 0 g
Proteine: 0 g
Sale: 7,8 g
Clorito di sodio ($NaClO_2$): 27,1 g
Cloruro di sodio - (sale da tavola) (NaCl): 7,8 g
Acqua distillata: 65,1 g

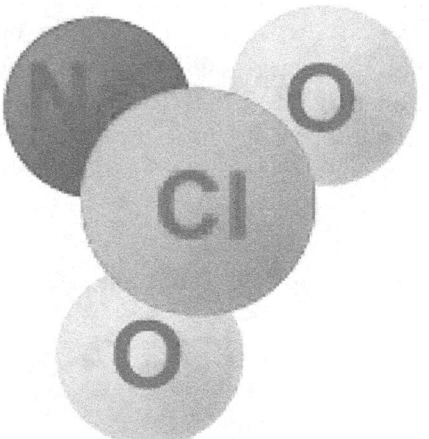

Un flaconcino (30 ml) di ACTIVATORE contiene:
Valore nutrizionale per 100 g
Energia: 0 kJ / 0 kcal
Grassi: 0 g
Grassi saturi: 0 g
Carboidrati: 0 g
Zuccheri: 0 g
Fibre: 0 g
Proteine: 0 g
Sale: 0 g

Acido cloridrico (HCL): 4% - 5%
Acqua distillata: 95 - 96%

L'MMS è quindi una soluzione al 28% del minerale chiamato: Clorito di sodio (NaClo$_2$). Non è uguale al Cloro (Cl), non é neppure candeggina e né tantomeno varechina essendo questi Ipoclorito di sodio (NaClO) stabilizzato tramite l'aggiunta di Carbonato di sodio o Solfato di sodio. Solo una minima parte dell'MMS è composto da sale da tavola (Cloruro di sodio - NaCl).

In forma solida il Clorito di sodio è instabile e viene solitamente miscelato con circa il 20% di Cloruro di sodio (sale da tavola). In Australia lo si produce e lo si distribuisce a livello commerciale come soluzione al 31% in acqua. Per gli utenti finali nell'industria alimentare e agricola è disponibile come soluzione al 5% con il nome di Vibrex. Negli USA e nel Regno Unito è disponibile anche in forma di pasticche che rilasciano Biossido di cloro. In Germania e in Italia, il Biossido di cloro costituisce il trattamento chimico più diffuso per le forniture idriche pubbliche.

Anche nella medicina convenzionale, ben prima che Jim Humble scoprì l'efficacia sanatoria dell'MMS, il Biossido di cloro è stato utilizzato per sterilizzare i globuli rossi a scopo di trasfusione. Non solo Humble, ma anche scienziati medici riscontrarono che una soluzione al 28% di Clorito di sodio attivata con il 15% di Acido lattico secondo una concentrazione pari a 1:100, uccideva tutto l'HIV-1 nei globuli rossi. Un aspetto curioso: il Clorito di sodio stabilizzato che non produce Biossido di cloro è stato brevettato per l'impiego endovenoso nel trattamento di patologie autoimmuni, epatite e cancri linfatici. Presumibilmente il NaClo2 previene o riduce l'attività degli antigeni e la risposta autoimmune.

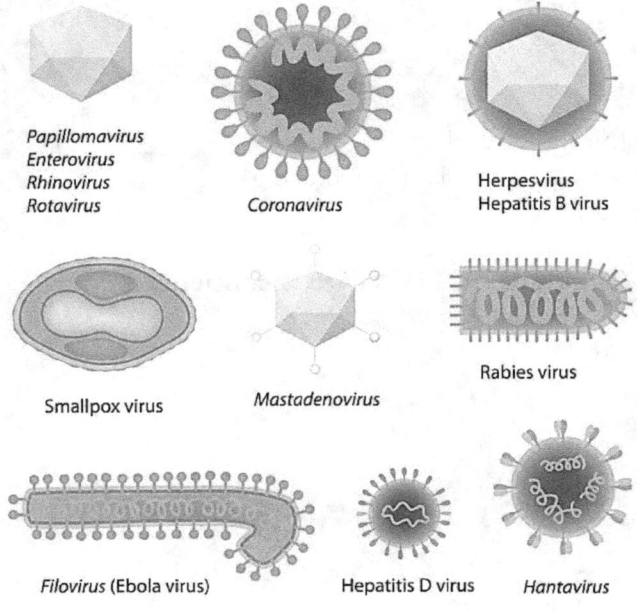

L'MMS – IL MINERAL MASTER SUPPLEMENT

E' saggio prendere nota che per debellare un tumore già in corso, la Chirurgia, la Chemio, la Radio e altre terapie ospedaliere sono ok, ma non sempre bastano per annientare un tumore. Servono a ben poco le diete, i giusti alimenti, gli integratori, le Vitamine, i farmaci naturali o omeopatici, i fantasiosi decotti o prodigiosi rimedi toccasana provenienti da chissà quale lontana foresta tropicale; anzi, chi sostituisce simili metodi aborigeni e primitivi alle vere e moderne cure oncologiche farebbe perdere tempo prezioso al paziente con danni irreversibili quali metastasi di cellule tumorali che potrebbero propagarsi all'interno di alcuni organi vitali.

Un simile ritardo darebbe l'opportunità alle cellule cancerose di duplicarsi velocemente ed espandersi in altre parti del corpo creando l'inguaribile e mortale riproduzione di un processo tumorale a distanza dal luogo di insorgenza.

Statisticamente, in base al tipo di tumore, le cure mediche oncologiche ospedaliere garantiscono solo di una minima percentuale la probabilità di guarigione o recessione (40/50% nei primi 5 anni da che si è costatato il tumore).

Secondo i calcoli di molti esperti, medici e oncologi operanti all'estero, ma anche un grande numero operante in Italia, può essere necessario, specie nei casi di un tumore estremo e avanzato (con o senza metastasi), oltre a curare il paziente amministrandogli solo i giusti farmaci ospedalieri chemioterapici, trattamenti radioterapici e tante altre terapie, siano somministrate anche cure supplementari purché ufficialmente riconosciute dal Ministero della Salute.

Nell'Articolo 13 del Codice di Deontologia Medica nazionale (18/05/2014), aggiornato al 2017, vedi: www.ordinemedici.bz.it/it/codice-deontologico/ riguardo ai doveri del medico è scritto:

"Il medico può prescrivere farmaci non ancora registrati o non autorizzati al commercio oppure per indicazioni o a dosaggi non previsti dalla scheda tecnica, se la loro tollerabilità ed efficacia è scientificamente fondata e i rischi sono proporzionati ai benefici attesi. ... Il medico non adotta né diffonde pratiche diagnostiche o terapeutiche delle quali non è resa disponibile idonea documentazione scientifica e clinica valutabile dalla comunità professionale e dall'autorità competente. Il medico non deve adottare né diffondere terapie segrete".

Attinente a ciò, basti navigare un po' in internet per accorgersi che esistono molti medici, sia in Italia sia all'estero, che somministrano farmaci, integratori e preparati farmacologici che in Italia non sono registrati, non sono autorizzati neppure al commercio e quindi non sono riconosciuti come tali dal Ministero della Salute. Uno di questi si chiama: MMS, ovvero: Clorito di sodio (NaClO2).

In modo del tutto segreto e in anonimato, ritenendolo un ottimo rimedio supplementare per annientare il cancro, alquanto spesso, questi medici somministrato l'MMS ai loro pazienti e familiari più stretti che sono affetti da un tumore e da altre gravi patologie, anche terminali.

Quando si chiede a questi medici per quale motivo, somministrano un preparato che non è riconosciuto come farmaco dal Ministero della Salute e neppure dall'FDA (Food and Drug Administration – l'Ente governativo statunitense che si occupa della regolamentazione dei prodotti alimentari e farmaceutici), nelle loro risposte vi sono alcuni dei seguenti commenti:

• L'MMS è un preparato che ha dato ormai ampie prove d'essere molto efficace contro una innumerevole gamma di patologie.
• Il Clorito di sodio si trova pure e in grandi quantità nell'acqua potabile che esce dai rubinetti di casa.
• L'utilizzazione del Clorito di sodio è molto vasta:
- Nella disinfezione e potabilizzazione dell'acqua pubblica.
- Nelle acque di riutilizzo e ricircolo.
- Nell'irrigazione di orticolture agricole.
- Nel lavaggio igienico della frutta e verdura.
- Nell'allevamento e lavaggio di animali da fattoria.
-Nell'industria di disinfezione, pulizia, macellazione di animali e sanificazione di carni, derivati di animali, pastorizzatori e trasformazione di prodotti ittici.
- Nell'industria lattiero casearia.
- Nel risciacquo industriale delle bottiglie.
- Nell'industria farmaceutica e nella preparazione di farmaci.
• Vi sono troppe menzogne, dicerie e pregiudizi intorno a ciò che è realmente l'MMS ed ai suoi reali effetti per la salute. Simili maldicenze provengono solo da persone e medici che non hanno approfondito la veridicità sull'MMS.
• Il Clorito di sodio allo stato puro è velenoso e quindi non va assolutamente ingerito, ma va prima ampiamente diluito. Ne bastano solo alcune gocce per notarne i suoi effetti sanatori.
• Quando alcune gocce di questo Clorito di sodio vengono adeguatamente attivate aggiungendovi alcune gocce di acido citrico e poi ancora diluito con acqua naturale o succo di frutta, non è affatto nocivo se viene ingerito.
• Dopo essere stato adeguatamente attivato, l'MMS possiede delle prestazioni eccellenti divenendo un efficace alghicida, battericida, fungicida e virucida che ha dimostrato performances superiori rispetto al cloro ed ai classici disinfettanti a base di cloro.
• Vi sono assiduamente risultati di guarigione presso migliaia di pazienti che erano affetti anche da cancro.
• In se stesso l'MMS non guarisce quasi nulla, oltre a pulire, disintossicare l'intero corpo e uccidere batteri, virus, microrganismi patologici e cellule tumorali, dà un'enorme energia e potenza al sistema immunitario del paziente.
• Le lamentele e gli effetti collaterali dell'MMS avvengono solo se non si seguono, secondo prescrizione, le giuste quantità delle dosi da assumere.
• Nei paesi dell'Europa occidentale e del Nord America viene molto usato nell'automedicazione.

• L'MMS viene prodotto, venduto e somministrato di nascosto per il motivo che non in tutte le nazioni del mondo, tra cui l'Italia, è ufficialmente riconosciuto dagli Enti Ministeriali preposti della Sanità come un farmaco vero e proprio.
• Il Clorito di sodio, NaCLO2 - è la base di questo semplice ed economico ritrovato chiamato MMS: viene liberamente commercializzato negli Stati Uniti, in Canada, in Inghilterra, Australia ed in Germania.
• In Cina è stato riconosciuto come farmaco dal Ministero della Sanità; in Spagna, Portogallo, in Sud America e in molti paesi dell'Asia stanno valutando se riconoscerlo o meno.
• Costa pochissimo e quindi non è interessante per le grandi multinazionali farmaceutiche.
• A coloro che nel 1999 lo hanno brevettato presso il Search International and National Patent Collections (WIPO), le grandi Ditte farmaceutiche internazionali, tra cui l'FDA "Food and Drug Administration" gli hanno chiesto molte decine di milioni di Dollari per legalizzarlo.

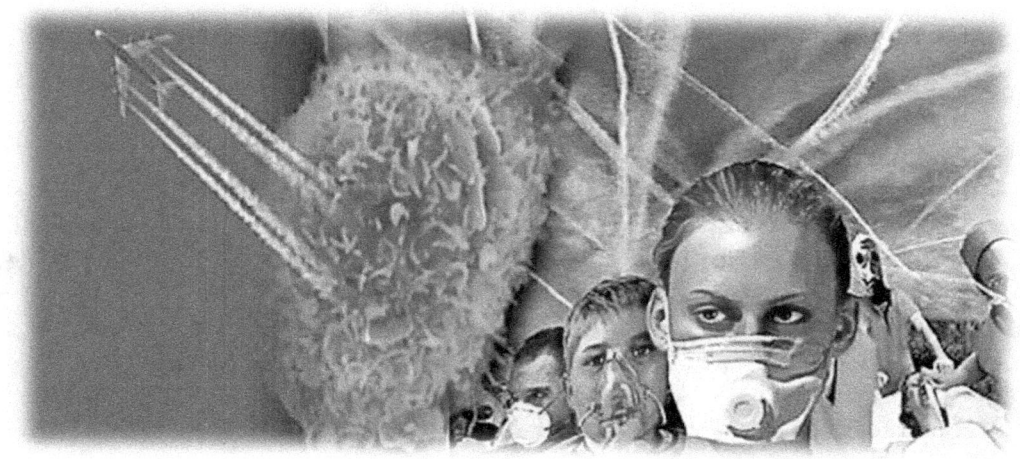

CHE COS'E' EFFETTIVAMENTE L'MMS GREZZO?

L'MMS (*Mineral Master Supplement*), detto anche: "Miracle Mineral Solution" (*Soluzione Minerale Miracolosa*), oppure: *Miracle Mineral Supplement* è un tipo di sale di sodio proveniente dell'acido cloroso. Come quasi tutti i sali ossigenati del cloro, è un potente ossidante e fungicida.

Prima di essere attivato con acido citrico e diluito in molta acqua secondo prescrizione, l'MMS grezzo o puro è semplicemente lo stesso identico Clorito di sodio o Sodio dell'Acido Cloroso (NaClo2) che si trova pure diluito nell'acqua potabile che esce dai rubinetti di tutte le abitazioni.

Il Clorito di sodio è anche utilizzato in molti campi:
- Nel trattamento dell'acqua per renderla potabile.
- Come disinfettante nelle acque per impedire la formazione di microbi e batteri.
- Nell'industria alimentare (carne, pesce, frutta, verdura, derivati animali, ecc.)
- Disinfezione e pulizia in generale (ospedali, scuole, hotel, ecc.)
- Nell'industria tessile e della carta, come candeggiante.
- Nella produzione del Diossido di cloro in laboratorio.

Nella disinfezione dell'acqua il Clorito di sodio sviluppa lentamente diossido di cloro, un composto molto reattivo che permette la rimozione degli ioni, ferro e manganese, l'ossidazione degli idrocarburi alogenati e, di conseguenza, l'eliminazione dei cattivi odori.

Come candeggiante tessile, il Clorito di sodio è reattivo con molte fibre. Può essere utilizzato sul cotone, su fibre vegetali e sintetiche come il nylon, il perlon, rhovyl e dralon. Il suo effetto ossidante fa in modo che distrugga le pectine nelle fibre di cellulosa, rendendole più solubili e più lavorabili. È anche utile nell'eliminazione dei colori senza attaccare le fibre stesse.

Il Clorito di sodio è anche utilizzato negli scrubber, essendo un ossidante molto forte, e nel lavaggio della frutta e verdura, grazie al suo effetto fungicida. Per questo è anche usato nei detersivi come anti-muffa, nei dentifrici e nei liquidi detergenti per le lenti a contatto.

È chiamato anche "ossigeno stabilizzato". In effetti il Clorito di sodio puro o grezzo è un veleno e quindi non va mai ingerito. Se non è debitamente e ampiamente diluito a dovere le indicazioni di sicurezza relative questa sostanza riporta i seguenti simboli di rischio chimico per la salute dell'uomo:

Comburente.   Tossicità acuta.   Corrosivo.   Pericoloso per l'ambiente.

Pericolo (*Hazard statements*), **indicazioni del Regolamento (CE) n. 1272/2008**:
- Può provocare un incendio o un'esplosione.
- Tossico se ingerito.
- Letale per contatto con la pelle.
- Provoca gravi ustioni cutanee e gravi lesioni oculari.
- Può provocare danni agli organi in caso di esplosione prolungata o ripetuta.
- A contatto con acidi libera gas molto tossici.
- Corrosivo per le vie respiratorie.

Consigli di prudenza (*Precautionary statements*) **prescrizioni di natura sanitaria del Regolamento (CE) n. 1272/2008**:
- Tenere /conservare lontano da indumenti e materiali combustibili.

- Non respirarne la polvere/ i fumi/ i gas/la nebbia/i vapori /gli aerosol.
- Non disperdere nell'ambiente.
- Indossare guanti/indumenti protettivi/proteggere gli occhi/il viso.
- Utilizzare un apparecchio respiratorio.
- In caso di ingestione: contattare immediatamente un centro antiveleni o un medico.

L'operazione di aggiungere il Clorito di sodio all'acqua per renderla potabile per tutta la popolazione avviene con il consenso e l'autorizzazione: dell'"Organizzazione Mondiale della Sanità" (OMS), del "Servizio Sanitario Nazionale Italiano" (SSN), dal "Food and Drug Administration" - U.S.A. (FDA), da Enti Governative Sanitarie e Organizzazioni Ministeriali di tutto il mondo atti a salvaguardare la salute dell'essere umano. 21)*

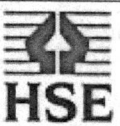 HSE: Ente sulla salute e sicurezza sul lavoro - UK

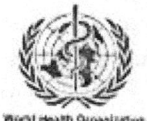 World Health Organization

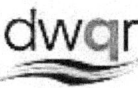 Ispettorato sull'acqua potabile - UK

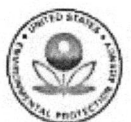 EPA: Us Enviromental Protection Agency USA

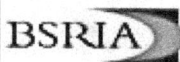 BSRIA Building Services research & information association - UK

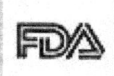 FDA: Us Food and Drug Administration - USA

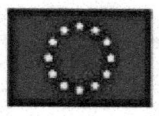 Unione Europea

 Ministero della Salute – Autorizza XzioX 0,35% per l'utilizzo nella disinfezione delle acque destinate al consumo umano

L'IMPIEGO OPERATIVO DEL CLORITO DI SODIO (NaCLo2)

Come si è detto, nella disinfezione dell'acqua il Clorito di sodio sviluppa lentamente Biossido di cloro, un composto molto reattivo che permette la rimozione, tra l'altro, degli ioni, ferro e manganese, l'ossidazione degli idrocarburi alogenati, muffe, batteri, virus e microrganismi patogeni e, di conseguenza, i cattivi odori.

Fu nel 1956 a Bruxelles che il Cloro fu sostituito con il Biossido di cloro derivante dal Clorito di sodio per il trattamento delle acque. Ancor oggi, in tutto il mondo viene usato, tra l'altro, come ossidante finale nella potabilizzazione. Anche in laboratorio, questo Ossido è preparato esclusivamente dall'ossidazione del prezioso Clorito di sodio: NaClo2.

Rispetto al più economico Ipoclorito, il Biossido derivante dal Clorito di sodio non produce trialometani per reazione con i fenoli derivanti dalla decomposizione degli acidi umici e viene inoltre diminuita la formazione di Bromati. In acque a pH neutro il Biossido ha un'azione disinfettante assai migliore del Cloro, riesce a controllare meglio i batteri della legionella e diversi virus, ed è anche molto meno corrosivo.

Il Biossido è anche utilizzato nella disinfezione dell'aria; fu ad esempio l'agente chimico principale impiegato nelle minacce di contaminazione con antrace del 2001 negli Stati Uniti. Recentemente, dopo l'uragano Katrina a New Orleans, questo Biossido derivante dal Clorito di sodio NaClo2 è stato usato per disinfettare la pericolosa melma batterica e fungicida che inondò tutte le abitazioni.

Applicazioni - Agrifood

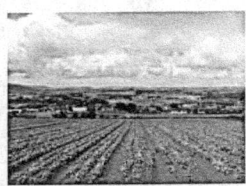

Agricoltura
- Lavaggio di frutta e verdura – tagliata (e non) e pelata (e non)
- Funghicida in post raccolta
- Irrigazione

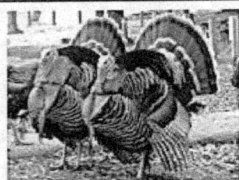

Allevamento animale
- Air scrubbers
- Disinfezione acque di abbeveraggio
- Lavaggio mammelle mucche
- Biosicurezza negli incubatoi

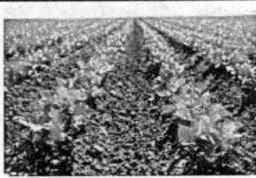

Ortocolture
- Eliminazione biofilm dalle linee di irrigazione e tank di stoccaggio
- Eliminazione dell'intasamento nei sistemi a gocciolamento
- Controllo alghe
- Trattamento acqua di irrigazione
- Trattmento dell'acqua depurata destinata al riutilizzo

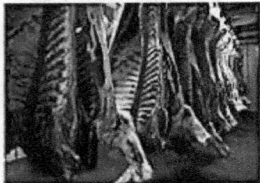

Industria di macellazione
- Disinfezione acqua di processo e acqua di refrigerazione
- CIP agente sanificante
- Air scrubbers e torri di raffreddamento

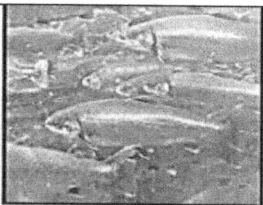

Industria del pesce
- Disinfezione acqua di processo e acqua per produzione ghiaccio
- CIP agent
- Air scrubbers e torri di raffreddamento

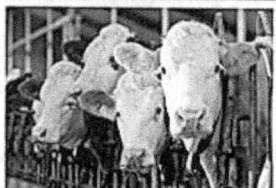

Industria lattiero casearia
- Sanificante per macchinari
- Disinfezione acqua di processo e acqua di refrigerazione
- CIP agente sanificante

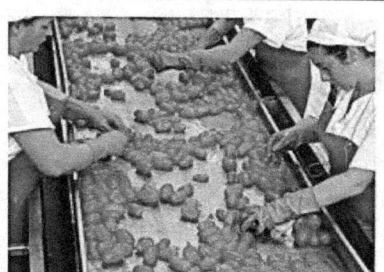

Industria Alimentare
- Controllo microbico dell'acqua di processo, come ad esempio l'acqua di fiume, acqua di riutilizzo, sistemi di acqua fredda, refrigeratori.
- CIP agente sanificante
- Sanitizzante per contatto con alimenti per tutti gli equipaggiamenti di processo superfici, linee di trasferimento, tanks, trasportatori, miscelatori, ecc.
- Sanitizzante per contatto non alimentare per trattare acqua di ricircolo per imballaggi, raffreddamento, pastorizzatori, muri, pavimenti, ecc.
- Pulizia e disinfezione delle membrane

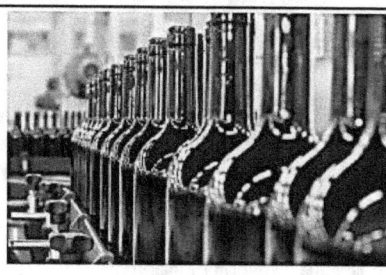

Bevarage: Birrerie, Cantine e Industrie
- Trattamento acqua potabile
- Risciacquo bottiglie
- Disinfezione osmosi inversa e addolcimento
- CIP agente sanificante
- Pastorizzatori, imbottigliamento a caldo e a freddo
- Riempitrici

Applicazioni - istutizionali

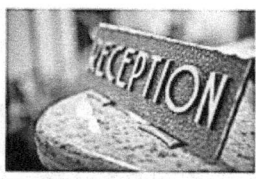

Ospedali
- Controllo Legionella nei sistemi di distribuzione acqua calda e fredda
- Disinfezione superfici

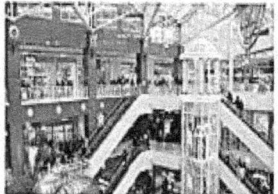

Centri Commerciali
- Disinfezione acqua potabile
- Sistema di condizionamento dell'aria
- Air scrubbers

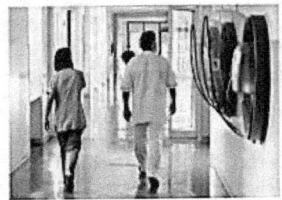

Hotel
- Controllo Legionella nei sistemi di distribuzione acqua calda e fredda
- Torri di raffreddamento e air scrubbers
- Disinfezione filtri delle piscine

Applicazioni - Municipale

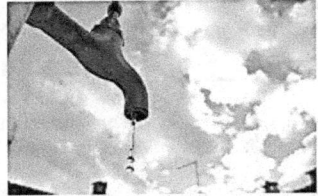

Trattamento acqua potabile
- Disinfezione
- Controllo odore e sapore (esempio ossidazione dei solfuri)
- Controllo trialometani e by-products
- Ossidazione ferro e manganese
- Disinfezione filtri a sabbia
- Controllo nitrificazione

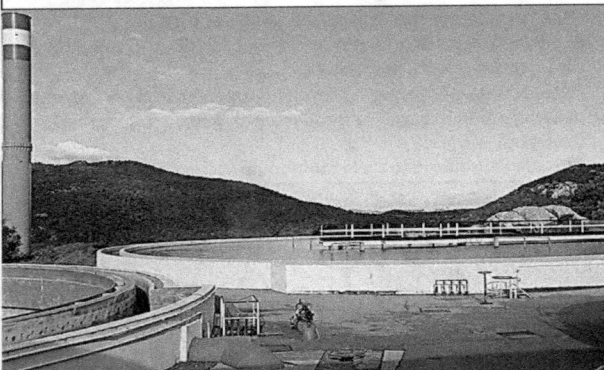
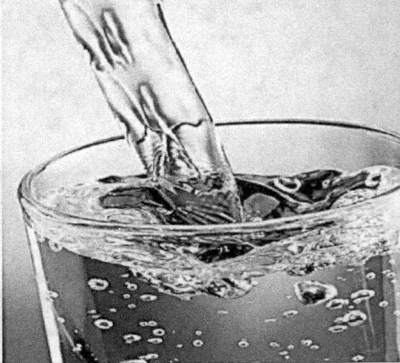

Particolarmente indicato nel contrasto di Legionella, E. Coli, Salmonella, Listeria e Criptoridium

Azione disinfettante
è un efficace alghicida, battericida, fungicida e virucida che ha dimostrato performances superiori rispetto al cloro ed ai classici disinfettanti a base di cloro.

In Italia vi sono distributori di Biossido di cloro liquido di elevata purezza che agisce su batteri, virus, funghi, legionella, alghe, ecc.

Il Clorito di sodio NaClo2 viene considerato l'evoluzione del Cloro (ipoclorito di sodio) per utilizzi e semplicità di gestione a cui si uniscono i vantaggi del Biossido di cloro, suggerito sempre più come metodo di disinfezione da ASL e linee guida regionali.

22)* - 23)* - 24)*

L'MMS E' VERAMENTE PERICOLOSO PER LA SALUTE?

Molti utenti che visitano le pagine del web leggono, pure da fonti ufficiali incluso Wikipedia, che l'MMS non è altro che varechina, candeggina, ammoniaca o semplice cloro e comunque un veleno dannoso e alquanto pericoloso se viene ingerito. Ma, ciò corrisponde a verità?
- Cosa è il vero MMS e qual è la sua reale composizione?
- E' l'MMS veramente pericoloso per la salute dell'individuo che lo ingerisce?
- Quali prove da fonti ufficiali e ufficiose esistono che l'MMS:
- E' pericoloso?
- Non è pericoloso?
- Non contribuisce a guarire il cancro?
- Contribuisce a guarire il cancro?

In modo razionale, medico-scientifico e senza pregiudizi popolari, nei seguenti articoli tratteremo i temi e le risposte alle domande sopra esposte.

COSA È IL VERO MMS E QUAL È LA SUA REALE COMPOSIZIONE?

Questo articolo serve a ribadire che la chimica è una scienza esatta: Sodio Ipoclorito di formula $NaOCl$ non è Biossido di Cloro (ClO_2) più il Sodio, cioè, un' altra cosa di nome Clorato di Sodio con formula $NaClO_2$.

Certo, ... specie per chi non ha studiato un minimo di chimica fisica, le sigle chimiche e le loro disposizioni e composizioni, a volte possono confonderlo come il termine anglosassone $NaClO$ per significare l'Ipoclorito di Sodio, rispetto all'italiano $NaOCl$ per significare la stessa cosa, cioè, Ipoclorito di Sodio.

La stessa confusione non è possibile nei numeri espressi nelle formule, un esempio eloquente: tra l'acqua da bere perché buona e salutare di formula H_2O e l'acqua ossigenata da non bere perché cattiva e tossica di formula H_2O_2.
Come si vede, è una questione di numeri e nessuno mai berrebbe l'acqua ossigenata.

Tornando a noi, il Clorito di Sodio $NaClO_2$ - Sodium Chlorite, è solo la base del composto denominato MMS: chiamato anche "ossigeno stabilizzato", una soluzione di Clorito di sodio al 28% in acqua distillata.

Quando un lieve acido (limone, aceto, succo di lime o acido citrico) viene aggiunto al Clorito di Sodio $NaClO_2$ questo genera Biossido di Cloro divenendo così l'MMS che potrebbe essere assunto dal paziente.
Chiarisco:
- $NaClO_2 + HCl + NaOCl$;
- $ClO_2 + NaCl + H_2O$ Sodium Clorite + Acido cloridrico + Ipoclorito;
- Biossido di Cloro + sale da cucina + acqua.

Tutto ciò, non va confuso con l'Ipoclorito di Sodio o, peggio, con la candeggina, come esprimono allegramente alcuni "Maestri" solo perché il Biossido di Cloro disperde il classico odore di Cloro come quello che è usato nell'industria tessile come candeggiante.

In pratica, l'inesperto in materia chimica crea un vero e proprio pasticcio quando afferma che l'Ipoclorito è la stessa candeggina, quando viceversa è la candeggina a possedere Ipoclorito, con i suoi stabilizzanti, conservanti e profumi vari, intendendo così il classico pungente odore di Cloro dovuto all'Ipoclorito, appunto.

Secondo le analisi condotte da diversi laboratori e aziende chimiche, tra cui: "L'Unione Internazionale di Chimica Pura e Applicata" (IUPAC), le caratteristiche generali del Clorito di sodio [Diossoclorato di sodio (III) o "Ossigeno stabilizzato"] avente nomi alternativi ma inesatti, quale ad esempio Clorato di sodio $NaClO3$, sono:
- Formula molecolare: Clorito di sodio $NaClO2$.
- Sostanza solida: Sale anidro ossigenato (ossiacido) non igroscopico.
- Provenienza: Sale di sodio dell'acido cloroso.
- Proprietà fisiche del Sodio (Na): metallo soffice, ceroso, argenteo, reattivo.
- Proprietà fisiche dell'Acido cloroso ($HClO2$): E' un composto del cloro.

Caratteristiche generali del Clorito di sodio $NaClO2$
- Composto organico cui molecole sono presenti: atomi carbossili e ossidrili.
- Peso Massa molecolare - u- (atomi): 90,44 g/mol
- Densità in condizioni standard (g/cm^3): 2500 g/cm^3.
- Solubilità in acqua: 390 g/L (17 °C).
- Temperatura di fusione:_ 473 (200 °C decomposto).
- Aspetto: solido bianco.
- Numero CAS: 7758-19-2
- Numero EINECS (UE): 231-836-6
- PubChem (USA): 23668197
- Smiles struttura molecola: [O-]Cl=O.[Na+]
- ID ChEBI: 78667
- ID ChemSpider: 22860
- CID PubChem: 23668197
- Applicazione: Nella produzione del diossido di cloro.
- Effetti pratici: E' un potente ossidante e fungicida.
- Utilizzazione: Nella disinfezione e potabilizzazione dell'acqua. Nelle acque di riutilizzo e ricircolo. Nell'irrigazione di orticolture agricole. Nel lavaggio igienico della frutta e verdura. Nell'allevamento e lavaggio di animali da fattoria. Nell'industria di disinfezione, pulizia, macellazione di animali e sanificazione di carni, derivati di animali, pastorizzatori e trasformazione di prodotti ittici. Nell'industria lattiero casearia. Risciacquo industriale delle bottiglie. Nell'industria farmaceutica e preparazione di farmaci.
- Prestazioni: E' un efficace alghicida, battericida, fungicida e virucida che ha

dimostrato performances superiori rispetto al cloro ed ai classici disinfettanti a base di cloro.

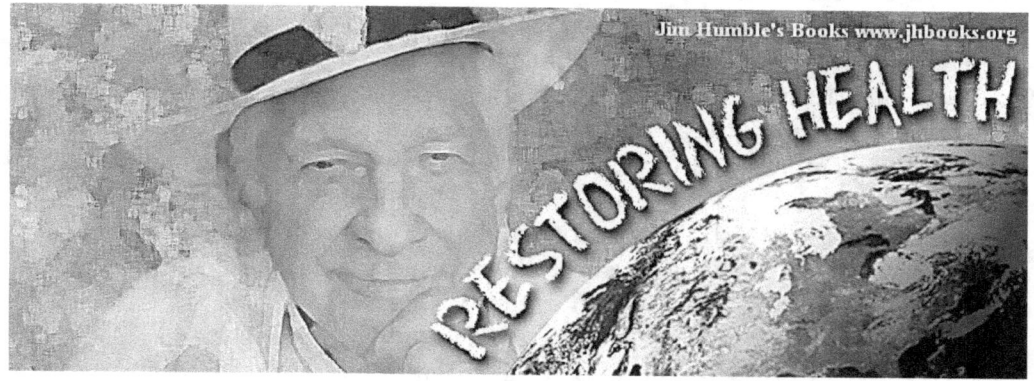

L'MMS E LA SCOPERTA CASUALE DI JIM HUMBLE

Come si legge nei tanti articoli, il protocollo dell'MMS è stato sviluppato dall'americano Jim Humble (ora ultra ottantenne), un noto ingegnere minerario con esperienze lavorative nel settore aerospaziale americano. Humble era un ricercatore minerario, specializzato nella ricerca dell'oro e metallurgia. La sua scoperta avvenne durante una spedizione nelle giungle dell'America Centrale come risposta al tentativo di aiutare un membro della sua spedizione, ammalato di malaria e lontani due giorni dalla prossima miniera.

Dopo molti anni di esperienza, Humble portava sempre con sé dell'ossigeno stabilizzato per potabilizzare l'acqua locale. Di fronte alla concreta possibilità di perdere la persona colpita da malaria gli diede da bere alcune gocce dell'ossigeno stabilizzato (Clorito di Sodio $NaClO_2$). Tra lo stupore generale l'ammalato si riprese in poche ore, quello sì, che è sembrato un miracolo, ma Jim Humble voleva capire meglio quello che era successo.

COS'È IL MIRACLE MINERAL SOLUTION (MMS)

Nessun miracolo solo una meraviglia della chimica. Il Miracle Mineral Solution (MMS), sviluppato da Jim Humble, è un prodotto che ha implicazioni per ciascuno di noi. Si tratta di un solvente chimico, il Diossido di cloro, in quantità piccole abbastanza da poter essere ingerito in tutta sicurezza, ma sufficiente ad uccidere i patogeni che vivono nel corpo degli esseri umani.

L'MMS toglie l'energia ai microrganismi, germi, batteri e virus che generano malattie e che avvelenano gli organi e i tessuti con i loro prodotti di scarto rendendoli più vulnerabile a malattie anche terminali. Se questa non è la vostra situazione di sicuro lo è di qualcuno che conoscete o che amate.

Tecnicamente, il prodotto è chiamato: MMS, che sta per: "Mineral Master Supplement", in gergo: "Soluzione Minerale Miracolosa". La bandiera di prudenza si alza immediatamente quando il termine miracolo viene usato per stupire o quando non comprendiamo cosa fa e come lo fa. In questo caso è davvero stupefacente. Tuttavia una spiegazione del perché l'MMS è così efficace nel distruggere i patogeni è ben possibile.

Non è l'MMS che distrugge i patogeni, ma è il Diossido di cloro che lo fa. Ma quando capirete la sua chimica vedrete che non si tratta di un miracolo, lo sembra solo.

Dopo molti anni di sperimentazioni Jim Humble capì che cosa rese l'ossigeno stabilizzato così efficace nel curare la malaria, non era affatto l'ossigeno stabilizzato, ma il Diossido di cloro in tracce. Ulteriori ricerche lo portarono ha sviluppare un metodo che produce, Diossido di cloro, migliaia di volte in più di quanto è contenuto nell'ossigeno stabilizzato. Questo è stato ottenuto usando una concentrazione superiore di Sodio clorito (diluito al 28% contro il 3% dell'ossigeno stabilizzato) in unione con un semplice attivatore alimentare: aceto, oppure acido citrico o succo di limone.

Le news giornalistiche riferiscono che il successo di questo semplice protocollo è stato provato prima in Africa, soprattutto Malawi e Uganda guarendo più di 75.000 ammalati di malaria senza alcun fallimento, ma anche epatite, cancro e AIDS.

Jim Humble ha fatto una cronaca di questi avvenimenti in due libri scaricabili come E-book dal suo sito: www.miraclemineral.org il titolo del libro è: "Breakthrough: The Miracle Mineral Supplement of the 21st Century part 1, part 2".

Oltre alle dosi da assumere, in questi libri viene anche descritto come farsi da sé l'MMS in cucina in qualsiasi quantità partendo dal Sodio clorito, un prodotto non facile da trovare per i privati. In questo stesso sito è in vendita l'MMS già pronto in bottigliette da 4 once preparato secondo le istruzioni originali di Jim Humble.

OGNUNO PUÒ AVERE UN SOVRACCARICO DI TOSSINE

Alcuni non lo ammettono, altri preferiscono pensare di non averlo. Se la vostra salute non è perfetta…o siete abitualmente con poca energia, o avete problemi di peso, o problemi di pressione, o costantemente problemi infiammatori o dolori, allora è probabile che avete un sovraccarico di tossine, metalli pesanti, virus, batteri o parassiti in corso.

La medicina tradizionale tipicamente risponde caricandovi con un carico addizionale di medicine chimiche inquinanti, molti dei quali uccidono indiscriminatamente tessuti sani e malati. Questo non succede con il Diossido di cloro, che agisce solo sulle presenze dannose. Miracolo o no gli effetti positivi sono fenomenali.

Più avanti verrà descritto il protocollo MMS. Quando seguito, produce e distribuisce Diossido di cloro nei globuli rossi del sangue, e diventa il più efficace e intelligente killer di patogeni conosciuto in natura.

ALCUNE INFORMAZIONI SULLA CHIMICA DELL'MMS

Diossido di cloro (ClO_2) e Cloro (Cl, 17) non sono la stessa cosa. Il Cloro è un elemento chimico. In forma di ioni è una parte distinta del comune sale da cucina (Cloruro di sodio - NaCl) e di altri composti necessari alla maggioranza delle forme di vita compresa quella umana. Il Diossido di cloro è un potente agente ossidante, ed è il più abbondante ione disciolto nell'acqua di mare, e si combina quasi con ogni altro elemento, incluso il Sodio (Na) per formare cristalli di sale (nome comune del Cloruro di sodio), e di Magnesio (Mg, 12), come Cloruro di magnesio ($MgCl_2$).

Il Diossido di cloro è un composto chimico che consiste di uno ione di cloro legato a due ioni di ossigeno.

Gli agenti ossidanti sono composti chimici che accettano prontamente elettroni da "donatori di elettroni." Guadagnano elettroni attraverso reazioni chimiche. Questo è molto importante riferito al Diossido di cloro, perché tutti i patogeni sono donatori di elettroni.

Essendo un gas (ossigeno stabilizzato), il Diossido di cloro è estremamente volatile. Questa volatilità è il fattore chiave nell'efficacia del Diossido di cloro come distruttore di patogeni. Il composto è letteralmente esplosivo; è così esplosivo che non si può trasportare. Perciò è pratica comune di generare il Diossido di cloro sul luogo in cui si usa.

Il Diossido di cloro è usato per potabilizzare l'acqua al posto del Cloro in quanto, a differenza del Cloro, il Diossido di cloro non produce composti cancerogeni. Il Diossido di cloro è stato approvato dalle autorità sanitarie quale agente sicuro per la rimozione di patogeni e contaminanti quali l'antrace. E questo significa che è ritenuto molto efficace.

Tuttavia la concentrazione in queste applicazioni varia da 500 ad oltre 6000 ppm (parti per milione), che è chiaramente mortale per ogni individuo. Usando il protocollo dell'MMS viene prodotto Diossido di cloro all'incirca di 1 ppm (parte per milione).

A differenza del Diossido di cloro, la soluzione di MMS (già attivata e diluita) è sicura da trasportare, e, pur essendo un potente distruttore di patogeni è innocua per l'uomo se viene assunta secondo l'esatta prescrizione.

La soluzione di MMS è 28% di Sodio clorito (o Clorito di Sodio NaClO2) in acqua distillata. Con una singola goccia di MMS si produce Diossido di cloro quando un "attivatore", aceto, o succo di limone, o acido citrico in soluzione al 10% gli viene aggiunto. Gli ultimi due sono raccomandati per le persone che soffrono di Candida o della malattia di Lyme.

Il numero di gocce di MMS da assumere varia da 1 a 15 (sempre diluite in un bicchiere d'acqua naturale o succo di frutta che non contenga Vitamina C), eccetto i casi in cui la vita del paziente è in pericolo, in questi casi si può raddoppiare il numero di gocce. Un'applicazione di mantenimento è di 6 gocce.

Dopo aver aggiunto alcune gocce di attivatore al Clorito di Sodio, la reazione chimica che trasforma il Clorito di sodio in Diossido di cloro avviene in soli 3 minuti.

L'ingrediente attivatore nell'aceto che consente la reazione di trasformazione è l'acido acetico, che stabilisce il punto di cosa succede quando lo ione Diossido di cloro entra nel flusso sanguigno del paziente. Il debole acido fissa un tetto, abbassando il pH del Diossido di cloro senza alterarlo.

Il pH naturale del Clorito di sodio è di 13. Aggiungendo aceto, succo di limone o acido citrico si generano circa 3 mg di Diossido di cloro instabile ma ancora sicuro.

Il trattamento

Parliamo di come e perché il Diossido di cloro lavora per dare al sistema immunitario una nuova vitalità.

La volatilità è ciò che rende il Diossido di cloro così efficace quando viene in contatto con i patogeni. Come già menzionato il Diossido di cloro è un sicuro ed efficace disinfettante per l'acqua potabile e per questo viene molto usato negli acquedotti pubblici, negli ospedali, ed anche come risposta al bioterrorismo (il bioterrorismo consiste nell'utilizzo intenzionale di agenti biologici (virus, batteri o tossine) in azioni contro l'incolumità pubblica quali attentati, sabotaggi, stragi o in minacce volte a creare panico e isteria collettiva). Per le stesse ragioni è così efficace nell'acqua del corpo umano.

L'estrema volatilità del Diossido di cloro impedisce ai patogeni di sviluppare una resistenza. Quando i patogeni incontrano il Diossido di cloro cessano di esistere, mentre le cellule sane e i batteri utili non ne sono affetti in quanto hanno un pH diverso (superiore a 7). Livelli normali di ossigeno nel sangue non possono distruggere tutti i patogeni in presenza di malattie, diversamente, il Diossido di cloro cambia tutto.

Cessione di elettroni

Quando lo ione Diossido di cloro entra in contatto con un qualsiasi germe patogeno, istantaneamente gli strappa via fino a 5 elettroni, questa azione può essere definita una microscopica esplosione... innocua per l'essere umano ma mortale per i patogeni.

I patogeni essendo donatori involontari di elettroni sono resi inoffensivi in quanto cedono i loro elettroni al Diossido di cloro – che è un ricevitore di elettroni – il risultante rilascio di energia produce l'ossidazione del patogeno che rilascia come residuo un innocuo sale da cucina.

Perciò, in ogni parte del corpo il Diossido di cloro, trasportato dai globuli rossi del sangue, quando viene in contatto con patogeni, donando i loro elettroni al Diossido di cloro cessano di esistere.

Il Diossido di cloro è efficace con patogeni quali: batteri dannosi, virus, tossine, metalli pesanti e parassiti, i quali, tutti, hanno il valore del pH che è diverso (inferiore) dal corpo in salute, inoltre hanno una carica ionica acida, ed è per questo che vengono riconosciuti dalle cellule sane. Il Diossido di cloro ha la capacità di neutralizzare l'azione degli acidi e non ossida le cellule sane o i batteri benefici, in quanto hanno il valore del pH pari a 7 o più alto ed possiede una carica ionica alcalina.

Lo ione Diossido di cloro ossida (vaporizza) le cellule malate e qualsiasi cosa che sia acido, mediante uno ione carico positivamente. Nel caso lo ione Diossido di cloro non incontri patogeni o altri veleni, in breve si trasforma in sale da cucina che viene rapidamente espulso in Acido ippoclorico (inorganico debole di formula: $HClO$ o $HOCL$) che il sistema immunitario usa come ossidante.

Terminatore di patogeni

Ricerche hanno provato che, quando usato in acqua, il Diossido di cloro è molto più sicuro del cloro per la sua selettività verso i patogeni. Inoltre non genera composti dannosi unendosi ad altri costituenti presenti al contrario di quanto fa il cloro.

Numerose ricerche hanno dimostrato che il cloro – che appartiene alla famiglia degli alogeni – quando entra nel corpo crea almeno tre composti cancerogeni principalmente: Trialometani (THMs). Diversamente, non sono state trovate prove che il Diossido di cloro produca composti dannosi.

Questo è il motivo per cui, l'American Society of AnalitycaL Chemist, ha dichiarato che il Diossido di cloro è il più potente killer di patogeni conosciuto dall'uomo. Ed è stato usato per distruggere l'antrace dopo gli attacchi terroristici.

La chimica del Diossido di cloro

Quando introdotto nel flusso sanguigno il Diossido di cloro diventa un ricevitore altamente energetico di 4 elettroni ogni volta che viene in contatto con qualsiasi cellula che abbia il pH inferiore a 7. Questo significa che le cellule malate vengono essenzialmente vaporizzate (ossidate) mentre le cellule sane, avendo il pH superiore a 7, non vengono toccate.

Ecco come accade

I globuli rossi del sangue trasportano l'ossigeno in tutto il corpo e non differenziano l'ossigeno dal Diossido di cloro. Perciò, dopo aver assunto la soluzione di MMS/Diossido di cloro i globuli rossi raccolgono gli ioni di Diossido di cloro che si sono depositate sulle pareti dello stomaco ed iniziano il loro viaggio attraverso il corpo.

Da questo punto in poi quando i globuli rossi, armati di Diossido di cloro, incontrano: parassiti, funghi, o cellule malate che hanno il pH più basso e carica ionica positiva, vengono riconosciute come estranee e distrutte con gli ioni Diossido di cloro. Se tale incontro non avviene, il Diossido di cloro viene portato in altre parti del corpo dove l'ossigeno normalmente ossida veleni ed altri agenti dannosi.

Se il Diossido di cloro non incontra niente che può colpire si deteriora, perdendo 1 o 2 elettroni. Questo gli consente di combinarsi con una sostanza molto importante che il sistema immunitario usa per formare Acido ippoclorico.

Il sistema immunitario usa questo composto per uccidere patogeni e altro, tra cui anche le cellule cancerose. L'Acido ippoclorico è così importante per il sistema immunitario, che una sua diminuzione nel corpo umano è descritta dalla medicina con il termine Myeloperoxidase deficiency.

Molte persone sono afflitte da questa condizione di carenza. Il sistema immunitario necessita di una gran quantità in più di Acido ippoclorico quando le malattie sono presenti. Facilitato dalla soluzione di MMS, il Diossido di cloro ne distribuisce in abbondanza, così come fa il Cloruro di magnesio, ma questa è un'altra parte di discussione medica.

Il punto saliente da conoscere è che, l'ossigeno stabilizzato rilasciato dal Diossido di cloro possiede più di 100 volte energia da utilizzare di quanto faccia normalmente l'ossigeno che respiriamo, ciò nonostante non danneggia le cellule sane.

Da segnalare c'è il fatto che, chi è totalmente sano e non ha niente nel corpo che ha un livello di acidità inferiore a 7, pur assumendo l'MMS-Diossido di cloro non avrà effetti collaterali del tipo nausea dovuta all'eliminazione delle tossine; ciò nonostante la sua riserva di Acido ippoclorico verrà incrementata.

L'MMS lavora meglio nel distruggere patogeni presenti nel corpo, quando 2 o 3 mg di Diossido di cloro sono in soluzione al momento di ingerirla. Ogni qualvolta il corpo è rifornito di Diossido di cloro questo viene rilasciato gradualmente in 12 ore.

Occorre essere consapevoli del fatto che prima di sentirsi bene si può avere la nausea, il perché, la causa, come evitarla o supportarla sono spiegate di seguito.

Perchè accade che si può avere la nausea?

Il senso di nausea di cui si può fare esperienza dopo l'assunzione dell'MMS è il risultato dell'incontro, la rimozione e la distruzione dei patogeni presenti nei vari tessuti. Non essendo abituati ad una rimozione ultra rapida dei patogeni e tossine che vivono nel nostro corpo, ne deriva il senso di nausea.

Noi siamo generalmente ignari dei patogeni che sono introdotti nel nostro corpo, specialmente dopo che si sono immagazzinati nei tessuti di vario genere. Dal momento che crescono gradualmente, con il tempo essi generalmente influiscono sulla salute, lentamente e cumulativamente.

Dal momento che il Diossido di cloro li rimuove in maniera improvvisa e in massa ne può risultare una drammatica reazione. Tuttavia, il senso di nausea passa molto in fretta. Quando il Diossido di cloro toglie elettroni dai patogeni questi cessano istantaneamente di esistere.

Due esempi:
• Nei casi di epatite, chi ne è affetto quasi sempre si sente male o poco bene perchè il fegato è indotto ad espellere sostanze venefiche, queste sostanze in presenza di globuli rossi armati di Diossido di cloro (MMS) vengono distrutte in massa. Questo può (quasi sempre), indurre un certo malessere, ma è di molto inferiore al malessere indotto dall'epatite stessa.
• Gli amalgami dentali nel corso degli anni depositano nel corpo abbastanza mercurio che furtivamente e senza averne coscienza ruba vitalità e provoca molti problemi. Rimuoverlo e vaporizzarlo come fa il Diossido di cloro (MMS), può farci sentire a disagio ma sarà solo per un breve periodo.

Se si sente un certo malessere tipicamente nausea quando si usa l'MMS, occorre sapere che la buona salute e nuova vitalità aspettano nell'altro lato del non sentirsi bene.

Se il Diossido di cloro non incontra patogeni si deteriora in costituenti che sono totalmente non tossici. Niente di velenoso è lasciato indietro ad accumularsi, come invece succede con molti protocolli medici ospedalieri (come ad esempio: la chemio). I trattamenti medici correnti non vi danno alcun modo di rimuovere le sostanze venefiche, tossiche e nocive rimaste dietro. Le persone sono lasciate da sole in uno strano territorio di malattia o malessere senza una mappa per tornare in salute.

La natura del Diossido di cloro, d'altro canto, fa si che duri abbastanza a lungo per fare il suo lavoro, dopo di che gli ioni diventano niente altro che micro quantità di sale e acqua che vengono espulse rapidamente e senza che ve ne accorgiate.

Il Diossido di cloro, ovvero, l'MMS, ha a disposizione solo alcuni minuti per fare il suo compito, dopo di che cessa di esistere, senza lasciare dietro di se niente che si possa accumulare, o fare danni.

25)*

LA TERAPIA CON L'MMS PER VIA ORALE

Aggiungendo ad alcune gocce di Clorito di sodio (MMS) una equivalente quantità di gocce di acido citrico come attivatore la reazione chimica produce Diossido o Biossido di cloro (ClO_2).

L'attivazione dell'integratore finalizzata a rilasciare Biossido di cloro si ottiene miscelando, ad esempio: 5 gocce di acido citrico per ogni goccia di MMS (Clorito di sodio). Agli inizi si utilizzavano succo di limone o aceto, ora solitamente sostituiti da una soluzione al 10% di acido citrico, il quale è all'incirca 5 volte più acido e rilascia una quantità considerevolmente più elevata di Biossido di cloro con effetto antimicrobico più intenso.

Trascorsi tre minuti, prima di assumere il preparato aggiungere un bicchiere d'acqua o di succo di frutta; quest'ultimo non deve contenere vitamina C, vale a dire che si può utilizzare succo di mela o d'uva, ma non succo d'arancia; in alternativa, anche una tisana. La vitamina C elimina l'efficacia dell'MMS. Ora l'originario intenso e talora nauseabondo odore risulta decisamente ridotto, in quanto, invece di disperdersi nell'aria il Biossido di cloro resta disciolto nel composto.

A breve distanza dalla somministrazione della soluzione MMS non assumere integratori antiossidanti. Se la soluzione risulta troppo acida, poco prima di bere il liquido neutralizzarlo parzialmente con una punta di bicarbonato, avendo cura di aggiungerne esigui quantitativi affinché il liquido abbia comunque un sapore acido al momento dell'ingestione.

L'impiego convenzionale del Clorito di sodio

In soluzione, il Clorito di sodio ($NaClO2$) è fortemente alcalino e stabile, tuttavia, quando acidificato forma il gas Biossido di cloro ($ClO2$), che ha lo stesso odore del cloro ed è probabilmente il più efficace rimedio complessivo contro microbi e parassiti: pur distruggendo tutti i parassiti e i microbi anaerobici, non danneggia gli utili latto-batteri della flora intestinale.

Dopo un trattamento con l'MMS l'unico residuo presente in acqua, cibo o nell'organismo è un esiguo quantitativo di Cloruro di sodio ($NaCl$), vale a dire: semplice sale da tavola.

Il Clorito di sodio acidificato viene impiegato in numerosi paesi, fra cui Australia e USA, come trattamento antimicrobico nell'industria alimentare, per la purificazione dell'acqua e la sterilizzazione dei locali e delle attrezzature di ospedali e cliniche.

Negli ospedali si usa come disinfettante da oltre un secolo e nell'industria statunitense della carne da circa mezzo secolo. Nel trattamento delle forniture idriche, in misura crescente nazioni e comuni che riservano particolare attenzione alla salute stanno sostituendo il nocivo Cloro con l'innocuo Biossido di cloro.

Nel 2003, il Food Standards Code di Australia e Nuova Zelanda è stato modificato onde consentire l'impiego di Clorito di sodio acidificato con Acido citrico o altri acidi alimentari per il trattamento di superficie di carni macellate, pollame, pesce, frutta e ortaggi.

Il tempo intercorrente fra miscelazione e applicazione è inferiore a 5 minuti e i livelli di Biossido di cloro non superano le tre parti per milione. Il rapporto di valutazione della sicurezza ha concluso che, posto un appropriato utilizzo, dopo il trattamento e prima della vendita negli alimenti crudi non si è riscontrata presenza di residui, con conseguente assenza di preoccupazioni di ordine tossicologico.

Riassumendo

Lo ione di Diossido o Biossido agisce come ossidante che priva di elettroni i patogeni con pH inferiore al 7. I patogeni che causano malattie hanno pH inferiore a 7 (più acido).

Il Diossido di cloro è conosciuto per essere efficace contro i germi. Si usa in molte industrie e ospedali, nell'alimentazione e nel trattamento delle acque da potabilizzare. L'MMS è un forte germicida, antivirale e antifungino in largo spettro. Non è considerato un farmaco perché è un sale minerale. La sua commercializzazione è limitata come disinfettante, come pure in ambito clinico ed è usato da oltre 100 anni per rendere l'acqua pubblica potabile.

Le ricerche hanno dimostrato che il Biossido di cloro è assai più sicuro del Cloro stesso, in quanto, quando usato in acqua è più selettivo per gli agenti patogeni e non crea composti da altri elementi costitutivi dell'acqua, come invece fa il Cloro. La chimica elementare ci dice che, senza dubbio, la medesima situazione si verifica all'interno dell'organismo umano. Si è dimostrato che quando penetra nell'organismo, il Cloro (Cl) presente nell'acqua potabile crea almeno tre differenti composti cancerogeni, nessuno dei quali è stato riscontrato nel caso del Biossido di cloro (ClO_2).

Nel 1999 la American Society of Analytical Chemists ha dichiarato che il Biossido di cloro proveniente dal Clorito di sodio ($NaClO2$) è il più potente killer di agenti patogeni noto.

Tuttavia, il fatto che non si siano condotte ulteriori ricerche su una soluzione utilizzata da oltre un secolo per uccidere germi patogeni è molto strano e non ha scusanti. Le società farmaceutiche non solo non hanno voluto svolgere le ricerche, ma di fatto, in numerose occasioni si sono rifiutate di testare l'ossigeno stabilizzato.

• L'"MMS puro" è composto per il 28% da Clorito di sodio ($NaClO2$) e per il 72% da acqua distillata o demineralizzata. Quando il Clorito di sodio viene miscelato con aceto o succo di limone (o acido citrico) questo genera Biossido di cloro (chiamato anche: Diossido di cloro o Ossigeno stabilizzato) vale a dire ClO_2. Ciò accade in quanto l'acido acetico fa sì che la soluzione $NaClO2$ venga neutralizzata o, meglio ancora, diventi lievemente acida. Solo adesso il composto può chiamarsi: "MMS attivato".

• Solitamente la soluzione MMS è estremamente alcalina; quando viene resa acida con l'aggiunta di aceto, diviene leggermente instabile e inizia a rilasciare Biossido di cloro (Ossigeno stabilizzato). Dosando le gocce e l'acido acetico, si creano all'incirca tre milligrammi (3 mg) di Biossido di cloro in pressappoco tre minuti.

Quando si aggiunge acqua potabile non gassata o succo di mela, succo d'uva o un altro succo purché sia privo di vitamina C, questo diluisce la soluzione al punto che nella miscela complessiva di liquido vi è circa 1 ppm di Biossido di cloro. La soluzione MMS continuerà progressivamente a generare Biossido di cloro, ma in maniera decrescente ad un ritmo sempre più inferiore.

La pubblicità a favore dell'MMS

L'MMS è un prodotto molto serio e importante per la guarigione di molte malattie e per riportare il sistema immunitario ad alti livelli di energia. E' quindi giusto darne le giuste informazioni alla popolazione perché è un preparato che ha dato, e ancor oggi sta dando, ampia prova di poter guarire patologie anche gravi ed in brevissimo tempo.

La divulgazione dell'MMS ha salvato molte vite e ancor oggi ne sta salvando. ed quindi necessario diffonderne l'esistenza, le esatte dosi da assumere e i giusti protocolli da seguire in base alla patologia e altri fattori psico-fisici del paziente.

Tuttavia, siccome in molti paesi del mondo l'MMS è illegale e quindi non è ancora riconosciuto come farmaco, questa propaganda bisogna farla bene, altrimenti si fa il gioco delle Big Pharma, cioè, quello che è un prodotto fantastico, pur se diretto a sanare efficacemente, potrebbe apparire una bufala.

Prima di tutto, l'MMS non si chiama più "Miracle Mineral Supplement" come un tempo, bensì "Mineral Master Supplement". Basta andare sul sito (inglese) del suo fautore Jim Humble: https://jimhumble.is/, che per difendersi dagli attacchi delle istituzioni e dalla mafia politica-farmacologica ha dovuto fondare una specie di associazione religiosa per far passare le sue cure come dei sacramenti.

L'MMS non è affatto miracoloso ma, come riferiscono in molti, ha dato ampia prova di funzionare su 99% delle patologie, distrugge gli elementi patogeni del corpo semplicemente tramite l'ossidazione di quelli che sono troppo acidi. È un alcalinizzante che restaura il sistema immunitario, questa realtà fa paura alle case farmaceutiche e alla classe medica giacché con pochi euro permette di guarire anche da malattie terminali e di rimanere in piena salute!

Molte testimonianze (in inglese) di persone che furono condannate dai medici allopatici e oncologi, mentre confermano la loro guarigione avvenuta tramite l'auto-somministrazione dell'MMS, si trovano nei filmati di youtube ma anche nel seguente sito web: http://video.mmstestimonials.is/.

Purtroppo però, se queste verità non si raccontano tramite la TV, gli stolti continueranno a credere che l'unica cura contro il cancro sia la chirurgia dando il quel misero 7% di merito ai micidiali farmaci chemioterapici e alla radioterapia!

DOMANDE E RISPOSTE SULL'MMS

Secondo quanto emanato nei seguenti libri di Jim Humble:
- The Miracle Mineral Solution of the 21st Century (2006)
- Master Mineral Solution of the 3rd Millennium (2011)
- Secrets of Enlightenment (2012)
- MMS Health Recovery Guidebook (2016)

ATTENZIONE: prima di iniziare con la somministrazione dell'MMS, leggere accuratamente attenendosi scrupolosamente a tutte le istruzioni qui di seguito elencate.

1) - Cosa c'è nell'MMS?

L'MMS è una soluzione al 28% di Sodio clorito (o Clorito di sodio) $NaClo2$ in acqua distillata o demineralizzata. Non va mai ingerito in forma pura.

2) - Che cosa è il Clorito di sodio?

Il Clorito di sodio è un sale di sodio dell'Acido cloroso, è, come quasi tutti i sali del cloro, un potente ossidante. È più stabile del Clorato di sodio, infatti non si decompone per frizione. Il sale anidro non è igroscopico ed è stabile per parecchi anni se conservato debitamente. È chiamato anche Ossigeno stabilizzato.

3) - Quali sono le applicazioni del Clorito di sodio?

Il Clorito di sodio è utilizzato in molti campi:
- Come disinfettante nelle acque per impedire la formazione di microbi e batteri.
- Nell' industria tessile e della carta come candeggiante.
- Nella produzione del Biossido di cloro in laboratorio.

Nella disinfezione dell'acqua il Clorito di sodio sviluppa lentamente Biossido di cloro, un composto molto reattivo che permette la rimozione degli ioni ferro e manganese, l'ossidazione degli idrocarburi alogenati e, di conseguenza i cattivi odori.

Come candeggiante tessile, il Clorito di sodio è reattivo con molte fibre tessili. Può essere utilizzato sul cotone, su fibre vegetali e sintetiche come il nylon, il perlon, rhovyl e dralon. Il suo effetto ossidante fa in modo che distrugga le pectine nelle fibre di cellulosa, rendendole più solubili e più lavorabili. È anche utile nell'eliminazione dei colori senza attaccare le fibre stesse.

Essendo un ossidante molto forte, grazie al suo effetto funghicida è anche utilizzato negli scrubber, nel lavaggio della frutta e verdura, per il trattamento di superficie di carni macellate, pollame, pesce e ortaggi.. Per questo è anche usato nei dentifrici, nei detersivi come anti-muffa e nei liquidi detergenti per le lenti a contatto.

INDICAZIONI SPECIALI DI PERICOLOSITA'
PER L'UOMO E L'AMBIENTE

4) - L'MMS puro è pericoloso per l'ambiente?

Si, oltre ad essere nocivo se viene ingerito, L'MMS, ovvero il Clorito di sodio è anche tossico e provoca ustioni a contatto con la pelle, ancor più se a contatto con gli occhi.

Occorre fare attenzione a non rovesciare l'MMS per terra o sui mobili perché una volta che l'acqua è evaporata rimane il residuo solido (Sodio clorito) che si incendia facilmente. A contatto con acidi libera gas molto tossici.

5) - Cosa fare se si rovescia l'MMS?

Occorre lavare subito con abbondante acqua, niente di più, e nel fare questo non vi sono pericoli di nessun tipo, anche se si usano le mani nude.

6) - Cosa fare se l'MMS lo si rovescia puro sulla pelle?

Lavare subito con abbondante acqua. Il contatto con la pelle non è molto dannoso purché non superi il minuto, difatti viene anche usato per trattare le bruciature, vedi i punti da 38 a 42. In caso di necessità si può usare qualsiasi bevanda al posto dell'acqua per lavarlo via.

7) - Dopo che si è aggiunto l'Attivatore, cioè l'Activator, l'MMS è ancora pericoloso per l'ambiente e le persone?

No, l'aggiunta dell'attivatore neutralizza la pericolosità del Sodio clorito ed avviene la produzione di Diossido di cloro (Clo2, ossigeno stabilizzato). Da questo momento in poi sia sulla pelle che nell'ambiente l'MMS non possiede effetti negativi.

Comunque, anche dopo essere stato attivato il Sodio clorito non può essere ingerito. L'assunzione orale dell'MMS può essere eseguita solo dopo essere adeguatamente diluito con acqua naturale o succo di frutta e secondo l'esatto protocollo indicato.

8) - Cosa è, e cosa fa l'Attivatore?

L'attivatore è un acido organico (succo di limone, aceto o acido citrico) che viene aggiunto all'MMS, ovvero al Clorito di sodio, e che fa partire la reazione di generazione del Diossido di cloro (che è un gas – Ossigeno stabilizzato - chiamato anche: Biossido di cloro). Affinché questo avvenga occorre aspettare da 30 a 60 secondi prima di aggiungervi acqua o succo di frutta, dopodiché si può bere.

Ad esempio:
A) Versare in un bicchiere di vetro, pulito e asciutto, 1 goccia di MMS e la quantità di gocce stabilite in base al tipo di attivatore scelto, mescolare il contenuto muovendo il bicchiere.
B) Aggiungere nel bicchiere 100 ml d'acqua potabile naturale (non gassata) o

succo di mela o succo d'uva o un altro succo a scelta purché sia privo di vitamina C (la vitamina C elimina l'efficacia dell'MMS).

D) Mescola il preparato con un cucchiaino di legno (non usare le dita o cucchiaini di metallo o plastica) e bevi l'MMS.

9) - Quale attivatore sarebbe meglio usare?

Il protocollo del suo scopritore prevede di usare uno dei seguenti acidi organici:
- Aceto di vino bianco filtrato.
- Acido citrico (HCL).
- Succo di limone (fresco o già pronto).

Se si sospetta di avere la candida o se non si tollera l'aceto, lo si deve sostituire con succo di limone o acido citrico.

L'Acido citrico è composto da Acido cloridrico (HCL): 4% - 5% e Acqua distillata: 95 - 96%; è pratico in quanto, come l'MMS, si può acquistare già pronto in flaconcino (30 ml) di vetro con annesso il contagocce; inoltre, oltre ad essere quello originale, l'attivatore di acido citrico che potete acquistare insieme all'MMS è quasi inodore e insapore. Si può anche acquistare nelle migliori farmacie, sia in polvere da diluire con acqua distillata o demineralizzata e sia già liquido pronto per l'uso.

Se usate l'acido citrico già pronto in flaconcino di vetro, per ogni singola goccia di MMS bisogna aggiungere una singola goccia di attivatore di acido citrico.

Il Succo di limone fresco va filtrato e diluito al 50% con acqua potabile.

Il succo di limone già pronto in bottiglietta di vetro non va diluito e si può acquistare presso un qualsiasi supermercato (è preferibile non acquistare quello in bottiglietta di plastica in quanto la plastica interna rilascia dei batteri).

Se acquistate il succo di limone già pronto controllate che sia concentrato e non diluito, e che non contenga conservante aggiunto di Vitamina C (Ascorbato di potassio o Acido ascorbico). La vitamina C neutralizza l'efficacia del Clorito di Sodio ($NaClO_2$) ed evita la produzione di ossigeno stabilizzato di cui il paziente ha bisogno.

Nell'attivare l'MMS, a coloro che non desiderano sentire quel retrogusto di cloro è consigliabile usare come attivatore l'acido citrico proveniente dal Succo di limone concentrato, poiché, oltre ad essere pratico ed efficace è pure del tutto inodore.

Inoltre, dopo aver diluito l'MMS attivato con 100 ml d'acqua potabile o altro succo, aggiungervi un quarto di cucchiaino di Bicarbonato, e, prima di berlo, mescolare bene usando un cucchiaio di legno.

10) - Quale è la giusta quantità di attivatore (activator) da usare?

- Se usate come attivatore l'acido citrico già pronto in flaconcino di vetro con annesso il contagocce, acquistato in una delle aziende del mondo che vendono anche l'MMS originale (vedi risposta alla domanda numero 44), per ogni singola

goccia di MMS bisogna aggiungere 1 goccia di acido citrico (proporzione 1:1).
• Se usate il succo di limone già pronto in bottiglietta di vetro, acquistato al supermercato, per ogni singola goccia di MMS bisogna aggiungere 5 gocce di succo di limone (proporzione 1:5). Questa stessa misura vale anche se usate l'aceto di vino bianco filtrato.

NB:
• un terzo di cucchiaino di succo di limone o aceto equivale a 3 gocce;
• mezzo cucchiaino succo di limone o aceto equivale a 6 gocce;
• un cucchiaino pieno di limone o aceto equivale a 12 (dodici) gocce.

11) - E' critica la quantità di attivatore?

No, se si hanno dei dubbi è meglio abbondare leggermente con l'attivatore. Non bisogna scarseggiare, perchè la produzione di gas emanata dal Biossido di cloro sarebbe ridotta e l'efficacia sanatrice dell'MMS ne risulterebbe inferiore.

Non vi è quindi nessun problema o danno se si aggiunge qualche goccia in più di Attivatore per ogni singola goccia di MMS.

12) - Quale è la giusta procedura per usare l'MMS

Ci sono 2 procedure che si possono e si devono seguire: la Procedura iniziale e la Procedura normale.

Bisogna sempre iniziare il trattamento con l'MMS con la procedura iniziale al fine di abituare il corpo al grande smaltimento di tossine che contiene, solo in questo modo l'eventuale nausea e altri eventuali sintomi saranno evitati.

Il tipo di attivatore che noi useremo per le dosi è il succo di limone concentrato e già pronto (acquistato nel supermercato).

Procedura iniziale

A - Mettere una goccia di MMS in un bicchiere di vetro pulito.
B - Aggiungere 5 gocce di attivatore (succo di limone concentrato già pronto).
C - Agitare il bicchiere per mescolare (non usare le dita o oggetti di metallo).
D - Aspettare da 30 a 60 secondi. Questo è il tempo che la soluzione di MMS impiega per attivarsi. Se non si rispetta questa attesa la soluzione diventa inefficace.
E - Aggiungere mezzo bicchiere d'acqua (100 ml circa).
F - Mescolare usando un cucchiaio di legno (non usare le dita o oggetti di metallo).
G - Bere subito (se si attende troppo l'Ossigeno stabilizzato generato dal Biossido di cloro svanisce perdendosi nell'aria).
H - Dopo alcune ore (da 1 a piacere) ripetere l'ingestione di MMS preparato

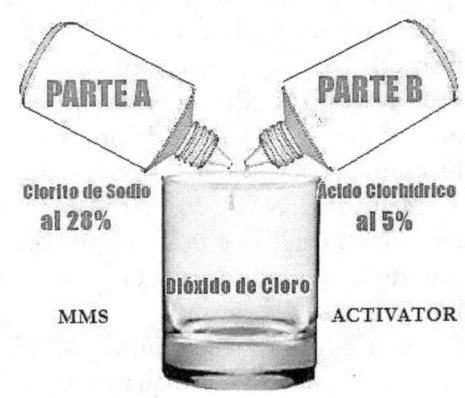

seguendo le istruzioni dal punto **A al punto G**.
I - Il numero di assunzioni giornaliere è di 2.
L - Il giorno dopo ripetere l'assunzione di MMS aumentando di 1 o 2 il numero di gocce di MMS, seguendo le istruzioni dal punto **A al punto I**.
M - Dal terzo giorno in poi aumentare di 1 o 2 il numero di gocce di MMS preparate come spiegato sopra, fino a raggiungere il numero di 15 gocce, da prendere 2 volte al giorno.

Importante: Quando si aumenta il numero di gocce di MMS, occorre aumentare anche la quantità di gocce dell'attivatore (succo di limone concentrato già pronto) da aggiungervi secondo la seguente procedura:
A - Da 1 a 6 gocce di MMS, aggiungere da 5 a 30 gocce di attivatore.
B - Da 7 a 15 gocce di MMS, aggiungere da 35 a 75 gocce di attivatore.
C - La quantità di attivatore non è critica e si può abbondare ma non scarseggiare.

13) – L'acqua aggiunta all'MMS attivato è più efficace di ogni altra bevanda, tuttavia, per migliorarne il gusto e toglierne quel pochissimo odore di cloro si potrebbe aggiungere una puntina di Bicarbonato, oppure, al posto dell'acqua si potrebbero usare succhi di frutta e/o di verdura (succo senza polpa).
Importante: se si usano succhi di frutta e/o di verdura fare attenzione che non contengano Vitamina C (la Vitamina C elimina l'efficacia dell'MMS).
• Non usare succhi di agrumi (arance, pompelmo, limone, kiwi …).
• Non usare succhi di frutta e/o di verdura già pronti che contengono come conservante vitamina C (tutti i succhi in commercio contengono, come conservante, l'ascorbato di potassio (acido ascorbico) che è vitamina C.)
• L'unica soluzione è farsi da sé il succo di frutta e/o di verdura con la centrifuga.

Frutta fresca (succo senza polpa) contenente poca Vitamina C (mg/100 g):
• Nespole - 1 mg.
• Fichi – 2 mg.
• Pere - 4 mg.
• Cocco, latte di – 3 mg
• Cocco, frutto – 4 mg.
• Mele – 5 mg.
• Uva – 6 mg.
• Pesche – 7 mg.
• Banana – 9 mg.
• Albicocche – 10 mg.
• Amarene – 10 mg.
• Avocado – 10 mg.
• Ciliegie – 10 mg.
• Mirtilli – 10 mg.
• Prugne – 10 mg

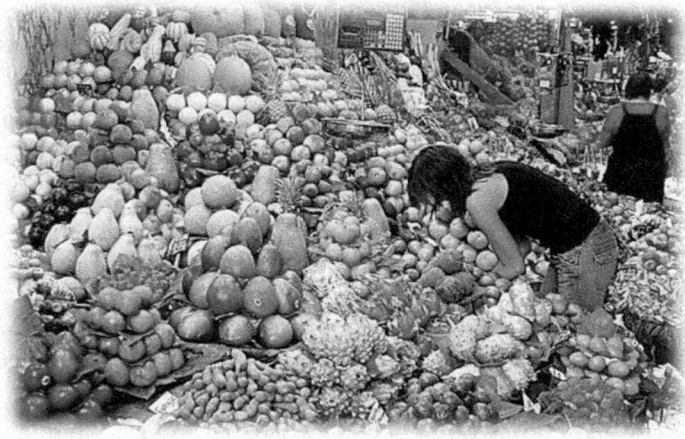

Verdura fresca (succo senza polpa) contenente poca Vitamina C (mg/100 g):
- Piselli in scatola - 1 mg.
- Pomodoro – 2 mg.
- Cardi crudi – 4 mg.
- Carote crude – 4 mg.
- Topinambur – 4 mg.
- Cipolle crude – 5 mg.
- Rapa rossa – 5 mg.
- Cipolline crude – 6 mg.
- Lattuga – 6 mg.
- Sedano rapa – 6 mg.
- Barbabietole rosse crude – 7 mg.
- Chayote – 8 mg.
- Cipollotto – 8 mg.
- Cicoria da taglio, coltivata – 8 mg.
- Carote surgelate – 9 mg.
- Piselli surgelati – 9 mg.
- Porri crudi – 9 mg.
- Zucca gialla – 9 mg.
- Carciofi surgelati crudi – 10 mg.
- Radicchio rosso – 10 mg.
- Cetrioli – 11 mg.

Consigli

A) Dopo aver aggiunto tutte le gocce (MMS + Attivatore), il bicchiere, va tenuto inclinato in modo da raggruppare le gocce e poterle mescolare.

B) Per una patologia grave la quantità normale di gocce di MMS è di 15, da ingerire una o due volte al giorno, tuttavia gli effetti collaterali del vostro corpo (nausea, vomito, diarrea, ecc.) vi diranno quale è la dose migliore per voi, alcuni usano 6 gocce di MMS + Attivatore, altri 8 o 10.

Se sono presenti patologie gravi la dose di 15 gocce in una sola volta è praticamente obbligatoria purché non vi sia nausea; anche in questo caso bisogna raggiungere prima le 15 gocce di MMS in modo graduale rispettando attentamente la Procedura iniziale decritta al punto 12.

Procedura normale in caso di patologia grave

A - Mettere in un bicchiere di vetro pulito 15 gocce di MMS.

B - Aggiungere 15 gocce di attivatore di acido citrico (oppure: 75 gocce di succo di limone concentrato).

C - Agitare il bicchiere per mescolare (non usare le dita o oggetti di metallo).

D - Aspettare da 30 a 60 secondi.

E - Aggiungere mezzo bicchiere (100 ml circa) d'acqua naturale o succo di frutta e/o di verdura che non contenga Vitamina C.
F - Mescolare usando un cucchiaio di legno (non usare le dita o oggetti di metallo).
G - Bere subito (se si attende troppo l'Ossigeno stabilizzato generato dal Biossido di cloro svanisce perdendosi nell'aria).
H - Dopo alcune ore (da 1 a piacere) ripetere l'ingestione di MMS preparato seguendo le istruzioni dal punto **A al punto G**.
I - Il numero di assunzioni giornaliere è di 2.

14) - Quale è la procedura iniziale da adottare?

Per abituare il proprio corpo a sopportare l'odore e il gusto clorico e gli effetti collaterali del Clorito di sodio e dell'attivatore acido citrico, Jim Humble consiglia di iniziare con 1 o 2 gocce di MMS, due volte al giorno. Ogni giorno, o quanto possibile, aumentare la dose di 1 o 2 gocce di MMS fino a raggiungere la dose di 15 gocce di MMS.

Nel caso si manifesti la nausea diminuire la dose di 2 gocce di MMS.

15) - Quando iniziare subito con 15 gocce di MMS in una sola volta?

Questa procedura va usata solo nei casi di estrema necessità in cui la propria vita o benessere hanno la priorità assoluta. In questo caso: nausea, vomito, diarrea e altri effetti collaterali dovute all'alto carico di tossine da smaltire, sono fastidiose, ma tuttavia sono meno rilevanti quando la posta in gioco è propria la vita.

16) - Perché si ha la nausea?

L'azione dell'MMS sul corpo è estremamente rapida, questo porta fin da subito all'espulsione delle tossine, dei patogeni morti e dei prodotti di scarto del loro metabolismo. Tramite l'assunzione dell'MMS questi prodotti vengono evacuati ed espulsi dal corpo attraverso le feci, l'urina, la respirazione e il sudore. Le persone debilitate da un alto carico di tossine o malattie non sono più abituate ad eliminare un simile grado e quantità di tossine per cui la reazione è la nausea.

Anche se iniziano subito con 15 gocce di MMS, quasi nessuna delle persone sane manifesta nausea e altri effetti collaterali.

17) – Nausea: Cosa fare per evitarla e cosa fare quando la si ha?

Per evitare la nausea si consiglia di trattenere il respiro mentre si sta bevendo l'MMS attivato, inoltre, dopo averlo assunto, mangiare qualcosa che maschera il cattivo gusto, ad esempio: miele, marmellata, yogurt, horchata de chufa, cracker, ecc.

Se si ha la nausea occorre diminuire la dose di MMS di 2 gocce o più, di solito due gocce in meno sono sufficienti ad eliminare la nausea, poi aumentare il numero di gocce appena ci si abitua all'MMS.

18) - La nausea significa che qualcosa va storto?
No, si tratta di un sintomo positivo che indica che l'MMS sta funzionando eccome. Tuttavia, trattandosi di un sintomo fastidioso va certamente evitato.
La nausea scompare se si inizia il trattamento con 1 o 2 gocce di MMS; aumentando gradualmente la dose si ottiene lo scopo di evitare la nausea. Inoltre, il primo e il secondo giorno assumere l'MMS con 1 sola goccia una sola volta al giorno, mentre dal terzo giorno assumerlo due volte al giorno con 1 o 2 gocce.

19) - Perché il vomito o la diarrea?
Il motivo è che il sistema immunitario sta funzionando ad alta velocità con conseguente alta rapidità di eliminazione delle tossine. Generalmente chi ha questi sintomi dopo si sente meglio, tuttavia è meglio evitare tali sintomi in quanto sono molto fastidiosi. Il fastidioso senso di nausea e diarrea avviene solo perché la dose di MMS è troppo alta per quel dato momento. La contromisura consiste semplicemente nel diminuire le gocce di MMS. Tutto qui.

20) – Si ha sempre la nausea, vomito o/e diarrea?
No, questo capita solo nei casi in cui vengono eliminate moltissime tossine come in chi è gravemente ammalato, ma solo se la dose di MMS è eccessiva per quel dato momento. La soluzione consiste nel diminuire il numero di gocce di MMS di 2 o più. Va tenuto presente che nausea, vomito o diarrea sono sintomi positivi, tuttavia essendo disturbanti vanno evitati diminuendo il numero di gocce di MMS.

21) - Se si ha avuto diarrea o vomito bisogna essere preoccupati?
Assolutamente no, è una reazione normale anche se spiacevole. Ma va evitata, diminuendo le gocce di MMS. Fermarsi davanti a questi ostacoli significherebbe non curarsi con l'MMS.

22) - Cosa fare se si ha la nausea o il vomito o la diarrea?
Come già detto, occorre diminuire la dose di una o due gocce, se i sintomi persistono ridurre ulteriormente fino a trovare la giusta dose per quel momento.

23) - Quale è la giusta dose per me?
Nei casi in cui vi è una patologia grave, il protocollo della procedura normale di Jim Humble prevede 15 gocce di MMS attivato e diluito in 100 ml di acqua naturale, 2 volte al giorno. Tuttavia le storie di successo indicano che vanno bene anche altri protocolli con quantità inferiori.
Alcuni usano 6 gocce di MMS attivato, altri 10, altri ancora quantità a piacere. Ciò che conta è seguire il proprio istinto e ascoltare la reazione del proprio corpo, è il vostro corpo e il non avere effetti collaterali che vi indicano quale è la giusta dose per voi.
Se avete la nausea significa che avete raggiunto e superato la vostra dose

massima. A questo punto necessita diminuire le gocce per qualche giorno e poi aumentarle solo se non si ha più la nausea.

24) - Con meno gocce si guarisce lo stesso?

Si. Naturalmente, tutto dipende da quali patologie si hanno. Con meno gocce la guarigione può avvenire ma solo con un po' di ritardo. Ovviamente se la patologia è molto grave occorre cercare di arrivare almeno a 15 gocce di MMS attivato assumendole per due volte al giorno.

Per patologie non disperate vanno bene anche meno di 15 gocce.

25) - Si possono assumere più di 15 gocce in una sola volta?

Si. Tuttavia occorre usare il proprio giudizio e buonsenso in base ai risultati raggiunti ed alla gravità delle proprie condizioni psico-fisiche e patologiche.

Lo scopritore dell'MMS consiglia di aumentare la dose oltre le 15 gocce solo ed esclusivamente nei casi tenaci della patologia e resistenti al trattamento, tuttavia consiglia: «Se ti è possibile non aumentare mai la dose oltre le 15 gocce. - *e sottolinea* - Con dosi oltre le 15 gocce, necessita aumentare il dosaggio gradualmente. Se si decide di aumentare la dose di MMS si può arrivare a 25 e anche a 30 gocce per due volte al giorno».

26) - E' pericoloso assumere più di 15 gocce in una sola volta?

No, non sono stati mai segnalati problemi di alcun genere. Tuttavia occorre abituare il corpo a questo con un aumento graduale delle gocce (iniziando da una sola goccia al giorno e proseguire per 2 o 3 volte al giorno).

27) - Si può interrompere l'assunzione di MMS?

Alcune persone con serie patologie hanno trovato conveniente sospendere temporaneamente l'assunzione di MMS per consentire al corpo di eliminare in modo tranquillo i patogeni morti e le loro tossine.

Tuttavia, in presenza di patologie alquanto gravi, dopo alcuni giorni si dovrebbe riprendere l'assunzione di MMS.

28) - Cosa fare se i risultati di guarigione tardano?

Quando il carico di tossine è molto elevato occorre dare il tempo all'MMS di superare in quantità le tossine, in quanto 15 gocce forniscono solo pochi milligrammi di ossigeno stabilizzato.

In questi casi si può portare il numero di assunzioni giornaliere di 15 gocce, preparate con la procedura normale, da 2 volte a 3 o addirittura a 4 volte al giorno.

29) - Perché in alcuni casi l'MMS agisce rapidamente mentre in altri casi ci vuole più tempo?

Dopo che l'MMS è stato attivato e diluito, va bevuto immediatamente, altrimenti il gas, cioè l'ossigeno stabilizzato prodotto dal Biossido di cloro evapora nell'aria e non nel corpo che dovrebbe sanare.

Dopo ingerito il Biossido dell'MMS entra nel sangue, nei canali linfatici e viene trasportato in tutti gli organi e tessuti del corpo. Qualunque patogeno presente nel suo percorso, specie se trova nella zona dove il pH è inferiore a 7, viene eliminato rapidamente. Per molte forme patologiche questo è sufficiente per la guarigione.

Nel paziente malato, molti patogeni si instaurano in aree specifiche del corpo dove iniziano a fare danni e quindi provocano malattie.

Nel corso di mesi, anni, decenni tali patologie hanno tutto il tempo di radicarsi diventando croniche, e quindi difficili o impossibili da estirpare con la medicina farmaceutica tradizionale.

Molte medicine ospedaliere, indipendentemente dalla loro potenza ed efficacia, hanno molecole alquanto grosse che faticano a passare attraverso le guaine e le membrane protettive ove risiede il problema, e ciò ne diminuisce l'efficacia. Al contrario, il Biossido di cloro, cioè l'ossigeno stabilizzato (il gas) che produce l'MMS dopo essere stato attivato con l'acido citrico, ha una molecola molto più piccola in grado di passare ovunque, in molti casi è questo che lo rende così efficace.

Tuttavia occorre guardare le cose nella giusta prospettiva. Quando lo si ingerisce, il gas dell'MMS attivato, si diffonde per tutto il corpo e resta attivo per solo 12 ore dopodiché è completamente neutralizzato. Durante questo tempo di 12 ore solo una piccola frazione di MMS raggiunge l'area dove risiede il problema.

Questa minima quantità disponibile può non essere sufficiente al problema patologico risolutivo, ma inizia comunque a risolvere il problema, anche se in minima parte.

Nell'assunzione di MMS successiva, il ciclo riprende ed il problema patologico viene ulteriormente attaccato, a questo punto i benefici sono cumulativi.

Alcune malattie sono fortemente radicate nel corpo del paziente e di conseguenza occorre dare tempo all'MMS di sovrastare in quantità maggiore ciò che provoca il problema. Alla fine, se si persiste nell'assumere l'MMS, per arrivare alla guarigione totale sarà solo una questione di tempo.

Solo quando l'ossigeno stabilizzato prodotto dall'MMS supera in numero i patogeni presenti, può arrivare la guarigione. Ad esempio, la malattia di LYME molto difficile da guarire e che può degenerare in patologie croniche, richiede alcuni mesi di assunzione di MMS.

30) – Perché l'MMS può essere più efficace dei farmaci ospedalieri?

Il motivo è che tramite l'MMS e qualsiasi altro farmaco ospedaliero esiste un perfetto calcolo chimico & matematico che in grandezza fa la differenza tra il poter guarire e l'impossibilità di non poter guarire una grave malattia terminale.

Qui di seguito elenchiamo uno dei principali motivi del perchè, oltre alla chirurgia medica, nessun tipo di farmaco, chemioterapico o innovativo che sia potrà mai dare un'alta percentuale di guarigione ad una patologia come il cancro, l'AIDS e altre malattie infettive molto gravi o terminali.

Farmaci in pillole solide, in polvere e quindi solubili, liquidi, oli o sciroppi, qualsiasi esse siano in potenza e principio attivo con proprietà per debellare o curare una malattia virale o batterica, dopo essere assunti dal paziente vengono disciolti ulteriormente in contatto con i liquidi stessi del corpo.

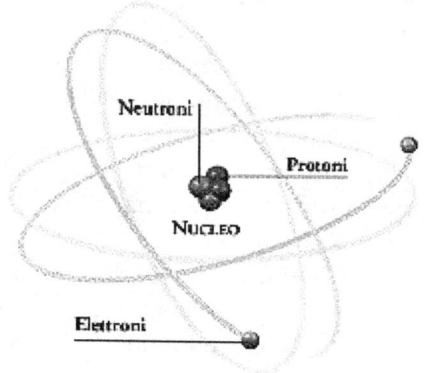

L'atomo, essendo la più piccola parte di un elemento chimico, è una particella ultramicroscopica e il loro diametro si misura in Angstrom Å (1 Å=10-^{10}m).

E' costituito da elettroni che si muovono attorno a un nucleo composto da protoni e neutroni; nel nucleo è quasi del tutto concentrata la massa dell'atomo.

Il numero di protoni di un atomo corrisponde al numero atomico, mentre la somma tra numero di protoni e numero di neutroni corrisponde al numero di massa; gli elettroni esterni al nucleo, sono invece numericamente uguali al numero di protoni. Più atomi legati fra loro formano le molecole.

Essendo l'atomo la più piccola parte di un elemento chimico, più atomi legati fra loro formano una molecola.

La molecola dell'acqua (H_2O) è un liquido che si trova e che entra nel nostro corpo, questa è formata da una massa composta da due atomi di idrogeno e uno di ossigeno. La molecola dell'acqua gravifica, cioè quella utilizzata dall'uomo, ha un diametro minimo di 0.1 µm.

La molecola dell'acqua (H_2O) pur avendo tre atomi rimane sempre un corpo condensato allo stato solido o liquido.

Teniamo presente che anche nel nostro sistema immunitario (avente la funzione di attaccare e neutralizzare le cellule infettate da agenti patogeni o cellule tumorali, grazie alla liberazione di proteine che ne disgregano la membrana plasmatica), i globuli bianchi (Leucociti, Macrofagi e Linfociti T-killer o Citotossici o T-cd8+ e i Linfociti T-helper o coadiuvanti o T-cd4+) sono si microscopici, ma comunque hanno un diametro compreso tra 5-8 µm e 12-15 µm - micrometri).
Diversamente, l'ossigeno stabilizzato proveniente dall'MMS tramite la formula chimica: $NaClO2$ + attivatore (acido citrico), non avente una forma e né un volume definito diventa un corpo fluido allo stato aeriforme. Essendo un gas tende ad espandersi, riempiendo completamente gli organi e le parti dei tessuti più interni del paziente.

Il Diossido di cloro (l'ossigeno stabilizzato) è un composto chimico gassoso che consiste di uno ione di cloro legato a due ioni di ossigeno.

Gli agenti ossidanti sono composti chimici che accettano prontamente elettroni da "donatori di elettroni.". Guadagnano elettroni attraverso reazioni chimiche. Questo è molto importante riferito al Diossido di cloro, perché tutti i patogeni sono donatori di elettroni.

La grandezza fisica (massa e densità) sia dei farmaci sopra elencati e sia degli agenti di protezione nel nostro sistema immunitario è di gran lunga superiore a quella dei Virus, batteri, morbi patologici e altri agenti infettivi, questi hanno dimensioni ultra-microscopiche perché sono costituiti da acido nucleico.

Inoltre, la grandezza fisica sia dei farmaci ospedalieri, inclusi i chemioterapici, e sia degli agenti del nostro sistema immunitario è pure eccessiva per poter entrare nelle profondità degli organi e tessuti dove questi Virus, batteri, morbi patologici e altri agenti infettivi si nascondono, si moltiplicano e pongono il loro habitat permanente.

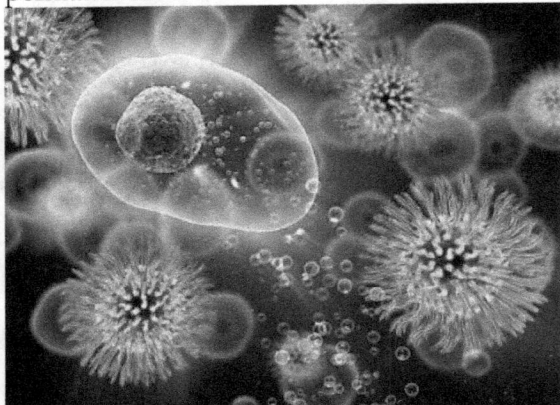

A differenza della grandezza corporea-fisica di farmaci solidi e liquidi, delle molecole dell'acqua (H_2O) e degli agenti di protezione nel nostro sistema immunitario, una qualsiasi quantità di gas (gassoso) nella sua proprietà ultra-ultra microscopica, non avendo nessuna forma, massa o grandezza ma solo volume, e quindi, essendo maggiormente ancor più minuscolo di un qualsiasi Virus, batterio, morbo patologico e di altri agenti infettivi non ha alcuna difficoltà a penetrare in un qualunque minuscolo spazio del corpo umano.

Le Leggi fisiche che descrivono il gas gassoso escludono che abbia una forma di misura, mentre i suoi comportamenti in funzione variabile sono: volume, temperatura e pressione.

31) – Esistono farmaci ospedalieri che dopo essere assunti, diventano gas?

No, l'MMS è l'unico antidoto gassoso esistente che rende possibile penetrare negli spazi microscopici del corpo umano, questo lo rende il più potente killer del mondo contro agenti patogeni per poter guarire il cancro, l'AIDS e tante altre malattie virali, infettive e terminali.

Il microscopico e micidiale gas-killer contro il cancro ha un campo d'azione ad ampio spettro e si trova solo nel preparato dell'MMS; si chiama: Ossigeno stabilizzato e proviene dalla seguente formula chimica medica: $NaClO2$ + attivatore (acido citrico). Uccide qualsiasi tipo di virus, batterio, morbo patologico e altri agenti infettivi.

In effetti, l'MMS, non essendo un farmaco vero e proprio, non guarisce nulla, ma uccidendo tutti i tipi di egenti patogeni esistenti nel corpo umano, riporta il pH totale al giusto grado positivo, dando più energia e vitalità al sistema immunitario affinché avvenga la guarigione della patologia in questione.

La somministrazione dell'MMS può essere eseguita solo ed esclusivamente dopo che è stato particolarmente attivato secondo l'apposito e specifico protocollo descritto al punto numero 12 di questo articolo.

Ribadiamo che, oltre ad essere innocuo per le cellule sane, per la flora batterica, per l'intero corpo umano ed avere pochi rilevanti effetti collaterali, l'MMS rafforza l'intero sistema immunitario; uccide annientando qualsiasi sostanza estranea e patologica che si trova nel corpo del paziente: batteri patogeni, virus di tutti i tipi, remote tossine, scorie, residui e impurità di ogni genere.

Riottenendo un sistema immunitario in piena forma vitale, molte delle patologie infettive, pur se gravi, potranno essere risanate.

32) - Persone in soprappeso

Le persone in soprappeso devono regolare la quantità delle gocce in base al proprio peso. La regola è di aumentare la dose di 3 gocce di MMS ogni 12 kg di soprappeso.

33) - Si può usare l'MMS con i bambini e gli adolescenti ed è sicuro?

SI, tuttavia occorre essere consapevoli che i bambini e gli adolescenti sono in una fase di crescita sia fisica sia mentale e di conseguenza occorre adottare una procedura adatta alla loro età. Non usare mai la stessa quantità di gocce degli adulti.

Per i bambini e per gli adolescenti iniziare sempre con 1 goccia di MMS, una volta al giorno e aumentare la dose solo di una goccia e mai di due.

Il numero massimo di gocce è di 3, da assumere solo 1 volta al giorno fino ai 12 kg di peso. Oltre i 12 kg, aumentare la dose di 3 gocce per ogni 12 kg di peso.

Tuttavia, pur mantenendosi a questa procedura occorre osservare attentamente la reazione dei bambini e degli adolescenti in modo da diminuire o aumentare il numero di gocce, se necessario.

Importante - Seguire sempre la normale procedura di preparazione delle gocce (Vedi punto numero 12 - Procedura iniziale):
A) Attivare l'MMS con la giusta e indicata quantità di gocce dell'attivatore.
B) Mescolare e aspettare da 30 a 60 secondi.
C) Aggiungere mezzo bicchiere (100 ml circa) d'acqua naturale o succo di frutta e/o verdura che non contenga Vitamina C.
D) Bere subito.
E) Il giorno dopo aumentare la dose solo di 1 goccia e mai di 2.

34) - L'MMS è dannoso per la salute?

No. Purché usato secondo l'esatta e giusta procedura (Vedi punto numero 12).

35) - Si può ingerire l'MMS puro?

NO - MAI – E' PERICOLOSO! L'MMS è una cosa seria e va solo ed esclusivamente ingerito dopo aver aggiunto l'attivatore e diluito con molta acqua.

L'aggiunta dell'attivatore neutralizza il Sodio clorito ed avviene l'emissione del gas, chiamato: Diossido di cloro.

36) - Cosa fare in caso di ingestione di MMS puro?
NIENTE PANICO. Bere subito quanti più bicchieri d'acqua naturale (non gassata) sia possibile, aggiungendovi ½ cucchiaino di bicarbonato in ogni bicchiere d'acqua. Consultare un medico.

37) - Cosa fare in caso di overdose di MMS preparato come da procedura?
NIENTE PANICO. Bere subito un bicchiere d'acqua naturale (non gassata) a cui è stato aggiunto 1 cucchiaino di bicarbonato.

38) - Esistono speciali precauzioni da osservare prima di usare l'MMS?
Speciali precauzioni devono essere osservate nei casi di malattia causata da deficienza di glucose-6-phophate-dehydrogenase, in quanto questi pazienti sono specialmente sensibili agli ossidanti di tutti i tipi. Ciò nonostante la soluzione orale di sodio clorito (NaClO2) può ancora ritenersi sicura ed efficace in questi pazienti, ma certamente deve essere somministrata a dosi più basse.

39) - L'MMS si può usare sulla pelle?
Si. Ma occorre seguire la giusta procedura (Vedi risposte qui di seguito).

40) - Punture di insetti
Mettere 10 gocce di MMS in un bicchiere di vetro, aggiungervi 10 gocce di attivatore di acido citrico, agitare, attendere da 30 a 60 secondi, non aggiungere acqua, distribuire la soluzione sulla morsicatura, dopo un minuto sciacquare con acqua fredda. Il bruciore sparirà subito.

Quando all'MMS viene aggiunto l'attivatore, anche se rimane sulla pelle non da reazioni avverse in quanto l'attivatore neutralizza il Sodio clorito contenuto nell'MMS.

41) - Bruciature
In caso di bruciature superficiali occorre distribuire sulla bruciatura la soluzione di MMS puro. All'MMS non bisogna aggiungervi né l'attivatore né l'acqua.

Dopo 30 secondi lavare via con abbondante acqua fredda. Non lasciare l'MMS puro sulla pelle per più di un minuto, perché altrimenti provocherebbe ustioni.

Con questa procedura il dolore sparisce e la guarigione viene affrettata in quanto l'MMS neutralizza gli acidi generati dalla bruciatura. Importante: con questa procedura necessita usare il contasecondi dell'orologio.

42) – Mal di denti e gengive
Mettere 6 gocce di MMS in un bicchiere di vetro, aggiungervi 6 gocce di attivatore di acido citrico, agitare, attendere da 30 a 60 secondi, aggiungere ¼ (un

quarto) di bicchiere d'acqua naturale potabile (un po' tiepida), sciacquare la bocca con la soluzione ottenuta, sputare via la soluzione e poi risciacquare con acqua naturale.

Se si ha una protesi dentale estraibile, si consiglia di toglierla prima di usare l'MMS.

43) – Si può usare l'MMS con gli animali?

Si, l'MMS si può usare con gli animali domestici (cani, gatti, ecc.), con le stesse procedure usate per le persone. Il numero di gocce da usare è di 1 ogni 3,5 kg di peso.

44) - Come faccio a sapere se l'MMS in mio possesso è il vero MMS?

Questa è una domanda che bisogna farsi. Nei vari forum vi sono persone che lamentano l'assenza totale di risultati e si chiedono se l'MMS in loro possesso è quello vero, se è l'originale oppure no. Costoro descrivono l'MMS come incolore e dopo aver aggiunto l'attivatore la soluzione resta incolore, senza o con un leggero odore di cloro.

Queste persone affermano di aver acquistato l'MMS su ebay e in altri siti web. Dalle descrizioni del prodotto è evidente che non hanno ricevuto l'MMS originale.

Nota: Il vero MMS è incolore e quasi privo di odore, e solo con grandi quantità si può vedere un leggero colore giallo, quando la quantità è elevata l'MMS emana un leggerissimo odore di cloro, ma poche gocce non emanano alcun odore.

Quando si unisce l'attivatore all'MMS, dopo averlo mescolato e atteso da 30 a 60 secondi, la soluzione vira il suo colore verso il giallo, il colore è molto evidente e la soluzione emana un certo odore di cloro che è impossibile non notare.

L'odore di cloro deriva dal Diossido di cloro, un gas (ossigeno stabilizzato) che ha lo stesso odore del cloro ma non è affatto cloro.

Il leggero odore di cloro che si ha dopo aver aggiunto poche gocce di attivatore all'MMS deriva certamente da una soluzione contenente pochissimo Clorito di sodio, come le soluzioni al 3% che sono in vendita in molti siti internet.

Queste soluzioni sono costituite da Clorito di sodio in soluzione al 3%, mentre l'MMS originale è al 28% (risultato finale al 22.4%).

45) - Dove posso acquistare l'MMS originale?

Come consueto, per motivi vantaggiosi della burocrazia, maldicenze e vantaggi economici commerciali delle grandi aziende farmaceutiche, l'Italia è sempre il fanalino di coda ad avere buone novità anche nel mondo della salute.

Difatti, in Italia non esiste una garanzia se vi sono o meno aziende serie che vendono l'MMS originale. Una delle tante ditte che può garantirvi il vero MMS ideato dal suo promotore Jim Humble è la seguente e si trova in Olanda – Paesi Bassi: www.natufarm.eu/

Inoltre, nel sito web: http://wpsuppliers.com/ vi è l'indirizzo di numerose

aziende del mondo che vendono l'MMS originale:
- Antigua e Barbuda.
- Argentina.
- Australia.
- Brasile.
- Canada.
- Chile.
- Colombia.
- Ecuador.
- Francia.
- Germania.
- Inghilterra.
- Messico.
- Nuova Zelanda.
- Paraguay.
- Perù.
- Regno Unito (Inghilterra).
- Repubblica Ceca.
- Slovacchia.
- Spagna.
- Stati Uniti / USA.
- Sud Africa.

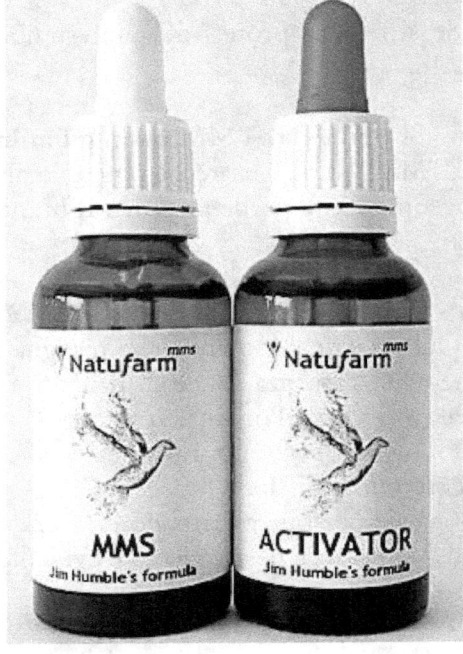

E tante altre nazioni del mondo in tutti e 4 continenti.
I paesi non menzionati acquistano l'MMS presso gli Stati a loro confinanti.

46) – Prevenzione e manutenzione: quali sono le dosi da usare?

L'MMS attivato è un super-intervento-preventivo per quasi tutte le malattie conosciute. Qualsiasi malattia che il sistema immunitario può attaccare può essere impedita o aiutato a prevenirla in modo straordinario. Di norma, la dose di prevenzione e di manutenzione è di 7 gocce di MMS attivato da assumere una sola volta alla settimana, oppure 3 gocce ogni giorno prima di coricarsi.

47) – Incompatibilità

L'MMS è incompatibile con anticoagulanti, come SIMTRON, in questo caso non si deve assumere MMS. La vitamina "C" Annulla l'effetto dell'MMS ma si può assumere 2 ore prima o dopo.

48) – Conservazione

- **L'MMS originale** è acquistabile in un flaconcino di vetro scuro (30 ml) con annesso il contagocce. Se ancora chiuso, si consiglia di conservarlo in un luogo buio e a temperatura ambiente. La data di scadenza di un flaconcino che non è stato mai aperto e di due anni dalla data di confezione scritta sull'etichetta.

Una volta aperto, il flaconcino di MMS va conservato, ben chiuso, in frigorifero o comunque in un luogo buio e freddo. La data di scadenza di un flaconcino che è stato aperto e di un anno dalla data di confezione scritta sull'etichetta.

- **L'Acido citrico** (HCL) è acquistabile in un flaconcino di vetro scuro (30 ml) con annesso il contagocce. Se ancora chiuso, si consiglia di conservarlo in un luogo buio e a temperatura ambiente. La data di scadenza di un flaconcino che non è stato mai aperto e di due anni dalla data di confezione scritta sull'etichetta.

Una volta aperto, il flaconcino di Acido citrico va conservato, ben chiuso, a temperatura ambiente. La data di scadenza di un flaconcino che è stato aperto e di un anno dalla data di confezione scritta sull'etichetta.

- **Il succo di limone già pronto in bottiglietta di vetro** (250 ml circa) è acquistabile al supermercato. Se ancora chiusa, si consiglia di conservarla in un luogo asciutto a temperatura ambiente. La data di scadenza di una bottiglietta che non è stata mai aperta è scritta sul tappo o sull'etichetta.

Una volta aperta, la bottiglietta di succo di limone va conservata, ben chiusa, nel frigorifero. La data di scadenza di una bottiglietta che è stata aperta e di dieci giorni.

49) – Dove posso avere ulteriori informazioni riguardo all'MMS?

Ulteriori informazioni riguardo a: composizione, protocolli, uso, preparazione, assunzione, effetti collaterali e tante altre notizie si possono avere contattando l'Azienda stessa che vi ha venduto il prodotto MMS da voi richiesto o che vorreste acquistare.

ALTRE OPZIONI DI SOMMINISTRAZIONE DELL'MMS

L'MMS, ovvero il Clorito di sodio, dopo essere stato acidificato diventa un potente agente antimicrobico in grado di far regredire casi di malaria, setticemia e persino cancro, tuttavia il suo impiego ottimale si verifica in congiunzione con altre terapie naturali che assestano il corretto equilibrio fra ossidanti e antiossidanti.

Come già detto, a breve distanza dalla somministrazione della soluzione MMS non bisogna assumere altri integratori, cibi e bevande antiossidanti. Se la soluzione dell'MMS attivato risulta troppo acido, poco prima di berlo è possibile neutralizzarlo parzialmente con pochissimo bicarbonato, avendo cura di aggiungerne esigui quantitativi affinché il liquido abbia comunque un sapore acido al momento dell'ingestione.

Tuttavia, dal momento che sovente la nausea e altri effetti collaterali induce alcuni soggetti a interrompere il trattamento con l'MMS prima che l'infezione o il cancro siano risolti e solo, spesso per favorire i casi estremi di cui la morte del paziente è stata esplicitamente confermata dai medici e oncologi ospedalieri, si sono esplorate modalità di assunzione differenti, la più comune delle quali è la via transdermica, cioè, bypassando lo stomaco. Di solito, in questo caso la nausea non avviene e quindi non costituisce un problema.

TERAPIA MMS PER VIA ENDOVENOSA

Anche se in genere l'MMS attivato viene impiegato per via orale, è possibile assumerlo anche per via endovenosa dopo che è stato attivato con acido citrico. In quest'ultimo caso (introdurre l'MMS attivato direttamente nella vena) è espressamente consigliato farlo eseguire da un medico che ne sia totalmente a conoscenza.

Jim Humble è convinto che, sia se ingerito per via orale e sia se inserito tramite un'iniezione endovenosa, l'attivazione dell'MMS acidificato con l'acido citrico del succo di limone accresca sino a 300 volte il rilascio del prezioso Biossido di cloro.

Per varie volte, lo stesso Humble ha ingerito personalmente e per lungo tempo il trattamento orale di MMS attivato con succo di limone e nella misura di due volte al giorno la dose di 30 gocce acidificate senza riscontrare reazioni collaterali.

Detto questo, egli ha di recente assunto pure una goccia di MMS acidificata per via endovenosa, sfociata in una reazione di Herxheimer (provocata dal materiale di scarto di un ingente quantitativo di microbi uccisi in una sola volta).

Il giorno seguente, lo stesso Humble si è nuovamente iniettato, sempre per via endovenosa, un'altra singola goccia di MMS acidificata senza che questa determinasse qualche reazione allergica del tipo Herxheimer. Reazione allergiche non si sono presentate neppure il terzo giorno con due gocce; lo stesso si è verificato ogniqualvolta ha aumentato le gocce.

Spesso è possibile valutare l'efficacia della terapia antimicrobica dell'MMS in base alla capacità di innescare una o più delle reazioni di Herxheimer, la quale consiste in un estremo affaticamento, brividi, dolori a muscoli e giunture, nonché altri sintomi di tipo influenzale per svariate ore o giorni.

Durante una di queste reazione, sarebbe opportuno interrompere la terapia antimicrobica e assumere ingenti quantità di succhi di frutta e verdure, tisane e acqua di ottima qualità.

La reazione allergica di Jarish-Herxheimer si verifica quando grandi quantità di tossine vengono rilasciate nel corpo man mano che i batteri (tra cui quelli del genere Spirochete, come Treponema pallidum, agente patologico della sifilide) muoiono durante una terapia antibiotica. Lo stesso può verificarsi in caso di presenza di lieviti del genere Candida quando vengono rilasciate le tossine dei lieviti che stanno morendo.

Normalmente la morte di questi batteri e l'associato rilascio di endotossine si verifica più velocemente di quanto il corpo riesca a eliminarne le tossine. Si manifesta con febbre, brividi, cefalea, mialgia (dolori muscolari) ed esacerbazione di lesioni cutanee. L'intensificazione della reazione del paziente riflette l'intensità dell'infiammazione presente nella patologia da debellare.

Simili reazioni sono classicamente associate anche alla sifilide, causata dal consistente rilascio di Lipopolisaccaridi del Treponema pallidum, agente eziologico della sifilide. La durata nella sifilide normalmente è solo di poche ore.

Queste reazioni si manifestano anche in altre malattie causate da spirochete, come le Borreliosi (morbo di Lyme e febbri ricorrenti da morso di zecca), la Leptospirosi e nella febbre Q. Reazioni simili sono state riportate anche nella Bartonellosi (compresa la malattia da graffio di gatto), Brucellosi, Febbre tifoide e Trichinellosi, malattia di Whipple.

Anche se molto noiose, queste reazioni non richiedono un particolare trattamento perché regrediscono naturalmente entro 24 ore.

A questo punto, riguardo a Jim Humble il quesito è il seguente:

"Che genere di microbi hanno resistito a una doppia dose assai elevata di 30 gocce di MMS assunti oralmente, mentre sono morti subito a causa di una sola goccia di MMS acidificata inserita per via endovenosa?"

Le dosi orali di MMS avrebbero dovuto eliminare questi microbi dai sistemi sanguigni e linfatici e certamente anche dalla maggior parte di tessuti e organi, ma perché ciò non è accaduto?

Sovviene un'unica spiegazione, ovvero, gli agenti patogeni che non sono stati eliminati sono i cosiddetti Nanobatteri, i quali si attaccano alle pareti dei vasi sanguigni e si proteggono attraverso un involucro calcificato; in tale processo calcificano anche il tessuto del paziente, provocando in tal modo arteriosclerosi e sintomi annessi.

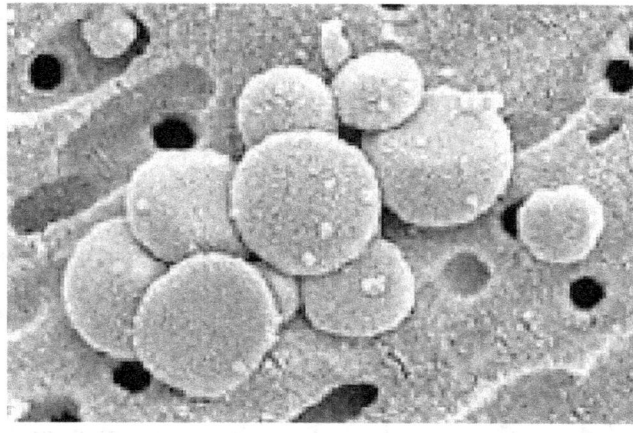

Un Nanobatterio è un microbo della grandezza microscopica di circa 25-100 nanometri, circa 10 volte più piccolo dei batteri e dei virus. Per permettere al DNA e proteine di compiere il loro dovere, una cellula dovrebbe avere un diametro di almeno 140 nanometri.

I Nanobatteri sono le più piccole forme di vita conosciute e responsabili di numerose patologie come ad esempio la calcificazione delle arterie cui andiamo tutti incontro con l'aumentare dell'età, responsabili del tartaro nei denti, dei calcoli e dell'artrite reumatoide, ma anche di gravi malattie come l'infarto e patologie infettive e terminali come il cancro. Per alcuni medici scienziati i Nanobatteri rimangono un arcano: «Si tratta di strane strutture incredibilmente troppo piccole per essere creature viventi, sono una forma di vita quasi fantasma, uno dei misteri più affascinanti della biologia moderna».

Per catturarli, i ricercatori della Mayo Clinic hanno spappolato piccoli frammenti e calcificazioni di arterie e placche raccolte in due ospedali statunitensi, e li hanno filtrati in modo da eliminare qualsiasi corpo di dimensione superiore ai 200 nanometri. Hanno poi osservato sfere dal diametro di 20-100 nanometri, ricoperte di una sorta di parete cellulare.

Tali nanobatteri possono essere isolati soltanto dai tessuti malati del paziente, mentre sarebbero assenti in quelli sani. I ricercatori li hanno poi lasciati in una soluzione sterile. Dopo alcune settimane la soluzione era diventata più opaca, segno che i Nanobatteri si erano riprodotti, crescendo di numero.

Riguardo alla somministrazione endovenosa dell'MMS attivato con l'acido citrico, anche una sola goccia avrebbe determinato un elevato picco di concentrazione di Biossido di cloro nei vasi sanguigni, a quanto pare sufficiente a penetrare nell'involucro della barriera calcificata dove i Nanobatteri cercano di proteggersi.

Nei paesi occidentali l'opportunità di adottare la terapia MMS per via endovenosa è limitata a pochi individui. Comunque sia, questo metodo è considerato un modo alquanto efficiente per far fronte alla calcificazione dei tessuti.

Per prevenire la formazione di Nanobatteri e ucciderli dissolvendoli definitivamente dal loro involucro calcificato e protettivo, la scienza medica internazionale non conosce l'esistenza di metodi migliori se non solo quella di attivare il Clorito di sodio dell'MMS con acido citrico ed usarne il potente e micidiale Biossido di cloro da questo rilasciato.

Una volta privati i Nanobatteri del loro guscio di calcio, il sistema immunitario potrà facilmente eliminarli e sarà agevolmente in grado di sconfiggerli.

TERAPIA MMS CON IL CLISTERE

Il clistere o enteroclisma è un'irrigazione di acqua che serve per liberare l'ultimo tratto dell'intestino (colon o intestino crasso) da feci incrostate, residui non digeriti, gas, fermentazioni, putrefazioni e flora batterica patogena.

La sua efficacia e la sensazione di leggerezza e rilassamento dopo averla fatta non è qualcosa di moderno, ma una pratica millenaria e le antiche scritture sacre vediche, quelle egizie e anche il Vangelo esseno della pace ne parlano ampiamente.

Più di recente sono famosi i clisteri di caffè del Dott. Gerson con cui ha salvato la vita a migliaia di malati terminali di cancro.

Il clistere permette di guarire un tumore più velocemente

Come afferma Marco Giai Levra (ricercatore nel campo della salute): «Il clistere è una pratica igienica mentale e fisica, che permette di guarire velocemente o istantaneamente dalla maggior parte delle patologie conosciute, le cui cause sono da ricercare proprio nella cronica costipazione del nostro apparato intestinale (da muco, tossine e incrostazioni fecali antiche, vecchie anche di anni o decenni)».

Le conseguenze di un colon intasato possono essere stanchezza, depressione, disturbi della concentrazione, perdita di vitalità, stati di paura, indebolimento del sistema immunitario, predisposizione alle infezioni e patologie come affezioni reumatiche e cutanee, emicranie, ipertensione arteriosa, allergie, carichi epatici (es: tumore benigno del fegato), stipsi, meteorismo, diarrea, disbiosi (squilibrio microbico sulla superficie o all'interno del corpo), colon irritabile, emorroidi, diverticolosi (lungo la parete degli organi cavi dell'apparato digerente) e molto altro.

L'intestino infatti è il punto di partenza della nostra salute e se non funziona bene si innescano degli effetti patologici a cascata su tutto l'organismo.

MMS: applicazione per via rettale e vaginale

Oltre ai vasi sanguigni e ai canali linfatici, altre possibili aree di assorbimento nel corpo umano sono la cute, la bocca, la vagina e il retto.

Il metodo di assorbimento per via rettale equivale a usare un enteroclisma di cafre, prassi già consolidata nella terapia naturale ospedaliera anticancro. In primo luogo si ripulisce il tratto intestinale inferiore con un enteroclisma; quindi si versano poche gocce di MMS attivato in un grande bicchiere d'acqua, si trattiene per 10-20 minuti e quindi si espelle.

Utilizzare nuovamente un enteroclisma per ripulire e quindi versare un numero maggiore di gocce attivate in un bicchiere d'acqua; cercare di trattenere sino a 30 minuti. In questo arco di tempo forse si riesce a spostarsi, tuttavia è preferibile restare seduti o distesi. In seguito questa applicazione determinerà consistente attività intestinale per svariate ore, magari giorni.

In caso di cancro e altre patologie croniche, si può ripetere la prassi una volta la settimana aumentando man mano le gocce, il che si rivelerà valido per problemi connessi a quest'area quali cancro dell'intestino o della prostata, intestino irritabile, infezioni, cisti, e cancri degli organi femminili.

L'applicazione vaginale è utile in caso di mughetto [Candidosi vaginale] onde uccidere le radici e le spore della Candida incuneate nella membrana mucosa e potenziali cause di eritemi.

Iniziare con una goccia di MMS attivata in un piccolo bicchiere d'acqua e aumentare gradualmente il numero di gocce nelle sessioni successive. Se l'acidità della soluzione costituisce un problema, è possibile neutralizzarla quasi del tutto aggiungendovi una punta di Bicarbonato vari minuti dopo l'aggiunta d'acqua.

Ad ogni modo, oltre a ripulire gli interstizi dell'intero corpo, necessita far circolare l'MMS acidificato e diluito nel cavo orale, in linea generale, è questo il miglior metodo per farlo affluire rapidamente nel flusso sanguigno.

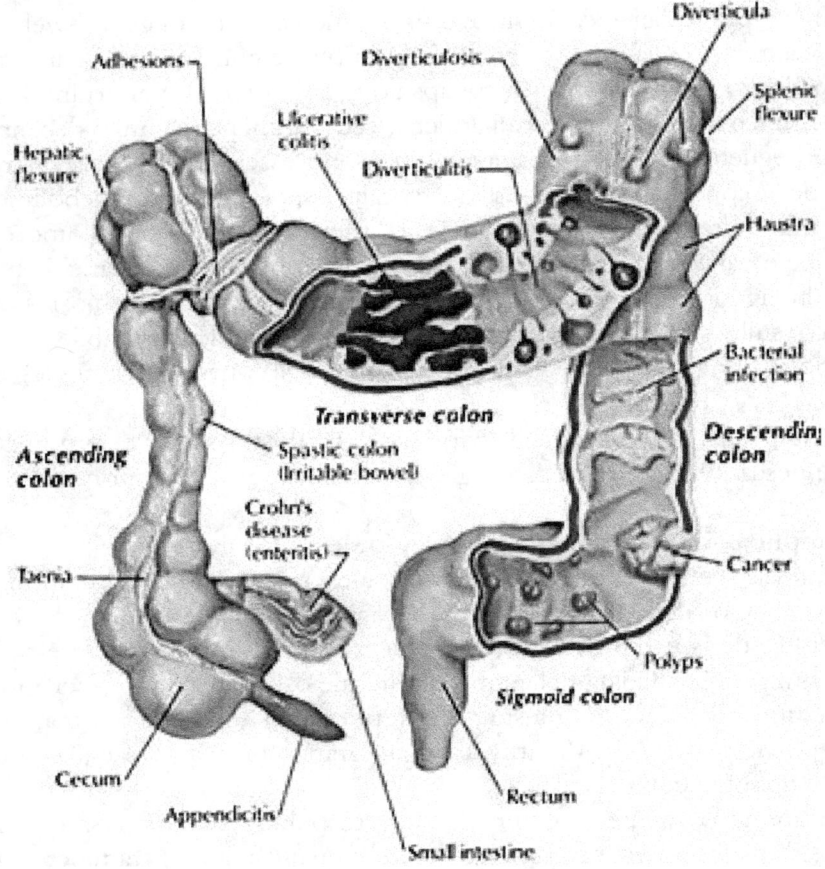

TERAPIA MMS PER SANARE IL CAVO ORALE

Dopo aver applicato 6 gocce di MMS attivato (non diluito) e aver tenuto la soluzione nel cavo orale (bocca) per una ventina di minuti, la mattina, al risveglio, si ci ritrova con una lingua rosea, mentre prima era parzialmente bianca e impastata.

Se si è timorosi di ingerire la soluzione di MMS attivato non diluito, è possibile limitarsi a tenere in bocca solo per qualche minuto alcune gocce di MMS attivate e diluite con acqua o succo di frutta non contenente Vitamina C, per poi sputare il tutto. Dopo averlo fatto un paio di volte, la mobilità del cavo orale è di gran lunga migliorata; questo sta a indicare che adesso il Biossido di cloro è entrato rapidamente in circolazione.

Tenere in bocca la soluzione di MMS attivato non è poi così sgradevole e le papille gustative smettono ben presto di reagire negativamente. Ad ogni modo, si consiglia di neutralizzare al meglio la soluzione aggiungendovi eventualmente una punta di Bicarbonato onde proteggere la dentatura; questo non dovrebbe limitare granché l'efficacia dell'MMS in quanto la maggioranza di gas del Biossido di cloro che produce il picco di effetto sistemico viene rilasciato entro i primi 3 minuti.

Dopo aver diluito con 100 ml di liquido (ovvero mezzo bicchiere) la soluzione dell'MMS attivato, prima che si neutralizzi del tutto necessitano 10-20 minuti.

E' quindi necessario tenerlo nel cavo orale da subito e per 10-30 minuti facendolo neutralizzare in bocca. Dato che la maggior parte di Biossido di cloro verrà assorbito attraverso le membrane mucose, non ha importanza se il liquido viene ingerito oppure sputato.

L'MMS È UNA IMPORTANTE TERAPIA INTEGRATA

A causa delle frequenti nausee, spesso accade che alcuni soggetti trovino arduo protrarre il programma MMS, un problema presente in particolar modo in caso di cancri a stadio avanzato e di altre patologie a lungo termine. Di conseguenza, prima di affrontare una terapia MMS, di solito, oltre al clistere, alcuni raccomandano un programma di depurazione intestinale e terapia antimicrobica con agenti più blandi, il che eliminerà la maggior parte del carico tossico con meno disagi di quelli indotti dall'inizio di un protocollo MMS diretto.

Nel contesto di suddetto programma preliminare, alcuni consigliano un periodo di pulizia intestinale con aglio, psillio (lassativo naturale), bicarbonato di sodio e probiotici (fermenti lattici vivi), seguito da un periodo di tre settimane con soluzione iodo-iodurata Lugol (solo con ricetta e supervisione medica).

In caso di patologie cardiovascolari e arteriosclerosi, si è evidenziato che con la terapia MMS i depositi di colesterolo potrebbero essere rimossi troppo rapidamente e determinare un indebolimento dei vasi sanguigni interessati.

Onde evitare o ridurre al minimo eventuali problemi, prima di avviare la terapia MMS è consigliato assumere per varie settimane ingenti quantitativi di vitamina C, Jim Humble ne suggerisce l'assunzione sino a 10 grammi al giorno ripartiti in dosi, il che serve a rafforzare i vasi sanguigni e a renderli più elastici.

Altri eventuali elementi nutritivi utili a migliorare l'elasticità dei vasi sanguigni sono succo di limone, succo di verdura, salicilato di rame, cloruro di magnesio, MSM e N-acetilglucosamina.

In caso di cancro maligno si è convinti che, in contemporanea con la chirurgia, chemioterapia e radiografia, il trattamento dell'MMS come antidoto supplementare abbia dato validi risultati con cancri linfatici, del sangue e della pelle. Di efficacia assai maggiore sarà integrare la terapia MMS nel contesto di un programma olistico come quello delineato nell'articolo dal titolo: "La soluzione

olistica per sconfiggere il cancro" pubblicato sul nr. 79 della rivista scientifica "Nexus New Times"
(www.giuseppelimido.com/il-cloruro-di-magnesio/?aid=560&sa=1).

In caso di influenza grave, specie nei soggetti deboli e adulti, si consiglia di ingerire svariate dosi di MMS attivato per uno o due giorni soltanto, in quanto il Biossido di cloro uccide il virus, quindi, assumere elevati quantitativi di antiossidanti, in particolare Ascorbato di sodio, ovvero mezzo cucchiaino in un liquido (ad esempio, succo di agrume appena spremuto) ogni due ore, sino a ristabilimento.

Vi è l'eventualità che alcuni pazienti, specie quelli affetti da patologie degenerative in fase avanzata, in concomitanza con una terapia MMS prolungata diventino assai deboli, secondo una modalità apparentemente non correlata a reazioni apicali; a questo fenomeno si può affiancare un rapido deterioramento della vista. Si ritiene che ciò sia dovuto principalmente alla carenza di antiossidanti e, in particolar modo, di Glutatione e Superossido dismutasi.

Tale aspetto ripropone il quesito inerente all'uso appropriato della terapia MMS. Nell'articolo dal titolo "How to overcome autoimmune diseases" (Come sconfiggere le malattie autoimmuni), si è dimostrato che per la maggior parte le patologie degenerative croniche sono associate a Nanobatteri e a Microbi pleomorfici i quali, piuttosto che provenire dall'esterno dell'organismo, sembrano scaturire dall'interno, da cellule malate.

Si ritiene che la causa principale di questa insorgenza microbica sia l'accumulo di residui metabolici tossici all'interno delle cellule, che influiscono in modo precipuo sui Mitocondri produttori di energia.

L'esperienza indica che è certamente salutare eliminare le forme fungine e batteriche superiori attinenti a questa eccessiva crescita microbica, e l'MMS è una importante terapia integrata che costituisce la parte efficace di una terapia antimicrobica e virale integrata. Pur tuttavia, di solito nemmeno con una terapia ospedaliera chemioterapica e tantomeno con una terapia orale di MMS si riescono a eliminare forme tumorali e agenti inferiori di Nanobatteri e particelle virali endogene. In simili casi la terapia MMS per via endovenosa diventa l'unica soluzione o alternativa da adottare.

Anche se si continua con una terapia orale di MMS di mantenimento a lungo termine, questi microbi seguiteranno a insorgere e con l'andar del tempo l'accumulo di residui tossici determinerà in misura sempre maggiore i problemi di salute secondo altre modalità. Di conseguenza, la soluzione razionale consiste nell'eliminazione di questi residui tossici tramite il venerando metodo della depurazione con alimenti crudi combinato con un'efficace terapia antimicrobica.

Sebbene con l'MMS sia possibile curare sostanzialmente determinate infezioni virali, quali: l'epatite C, il morbo di Lyme e anche l'HIV, quantunque spesso si manifestino sintomi di miglioramento, simili patologie potrebbero essere nel complesso assai resistenti dal poterle debellare.

D'altra parte, da adottare di fianco all'MMS, esistono validi riscontri secondo cui una terapia a elevato contenuto di antiossidanti risulta assai efficace contro analoghe affezioni di natura virale. Ad esempio, la letteratura concernente la medicina ortomolecolare (vedi: www.orthomolecular.org) annovera innumerevoli pubblicazioni a riguardo della rapida ed efficace cura di gravi infezioni virali tramite il ricorso ad assai elevati quantitativi di vitamina C; inoltre, l'epatite C va soggetta a trattamenti efficaci con elevati quantitativi di antiossidanti.

Di conseguenza, si ritiene di gran lunga più efficace impiegare ambedue i trattamenti in modo integrato. In caso di patologia virale resistente o grave, necessita alternare un trattamento MMS di breve termine a dosi elevate con un periodo più prolungato a base di notevoli quantitativi di un'ampia gamma di antiossidanti differenti.

Ossidanti contro antiossidanti

Oltre alla nausea, un altro potenziale effetto collaterale della terapia MMS si configura in infiammazioni. Per comprendere tale effetto bisogna considerare la funzione dell'infiammazione nonché il ruolo di ossidanti e antiossidanti in tale processo. Le infiammazioni accrescono il rifornimento di sangue ed elementi nutritivi verso una specifica area e sono essenziali per il funzionamento del sistema immunitario e il processo di guarigione di organi e tessuti danneggiati. Se il sistema immunitario non è abbastanza vigoroso da eliminare microbi invasori e cellule dell'organismo malate, le infiammazioni originariamente adibite alla guarigione diventano infiammazioni distruttive croniche – sintomatiche dell'attuale epidemia di patologie croniche.

Gli ossidanti sostengono il sistema immunitario uccidendo sul colpo i microbi e fornendo al sistema immunitario una maggiore 'potenza di fuoco', il che, allorquando si impiegano energici ossidanti quali il Biossido di cloro, sfocia in accresciute infiammazione e acidità dell'organismo. Di conseguenza, come accade nel corso di qualsiasi reale ripristino della salute, è possibile che durante il trattamento con MMS si sviluppino varie reazioni di guarigione, fra cui infiammazioni temporanee; utili alla guarigione sul lungo termine, ma disagevoli a breve termine.

Gli antiossidanti rivestono il ruolo opposto a quello degli ossidanti. Proteggono le cellule e le funzioni dell'organismo dal processo di ossidazione. Per generare energia o eliminare agenti nocivi e invasori l'ossidazione deve aver luogo soltanto in vie nervose consolidate e protette.

Se si intensifica l'apporto di ossidanti bisogna fare altrettanto con gli antiossidanti, altrimenti possono insorgere infiammazioni non necessarie dovute a irritazione dei tessuti o ad altri cambiamenti di ordine degenerativo; ad esempio, il potenziale deterioramento della vista concomitante con l'assunzione di elevate dosi di MMS per un periodo prolungato.

Jim Humble ritiene che con la terapia MMS gli antiossidanti non siano indispensabili; infatti afferma: «Non è necessario proteggere l'organismo dagli esigui quantitativi di ClO_2 generati da MMS, in quanto esso non ossida in alcuna misura batteri utili o cellule dell'organismo. In centinaia di migliaia di test e prove cliniche non si sono riportati effetti collaterali di alcun genere».

Consideriamo tale affermazione quantomeno sorprendente, dato che da un numero peraltro limitato di pazienti sono giunte comunicazioni che si interpretano come segnalazioni di nocumento determinato da carenza di antiossidanti. Quindi, per quanto concerne gli antiossidanti, vi sono forti disaccordi con quanto riferito da Jim Humble.

Questa opinione è condivisa dal Dr. Thomas Lee Hesselink il quale, in base a un'esauriente rassegna della letteratura, ha dimostrato che il Biossido di cloro uccide il parassita della malaria ossidandone i vitali antiossidanti, fra cui: Glutatione, Acido alfa-lipoico e Coenzima A.

Infatti, Hesselink scrive: «...nessun quantitativo di Glutatione (GSH) intraplasmodiale riuscirebbe mai a sopportare l'esposizione a una sufficiente dose di Biossido di cloro (ClO_2). Tenete presente che ciascuna molecola di ClO_2 è in grado di disabilitare da una a cinque molecole di glutatione...»

Se i parassiti vengono uccisi disabilitando il loro Glutatione e altri antiossidanti essenziali, allora il Glutatione e i sistemi antiossidanti presenti nel nostro organismo risulteranno altrettanto vulnerabili.

Tutti coloro che seguono una dieta convenzionale o sono affetti da un'infezione o una patologia cronica, oppure sono fumatori o in età avanzata, con molta probabilità presentano una carenza di antiossidanti. Tutte queste situazioni verranno aggravate da una persistente esposizione a ossidanti, derivante da acqua clorata, aria inquinata, cibi fritti, oppure da un potente ossidante quale il Biossido di cloro.

Il problema non risiede nelle cellule dell'organismo o negli utili batteri ossidanti del Biossido di cloro ma, piuttosto, nel fatto che quest'ultimo reagisce energicamente con un'ampia varietà di antiossidanti e quindi rende ancor più carente di antiossidanti un organismo già soggetto a tale mancanza.

Esistono riscontri del fatto che la carenza di antiossidanti è una delle cause principali dell'accumulo di detriti proteici e prodotti di scarto ossidati all'interno delle cellule, il che determina patologie degenerative croniche nonché l'insorgenza di Nanobatteri e Microbi pleomorfici.

Quando si impiega l'MMS è importante aumentare l'apporto di antiossidanti. Ad ogni modo, nel corso della giornata si dovrebbero tenere separati ossidanti e antiossidanti, altrimenti si corre il rischio che si neutralizzino a vicenda.

Jim Humble consiglia un periodo di intervallo della durata di tre ore, opzione su cui tutti sono d'accordo. Ecco, come esempio, una possibile procedura: utilizzare MMS prima della colazione e al momento di andare a dormire, quindi assumere antiossidanti nel periodo intercorrente fra metà mattina e metà pomeriggio.

Questo non si applica soltanto ad antiossidanti in forma di integratore, quali vitamine C, E e del complesso B, coenzima Q10, estratto di semi d'uva, beta-1,3-D glucano e immunostimolanti, ma anche ad alimenti a elevato contenuto di antiossidanti, quali succhi e bacche viola, frutta fresca, oli polinsaturi, tè verde o nero, curcuma, cacao e altri.

Dato che il Biossido di cloro reagisce particolarmente bene con la vitamina C, quando si segue un protocollo che prevede elevate dosi di MMS per periodi prolungati è consigliabile, a intervallo della durata di tre ore, assumere un grammo o più di tale vitamina, onde proteggere le strutture sensibili al processo di ossidazione quali cuore, cervello e occhi.

Conclusioni

La scoperta degli antibiotici venne salutata come il preminente progresso nella storia della medicina moderna. Si è convinti che l'assunzione interna di MMS sia ancora più importante.

Tuttavia, proprio come gli antibiotici presentano un lato oscuro allorché provocano disbiosi e candidosi se impiegati in modo improprio senza un fungicida, così l'MMS comporta il rischio di determinare un deterioramento della salute se impiegato senza la protezione degli antiossidanti.

In un futuro più illuminato, quando l'apparato medico tornerà a concentrare la propria attenzione sulla guarigione invece che sul profitto, la cura di infezioni gravi, forse, richiederà soltanto una singola somministrazione per via endovenosa di MMS acidificato. Sino a quel momento, si dispone di una varietà di altri metodi in base a cui operare una scelta.

Si ritiene che l'approccio più efficace nei confronti di un'infezione acuta grave sia una dose elevata pari a 15 gocce, oppure una dose elevata doppia pari a 10-15 gocce, quindi accettare il fatto che si vomiterà per un giorno o due.

Se il problema patologico è meno serio, una procedura dimostratasi efficace prevede una dose doppia pari a 6 gocce, seguita da altre 6 gocce a distanza di un'ora; anche in questo caso nausea e vomito rappresentano effetti possibili.

In alternativa, è plausibile provare l'assorbimento di una dose elevata attraverso le membrane mucose del cavo orale o dell'intestino retto, a seconda della localizzazione dell'infezione.

In caso di patologia degenerativa cronica, alternernare brevi periodi di elevata assunzione di MMS con periodi più lunghi di elevata assunzione di antiossidanti tramite alimenti e integratori. In aggiunta, sarebbe efficace affiancarvi altre terapie quali la depurazione onde eliminare la causa fondamentale della patologia.

Applicare inoltre MMS attivato ad aree infette in prossimità della cute.

Al momento di intraprendere un programma per il ripristino dello stato di salute, come prima cosa è importante la depurazione intestinale e la riduzione di ogni carico microbico con agenti più blandi quali, la soluzione iodo-iodurata Lugol, per poi partire con una dose di MMS ad aumento graduale come da programma standard.

Attualmente l'MMS è ancora disponibile tramite Internet. Ve ne sono due tipi, di composizione leggermente diversa. Il prodotto utilizzato da Global Light (www.globallight.net) e dai suoi distributori è ricavato da scaglie di Clorito di sodio contenenti il 20% di Cloruro di sodio, mentre l'MMS della Stride into Health (www.strideintohealth.com) è una soluzione di Clorito di sodio puro come quella impiegata nell'industria alimentare.

A livello nominale, il vero MMS è una soluzione al 28% di scaglie tuttavia, in virtù dell'elevato contenuto di cloruro di sodio, l'effettiva concentrazione di Clorito di sodio è pari al 22.4%.
26)*

I MECCANISMI DIETRO AL SUCCESSO O AL FALLIMENTO DEL TRATTAMENTO CON MMS

Se i patogeni sono particolarmente sensibili all'ossidazione, un ulteriore trattamento potrebbe non essere necessario. Tuttavia se una delle seguenti variabili di contrasto intervengono, il primo trattamento può fallire, e quindi, è necessario ripeterlo, a volte aumentando la dose dell'MMS o i tempi di somministrazione (da 2 a 3 o 4 somministrazioni al giorno).

1- E' stato somministrato troppo poco ossidante.
2- Il patogeno è molto resistente all'ossidazione.
3- Il patogeno si trasforma in forme alternative, quali: spore, cisti, uova.
4- Il patogeno si trova in siti remoti di difficile penetrazione da parte degli ossidanti.
5- Troppi antiossidanti o medicine sono contemporaneamente presenti al momento del trattamento.

Ciò che viene detto in seguito può ingenerare confusione su ciò che si può mangiare o no e sugli integratori e medicine da evitare. Per ovviare a questo si chiarisce che non ci sono controindicazioni su cosa si può mangiare, o sugli integratori o medicine (tranne immunosoppressori) che si possono assumere, purché si rispetti il giusto protocollo di assunzione dell'MMS che è stato messo a punto per ovviare alle problematiche descritte qui di seguito nel sottotitolo: Incompatibilità.

Il giusto protocollo di assunzione dell'MMS è:
Assumere l'MMS almeno un'ora prima dei pasti o almeno due ore dopo i pasti. Tra l'assunzione di integratori, vitamine, medicine e l'MMS ci devono essere almeno 3 ore di pausa.

Incompatibilità

Ci sono molte sostanze che sono incompatibili con gli ossidanti e questo va riconosciuto. Varie classi di sostanze non devono essere presenti nello stomaco assieme alla soluzione acidificata di Sodio clorito (MMS).

Se si vuole ottenere un beneficio migliore è di capitale importanza evitare l'assunzione di antiossidanti durante le 2 o 3 ore prima e dopo il trattamento.

Gli antiossidanti sono usualmente composti di Tioli o composti di Fenoli, che eliminano in modo specifico l'efficacia del gas prodotto dal Diossido di cloro.

Il Diossido di cloro viene usato anche dall'industria per distruggere in modo specifico i Tioli e i Fenoli in quanto reagiscono rapidamente l'un l'altro distruggendosi reciprocamente. Molti succhi di frutta concentrati e rimedi erboristici contengono tali composti. Molti frutti, specialmente uva e bacche contengono antiossidanti polifenoli. Esempi sono: cioccolato, te, caffè, curcuma, latte cardo, liquirizia, ginco, olive.

Anche i cibi ricchi di zolfo se presenti nello stomaco eliminano l'efficacia del Diossido di cloro, esempi sono: aglio, cipolle, porro, asparagi, fagioli, piselli, uova, patate bianche, latte.

Le proteine non devono essere presenti nello stomaco assieme al Diossido di cloro. Le proteine sono fatte di amminoacidi che presentano un'abbondanza di Fenoli, Zolfo organico, Tiolo e Ammine secondarie, i quali reagiscono con il Diossido di cloro eliminandolo per contatto.

Certe vitamine del gruppo B reagiscono in modo simile. Molte medicine farmaceutiche contengono Ammine secondarie, terziarie e Fenoli. Sotto controllo medico tali medicine devono essere identificate e non somministrate durante il trattamento o almeno non assunte in contemporanea con l'MMS.

Mentre le vitamine e gli antiossidanti sono salutari a scopo preventivo e di longevità e benefiche nel trattamento di molte malattie croniche, queste sono incompatibili con il trattamento di MMS.

Perciò, alcuni frutti, succhi di frutta, frutta concentrata, vino, bevande analcoliche, tisane, proteine, diverse forme di vitamine e alcune medicine farmaceutiche non dovrebbero essere assunte al momento del trattamento e certamente non mescolate con l'MMS.

Diverse ore prima e dopo il trattamento con l'MMS, o comunque il giorno dopo tali sostanze incompatibili con il Diossido di cloro possono essere certamente assunte.

Se questi principi non vengono rispettati, poco o nessun ossidante potrà sopravvivere e renderlo attivo per uccidere i patogeni e quindi non si potrà aspettare nessun beneficio dall'MMS.

Contrariamente a quanto esposto, chi dichiara di aver avuto successo nonostante abbia assunto succhi di frutta e/o verdura ha dovuto somministrare dosi sempre più alte di MMS per superare gli effetti passivi degli antiossidanti.

Se qualcuno riesce a tollerare alte dosi di MMS, è perché assume anche antiossidanti, di conseguenza tali persone sono a rischio di overdose se la contemporanea assunzione di antiossidanti viene interrotta.

L'azione più appropriata è di continuare a prendere gli antiossidanti e contemporaneamente ridurre la dose di MMS.

In sospeso, necessitando di ulteriori conoscenze, vi è la questione dei grassi Acidi polinsaturi e dei Carotenoidi che non annullano l'efficacia del Diossido di cloro. Mentre molti composti solforosi reagiscono con il Diossido di cloro, probabilmente i composti solforosi ossidati quali DMSO (dimetilsol-fossido), MSM (metilsulfonil-metano), Taurina (acido 2-amminoetanosolfonico) e Solfati (anioni poliatomici) non sono reattivi.

SOSTANZE INCOMPATIBILI CON L'MMS CLASSIFICATE CON IL LORO GRUPPO REATTIVO

Molte medicine farmaceutiche contengono uno o più dei seguenti gruppi reattivi: Aldeide, Enediol, Fenoli, Polifenoli, Aniline, Ammine secondarie e terziarie, Tioli, Sulfuri, Disolfuri e metalli di transizione in stato di bassa ossidazione. Quando si è nel dubbio non assumere mai insieme all'MMS medicine o cibi con tali ossidanti.

Cibi incompatibili
- Molte vitamine del complesso B, tra cui: tiamina, riboflavina, niacina, acido Pantotenico, acido folico, acido para aminobenzoico, cianocobalamina, biotina, carnosina.
- Tutti i tipi di ascorbato (Vitamina C).
- Tutte le proteine, tra cui: farine, germe, noci, piselli, fagioli, pesce, pollame, carne, latte, uova.
- Molti antiossidanti, tra cui: N-acetyl-L-cysteine, alpha-lipoic acid, SAME, glutathione, quercetin, BHT, BHA, tocopherol.
- Molti frutti specialmente: bacche, mele, arance, uva.
- Molte erbe, tra cui: cioccolato, te verde, cafè, curcuma, silymarin, olive, Ginko, liquirizia.
- Cipolle dalla specie: aglio, scalogno, cipolle.
- Brassicacee, tra cui: cavoli, broccoli, cavolfiori, rape, mostarda.
- Tutti i tipi di asparagi.
- Solanacee: patate.

27)*

LA FDA (Food and Drug Administration - USA) E' ALL'APICE DELLA POLITICA MAFIOSA DIETRO I FARMACI?

Per chi non lo sapesse, la FDA è l'Ente governativo statunitense che si occupa della regolamentazione dei prodotti alimentari e farmaceutici. Esso dipende dal Dipartimento della Salute e dei Servizi Umani degli Stati Uniti d'America.

Tutto fa pensare che in data 07/30/2010, la FDA (Food and Drug Administration) U.S.A. Department of Health and Human Services, senza verificarne la veridicità e senza averne eseguito alcun test, abbia spedito una innumerevole quantità di comunicati e lettere ai vari mass media, Enti, ospedali universitari e Ministeri della Salute di tutto il mondo. Oltre che sul proprio sito web, in queste missive la FDA avrebbe avvertito i vari dicasteri della pericolosità dell'MMS e quindi del Clorito di sodio (NaClO2).

La frase clou della notizia da essi emanata fu la seguente:

"Non essendo stato autorizzato dal FDA, se il preparato MMS venisse usato come farmaco provocherebbe danni alla salute dei pazienti".

Questa e altre lettere, originali, si trovano nelle seguenti pagine web del FDA:
- https://archive-it.org/collections/7993?q=mms&page=1&show=ArchivedPages&hitsPerDupe=0&collectionIds=7993&totalResultCount=100
- https://wayback.archive-it.org/7993/20170111070845/http://www.fda.gov/Safety/MedWatch/SafetyInformation/SafetyAlertsforHumanMedicalProducts/ucm220756.htm

Nel comunicato del FDA (in inglese) visibile sulla seguente pagina web:
- https://wayback.archive-it.org/7993/20170112005302/http://www.fda.gov/NewsEvents/Newsroom/PressAnnouncements/2010/ucm220747.htm

è scritto:

"NOTIZIE RILASCIATE DALLA FDA

Per la pubblicazione immediata: 30 luglio 2010

Informazioni sui media: Elaine Gansz Bobo, 301-796-7567, elaine.bobo@fda.hhs.gov

Richieste dei consumatori: 888-INFO-FDA.

FDA avverte i consumatori di gravi danni, se ingerita, riguardanti la bevanda del prodotto denominato: Miracle Mineral Solution (MMS).

Il prodotto contiene candeggina per uso industriale.

La Food and Drug Administration degli Stati Uniti avvisa i consumatori di non assumere Miracle Mineral Solution, un liquido orale noto anche come "Miracle Mineral Supplement" o "MMS." Il prodotto, se usato come indicato, produce una candeggina industriale che può causare gravi danni Salute.

La FDA ha ricevuto diverse segnalazioni di lesioni alla salute da parte dei consumatori che utilizzano questo prodotto, tra cui nausea grave, vomito e bassa pressione sanguigna potenzialmente letale dovuta alla disidratazione.

I consumatori che hanno e che assumono l'MMS dovrebbero smettere di usarlo immediatamente e buttarlo via.

L'MMS è distribuito su siti Internet e aste online da più distributori indipendenti. Sebbene i prodotti condividano il nome MMS, l'aspetto dell'etichettatura può variare.

Il prodotto indica ai consumatori di miscelare la soluzione di Clorito di sodio al 28% con un acido come il succo di agrumi. Questa miscela produce Biossido di cloro, una potente candeggina usata per purificare i tessuti e per il trattamento delle acque industriali. Elevate dosi orali di questa candeggina, come quelle raccomandate nell'etichettatura, possono causare nausea, vomito, diarrea e sintomi di grave disidratazione.

MMS afferma di trattare più malattie non correlate, tra cui l'HIV, l'epatite, il virus influenzale H1N1, raffreddori comuni, acne, cancro e altre condizioni.

La FDA non è a conoscenza di alcuna ricerca secondo cui l'MMS sia efficace nel trattare una qualsiasi di queste condizioni patologiche.

L'MMS rappresenta anche un rischio significativo per la salute dei consumatori che possono scegliere di utilizzare questo prodotto per l'auto trattamento invece di cercare farmaci e cure approvate dalla FDA per simili condizioni patologiche.

La FDA continua a indagare e può perseguire azioni di esecuzione civile o penale come appropriato per proteggere il pubblico da questo prodotto potenzialmente pericoloso.

La FDA consiglia ai consumatori che hanno subìto effetti collaterali negativi da parte dell'MMS di consultare un operatore sanitario nel più breve tempo possibile e di scartare il prodotto.

I consumatori e gli operatori sanitari dovrebbero segnalare eventi avversi al programma MedWatch della FDA all'800-FDA-1088 o online all'indirizzo www.fda.gov/medwatch/report.htm."

I prodotti non sono generalmente riconosciuti come sicuri ed efficaci per gli usi sopra citati e, pertanto, i prodotti sono anche "nuovi farmaci" ai sensi dell'articolo 201 (p) della legge [21 U.S.C. § 321 (p)]. Nuovi farmaci non possono essere legalmente commercializzati negli Stati Uniti senza previa approvazione della FDA, come descritto nella sezione 505 (a) della legge [21 U.S.C. § 355 (a)].

La FDA approva un nuovo farmaco sulla base di dati scientifici presentati da un farmacista per dimostrare che il farmaco è sicuro ed efficace. I prodotti "Supplemento minerale miracoloso", "Graviola", "Graviola Max", "Dr Ohira Essential Formule Probiotics 12 Plus Original Formula" e "Livatrex" sono anch'essi falsificati ai sensi della sezione 502 (f) (1) dell'Atto, in tale etichettatura questi farmaci non portano indicazioni adeguate per l'uso [21 USC § 352 (f) (1)].

Nella seguente pagina web:
https://translate.google.it/translate?hl=it&sl=en&u=http://www.infomms.org/fda.html&prev=search

La FDA (Food and Drug Administration) in una loro lettera emessa e firmata in data: 21 Giugno 2015, ammise che le loro precedenti affermazioni negative che "l'MMS sarebbe pericoloso per la salute dell'uomo" non sono supportate da alcuna prova scientifica.

In questa dichiarazione rilasciata ufficialmente dalla FDA, cioè dall'Ente governativo del Dipartimento della Salute statunitense, la FDA ammette di essere la base promotrice della maggior parte degli altri avvertimenti errati e negativi riguardo all'inefficacia sanatoria dell'MMS. In breve tempo, negli anni precedenti al 2015 la FDA avrebbe trasmesso questa diceria menzognera a discapito dell'MMS non solo agli utenti e ai media di varie nazioni, ma pure ai vari Ministeri della Salute di tutto il mondo.

Una reazione a catena si può costatare nelle lettere rilasciate da: Health Canada; da Food Standards Authority nel Regno Unito; da The Victorian Poisons Centre in Australia; da Medsafe in Nuova Zelanda, e in innumerevoli articoli giornalistici editi dai mass media in ogni continente.

In tutto il mondo, vari medici e oncologi si sono letteralmente fatti influenzare da queste dicerie e hanno ripetuto, copiato e inserito nei loro commenti, nei loro pareri, nei loro articoli e report di medicina le stesse errate affermazioni.

L'FDA ammette il proprio errore e incongruenza

La fonte di tali affermazioni, cioè l'FDA, ora ammette di aver pubblicato dichiarazioni negative che non sono supportate da alcuna prova scientifica.

Ad esempio: "The Victorian Poisons Center" australiano fa riferimento alle dichiarazioni della FDA come prova del fatto che l'MMS sia pericoloso. Tuttavia, questo "Centro per i Veleni Vittoriani" ammette che le uniche lamentele che hanno ricevuto da persone provengono da un uso orale non corretto dell'MMS.

Oltre a citare gli avvertimenti screditati dalla FDA, il "Centro Veleni Vittoriano" nella loro lettera scrive: "Non esiste alcuna prova scientificamente valida che l'MMS abbia benefici per la salute".

Questa affermazione è stata citata dopo che la FDA ammise di non avere prove scientifiche che l'uso corretto dell'MMS sia dannoso.

Similmente, "MedSafe" in Nuova Zelanda ammette che il loro dipartimento non ha mai condotto alcun test sull'MMS o sul Biossido di cloro, in base al quale avrebbero potuto supportare qualsiasi loro affermazione riguardante l'efficacia o la pericolosità dell'MMS.

Difatti, in una lettera confermano: "In relazione alla sicurezza, il nostro "Centro Nazionale per i Veleni" non ha mai ricevuto reclami o segnalazioni di reazioni avverse in relazione all'uso di MMS, in un periodo di 13 anni di utilizzo in Nuova Zelanda".

Allo stesso modo, il "Center for Adverse Reactions Monitoring" (CARM) in Nuova Zelanda non ha mai ricevuto segnalazioni di reazioni avverse in relazione all'uso di MMS.

Nella seguente pagina web (in inglese):

www.ncbi.nlm.nih.gov/pmc/articles/PMC1569027
pubblicata da: "Environmental Health Perspectives are provided here courtesy of National Institute of Environmental Health Science", viene descritto un test della

durata di 6 mesi, dove una serie di pazienti assunsero vari dosaggi di MMS. Questo test dimostra la relativa sicurezza dell'ingestione orale di Biossido di cloro (MMS).

Come ulteriori prove, vi sono migliaia di casi indipendenti, provenienti da tutto il mondo che indicano (dal 2012 al 2017) che l'MMS funziona eccome, favorendo la guarigione di molte patologie:
http://mmstestimonials.is/all-mms-testimonials

Quindi, di tutte le informazioni alquanto screditate in relazione all'MMS e pubblicate dalla FDA e poi duplicate e propagandate da altri dipartimenti sanitari in tutto il mondo, incluso l'Italia, non ne rimangono che le seguenti verità:

UFFICIALMENTE:
- Lo studio dell'Università scientifica ha confermato che l'MMS a basse dosi è sicuro per il consumo umano.
- Presumibilmente non vi è nessuna evidenza scientifica testata e pubblicata che l'MMS abbia benefici per la salute.
- Non esiste nessuna prova scientifica che l'MMS a basse dosi causi danni.
- Da molte fonti ufficiali, è stato confermato che non sono state ricevute segnalazioni di danni psico-fisici di alcun genere dovuti all'uso corretto dell'MMS.

Vedi: US National Institutes of Health, Health & Human Services
National Institute of Environmental Health Perspectives Science
www.ncbi.nlm.nih.gov/pmc/articles/PMC1569027/

UFFICIOSAMENTE:
- Vi sono decine di migliaia di casi individuali provenienti da tutto il mondo che confermano che l'MMS ha apportato benefici per la salute.
- Esistono migliaia di casi individuali provenienti da tutto il mondo che confermano che l'MMS attivato viene tranquillamente ingerito e con risultati positivi per la salute.

CONCLUSIONI:
- Sembra che la presunta assenza di prove scientifiche sul fatto che l'MMS abbia benefici per la salute, non ha avuto alcuna influenza sui risultati reali, dimostrando che i benefici esistono eccome.
- Le fonti ufficiali concordano con i risultati, secondo cui l'uso orale dell'MMS attivato e assunto correttamente nelle giuste dosi prescritte non ha causato gravi danni.

Vedi anche: http://mmsnews.is/316-breaking-news-the-fda-admits-that-their-claims-about-mms-being-dangerous-08-12-2015

La politica mafiosa dietro i farmaci

La maggioranza delle persone e del popolo non sono al corrente che potrebbe esistere un'oscura politica mafiosa tra il Ministero della salute e le grandi Aziende farmaceutiche nazionali e internazionali.

Queste non vogliono affatto che divenga noto il prodotto denominato: MMS. Per minimizzare l'efficacia dei suoi risultati a favore delle guarigioni già avvenute e molte tuttora in corso, usano la Legge e le Autorità giudiziarie per vietarne la propaganda e la libera vendita.

Inoltre, questi Big Farm usano i medici stessi per controbattere pubblicamente il valore della somministrazione che possiede il prezioso MMS a favore dei pazienti.

MMS: un farmaco assai economico

A differenza dei costosissimi farmaci chemioterapici ospedalieri, L'MMS originale costa pochissimo. Un flaconcino di 30 ml in vetro scuro incluso il contagocce, costa circa 15 euro: www.natufarm.eu/

E' comprensibile che le multinazionali farmaceutiche non sono per nulla interessate a produrre e a vendere un prodotto come l'MMS che, pur se alquanto efficace e con scarsi effetti collaterali, è così economico contro il cancro che diverrebbe un potente ostacolo per il mercato di altri farmaci. Rischierebbero di non poter più vendere quei farmaci chemioterapici che gli ospedali acquistano per migliaia di euro cadauno e che hanno un margine di guadagno che tocca il 98%.

E' quindi una questione matematicamente logica che se l'MMS sarebbe ufficialmente riconosciuto dal Ministero della Salute come un vero farmaco, molte Aziende farmaceutiche fallirebbero, molti medici diverrebbero disoccupati e molti ospedali chiuderebbero per il motivo che un'enorme quantità di pazienti guarirebbe definitivamente e in brevissimo tempo.

Quindi, il pensiero transazionale commerciale di questi giganti del Big Farm è il seguente: "Preferiamo che i malati rimangano malati che vengono e ritornano continuamente presso gli ospedali per essere nuovamente curati; e se alcuni muoiono per colpa dei nostri velenosi farmaci chemioterapici e per le conseguenze della malasanità, allora: peccato".
28)*

Per i Big Farm è vantaggioso che un malato non guarisca!

Oggi come sempre, un'intensiva ricerca sotto il diretto controllo della FDA è ritenuta la sola via per stabilire una verità medica. Se qualcuno non versa al FDA un anticipo minimo di 30 milioni di US-dollari con la richiesta di iniziare a legalizzare nel campo medico la scoperta di un nuovo farmaco abbinato ad un numero modico di pazienti che hanno dato prova della loro guarigione, anche se esiste una realtà verace e tangibile della sua efficacia, non potrà mai pubblicare e tantomeno vendere il proprio prodotto.

30 milioni di US-dollari è solo la prima tranche che la FDA richiese a Jim

Humble per poter prendere in considerazione l'MMS ed iniziare i test di laboratorio necessari per poterlo poi legalizzare e quindi riconoscerlo come un vero farmaco antitumorale.

Fino ad ora, nessuna vera cura medica è riuscita a passare oltre questa barriera di requisiti monopolistici multimilionari. Non solo le grandi case farmaceutiche spendono milioni nei loro test, ma centinaia di migliaia di medici e studenti universitari adorano il così detto: "Metodo scientifico dei test multimilionari".

Sulle storie di successo di persone che erano malate ma che sono guarite tramite il giusto uso dell'MMS esiste una fitta omertà politica e quindi vengono cancellate legalmente dai siti web, come se la loro esperienza e testimonianza personale non avesse nessun senso. No, non li considerano affatto degni di attenzione ma pericolosi e controproducenti per il loro business farmaceutico.

Le case farmaceutiche, con l'aiuto della comunità scientifica, hanno creato una loro legale "verità medica" e monopolistica. Questa loro Legge assicura di non avere competizioni con farmaci veramente efficaci.

Sfortunatamente, per molti pazienti affetti da un tumore e da altre gravi patologie anche terminali, questo potentissimo gruppo medico-politico-commerciale-monopolistico, non desidera affatto la gente sana, ma, in primo luogo, è avidamente bramoso del denaro proveniente dalle insanabili malattie di pazienti che per lunghi anni saranno obbligatoriamente destinati a fare la spola di speranza (ospedale-casa-ospedale) fino al loro decesso.

Il loro motto principale è: "Se guarisci definitivamente una persona malata, questo smetterà di usufruire dei servizi e dei farmaci ospedalieri e quindi di pagarti".

Questa è una verità del tutto evidente che la gente comune sembra non considerare.

EPILOGO

Una pagina web non oscurata, scritta in data 13/11/2015 dalla Dott.ssa Renata Ughini parla del tema: "MMS: Miracle Mineral Solution per l'auto-guarigione della bocca"

Vedi: www.channelhealing.it/blog/mms-miracle-mineral-solution-per-lauto-guarigione-della-bocca.html);

mentre la sua seguente pagina web, già oscurata, tratta il tema dell'MMS e della sua efficacia sanatoria.

La dottoressa scrisse:

«No, non è la sigla con cui siamo soliti definire i messaggini telefonici... MMS è, a detta del suo scopritore, "Il più potente killer delle malattie che sia mai stato conosciuto"!

Jim Humble, ingegnere minerario statunitense, l'ha sperimentato per la prima volta in Africa sui malati di malaria, registrando percentuali altissime di guarigioni in poche ore. Da allora, MMS è stato utilizzato da milioni di persone affette da gravi patologie come cancro, artrite, epatite, intossicazioni, infezioni, parassitosi di vario genere dovute a candida, vermi intestinali, ipercolesterolemia, ecc..., con elevate percentuali di successo.

MMS non è una medicina, non è riconosciuto dalle autorità mediche e sanitarie, non viene prodotto da alcuna ditta farmaceutica, dunque non si può asserire che sia un farmaco o una cura specifica.

Ma allora, che cos'è questo MMS? A cosa si deve la sua utilità e il conseguente incremento della sua diffusione?

Si tratta dello ione biossido di cloro, comunemente conosciuto come ossigeno stabilizzato o sodio clorito, in soluzione al 28%. Il segreto della sua efficacia consiste nell'aggiunta di aceto o limone o acido citrico pochi minuti prima dell'assunzione, ciò crea una soluzione attiva che una volta ingerita rilascia nel corpo ossigeno stabilizzato per circa 12 ore.

Il sistema immunitario utilizza normalmente l'ossigeno per espellere le sostanze patogene, in un processo chiamato ossidazione; MMS, trasportando in tutto il corpo ossigeno stabilizzato, favorisce e potenzia tale processo, ossidando gli ossidanti, cioè colpendo in maniera selettiva tutto ciò che ha un PH troppo acido, e che quindi è incompatibile con la vita.

Una volta esaurito il suo compito, MMS si trasforma in sale da cucina e viene tranquillamente espulso dalle urine.

Si può quindi immaginare quale rinforzo MMS può dare al nostro sistema immunitario, cronicamente deficitario di risorse adeguate a fronteggiare i continui attacchi a cui è sottoposto al giorno d'oggi, tra inquinamento, alimenti di dubbio valore dietetico, stress e medicinali.

Prove effettuate in laboratorio hanno da tempo provato che non c'è nessun elemento patogeno, nessun virus o batterio o parassita o sostanza ossidante, in grado di resistere all'ossigeno stabilizzato. Per questo motivo viene usato nelle sale operatorie e, in minime quantità, per potabilizzare l'acqua.

Ma prima di Jim Humble, nessuno ebbe l'idea di utilizzarlo direttamente sul corpo umano, in quanto nessuno pensò ad associarlo all'acido citrico per ottenere una molecola compatibile col sistema digerente.

MMS è un preparato in gocce di facile assunzione (troverete le istruzioni allegate al flacone o sul sito italiano www.miraclemineral.it).

MMS ha un costo molto contenuto, data la sua semplicità si può anche crearlo in casa, a tal fine Jim Humble ha pubblicato la formula e la procedura di preparazione, per evitare che un eventuale azione di boicottaggio delle multinazionali farmaceutiche potesse un giorno bloccare irrimediabilmente la diffusione di questo rimedio (per ora tale parte del libro di Jim Humble è disponibile solo in inglese, si veda il sito).

Per chi lo vuole acquistare, è venduto solo sul web, non esiste nei negozi o nelle farmacie. Il sito italiano che lo commercializza, partecipa ad un progetto di aiuti sanitari in Africa.

Al momento MMS è classificato come potabilizzatore. Non fa parte dei cosiddetti "rimedi naturali" o erboristici, in quanto si tratta di una sostanza "chimica", e a tal proposito si è già notato con rammarico che esso è oggetto non solo delle antipatie delle case farmaceutiche, ma anche della immotivata disapprovazione di alcuni naturopati e professionisti del benessere, più propensi a commercializzare prodotti costosi...

MMS è umile come Humble, il suo scopritore.

Jim Humble dice: "E' ora che ognuno si prenda la responsabilità della propria salute, diventando il medico di se stesso".

Cosa si intende con questa affermazione? Certamente non che si prendano farmaci e rimedi con superficialità, in modo avventato, solo per lenire un sintomo! Intende invece essenzialmente che ogni essere umano incominci ad ascoltarsi. Ciò è indispensabile per arrivare ad assumere correttamente MMS.

Per quanto riguarda la quantità di gocce consigliata, infatti, non trattandosi di un farmaco non esistono indicazioni precise, ma solo un protocollo di massima, che non è da seguire alla lettera, ma da adattare alle proprie esigenze e ai ritmi naturali del proprio corpo. Per esempio, è consigliato partire da 1 goccia e il giorno successivo aumentare di 1 passando a 2, ecc...fino ad arrivare a 15. Ma l'arco di tempo nel quale passare da 1 a 15 gocce non deve necessariamente essere 15 giorni.

Esistono soggetti più sensibili al processo di depurazione dell'MMS, tali persone registreranno lievi disagi legati all'espulsione delle tossine, quali: nausea, diarrea, vuoto di stomaco, debolezza...Questi segnali vanno correttamente interpretati: non si tratta del fatto che MMS sia tossico o nocivo di per sé, ma che sta portando a galla le sostanze patogene, i radicali liberi, virus, ecc... presenti nel nostro corpo, ossidandole e trascinandole verso...l'uscita!

Dunque, al primo lieve segnale di "crisi di depurazione", il soggetto dovrà ridurre la quantità di gocce e procedere più lentamente, altrimenti si rischia di muovere e eliminare troppe tossine, più di quanto il nostro corpo sia in grado di sopportare.

Siamo abituati a convivere con quantità di tossine relativamente elevate, esposti come siamo a interferenze ambientali, e anche…mentali (non dimentichiamo che anche i pensieri negativi si traducono in tossine…) e una repentina ed eccessiva pulizia genera inevitabilmente disagio al nostro corpo.

Ascoltiamoci, dunque, prendiamoci cura noi in prima persona, facendo attenzione accurata a come conduciamo l'esperienza di veicolare una maggior quantità di ossigeno nel nostro corpo mediante MMS.

E nel portare attenzione, MMS diviene anche un efficace strumento di crescita personale, allorché diveniamo consapevoli dei collegamenti tra le tossine fisiche che stiamo evacuando e le tossine mentali e emozionali che inevitabilmente le accompagnano e che vengono a galla per esser riconosciute e fuoriuscire. Sembra questo uno degli inconfessati motivi per cui alcune persone interrompono l'esperienza MMS quando è ancora agli inizi.

Incolpare MMS per il disturbo o disagio (legato ai segni di detossicazione) può qui equivalere al modello emotivo e mentale di dar la colpa agli altri invece che assumersi la responsabilità.

Al fine di evitare problemi con le autorità sanitarie e con le autorità giudiziarie, si afferma quanto segue. Il contenuto di questo scritto ha carattere puramente informativo. Non è inteso come consiglio medico, né è inteso come consiglio allontanarsi dai medici. Non si afferma che MMS cura, diagnostica o previene malattie. A chiunque necessiti di cure mediche, si consiglia di rivolgersi al proprio medico. MMS non è stato valutato, né approvato dalle autorità sanitarie.

MMS è una soluzione per potabilizzare l'acqua, e solo a tale scopo va usata. Le suddette informazioni a proposito degli usi curativi di MMS sono solo il frutto di esperienze e non consigli medici. Qualunque cosa il lettore decida di fare con la sua salute, è una sua esclusiva scelta e si declina pertanto ogni responsabilità in merito.

Puoi acquistare MMS:
- nel mio studio (www.channelhealing.it/contattami.html) a Caprino Veronese (VR) Dott.ssa Renata Ughini»

RINGRAZIAMENTI

L'Autore ringrazia vivamente la disponibilità ottenuta da Autori, Editori, Storici, Politici, Economi, Parlamentari, e altri nella ricerca, supporto e gentile concessione della delibera ricevuta sui diritti letterari e iconografici conseguiti a libero uso attraverso basilari edizioni, pubblicazioni, articoli di studio, stampe, opuscoli, cataloghi d'informazione e materiale didattico specialistico riguardanti il delicato filo conduttore quale linea ideale che costituisce l'elemento di coerenza del particolare ragionamento racchiuso nella presente opera dal tema: "MMS – UN'ANTIDOTO IN PIU' CONTRO IL CANCRO".

Questa cooperazione di supporto razionale ha portato a sublimare l'obiettivo dell'Autore, pervenendo a risultati di notevole efficacia a favore del comune interesse pubblico riguardo alla professione del mondo alberghiero. Si ringrazia in particolare la gentile disponibilità per la realizzazione, progettazione, grafica ottenuta dalla società editrice e l'Editore che ha curato con responsabilità il settore dell'attività narrativa, i punti di vista e la saggistica del contenuto in questa pubblicazione.

L'Autore si dichiara pienamente disponibile e in particolare verso gli aventi diritto, a qualsiasi titolo, per gli articoli e le opere letterarie descritte e riportate, ma non potuti in precedenza e in nessun modo possibile e ripetutamente trovarne e reperirne gli Editori, Autori e chi in possesso dei diritti riservati.

Augurandoci di non aver commesso errori di attribuzione e di non aver omesso, contro la nostra volontà, qualche indicazione di fonte, l'Autore ha elencato nei paragrafi e qui di seguito tutti coloro che, direttamente e indirettamente, hanno contribuito o concesso la propria collaborazione, e a buon rendere li ringrazia nuovamente.

Una copia gratuita di questo libro, in formato PDF, si può richiedere presso: sergiofelleti@gmail.com

NOTA INFORMATIVA & COPYRIGHT

"In questa sua opera, l'Autore ha fatto uso del suo diritto di libertà di parola, di pensiero, di giudizio, di opinione, di stampa e nel rispetto legislativo art. 21 della Costituzione Italiana, del Codice Civile art. 2575 e seguenti, secondo la Legge 633 del 1941 art. 13, art. 68.3, art. 64-sexies.2. Protezione diritto d'autore: Legge n. 248/2000.

Sono stati usati e trattati riferimenti ed un insieme di testi e articoli resi disponibili nel rispetto dei termini della Gnu Free Documentation License. Licenze: Gnu General Public License.·Gnu Lesser General Public License.·Gnu (Varianti)·Hurd.

Lista dei pacchetti Gnu. Gpl linking exception.·Software:·Gtk+.·Gnome.·Gimp. Licenza Gnu Fdl. Cc By-Sa. Gnu Affero General Public License.Licenze Creative Commons (CC).

Bash.·Emacs.·Screen.·Gcc. Grub. Gzip.·Gnash.·Civil law. Opere o parti di opere soggette al libero utilizzo: artt. 65-71 (Art. 70 comma 1-bis) quinquies della Legge n. 633/41.

Legge n. 2/08 Art. 2 concetto del "fair use" finalità educative senza fini di lucro: l'Art. 10 della Convenzione di Berna, dispone la libertà d'uso equo di testi nei limiti giustificati per le seguenti finalità: diritto di citazione, di riassunto e riproduzione di brani o di parti d'opera per scopi di critica, di informazione, di recensione, di discussione, di insegnamento, di studio, di antologia e di ricerca. Il D. L. n. 68 del 9/4/2003 ha introdotto l'espressione di comunicazione al pubblico, per cui il diritto è esercitabile su ogni mezzo di comunicazione di massa, incluso il web.

Parte della composizione del libro è stata redatta attraverso le molteplici informazioni esposte dagli "Organismi giornalistici" e dalle "Agenzie Nazionali di stampa" oltre a diverse fonti, cataloghi, bibliografie generali, repertori, reti telematiche, riferimenti letterari selettivi, collezioni bibliotecarie, svariati volumi, edizioni, quotidiani e varie opere televisive, acquisiti per diritto di stampa o per gentile concessione e comunque nel rispetto della Copyright e articoli legislativi.

Ai sensi delle Leggi sul Diritto d'Autore: Titolo IX del libro V del c., artt. 2575-2594 c.c., nonché L. n. 633/1941 e successive modifiche come dal DLGS. n. 169/1999 e/o del Codice con Dlgs. 10/2/2005 n. 30 - DL n. 68/2003 (*fair use*) e direttiva 2001/29/CE (Ipred2 emendamento 16) è possibile chiedere preventiva autorizzazione all'autore, qual unico proprietario intellettuale dell'opera, per l'utilizzo di una parte equa dei suoi articoli.

In relazione al "Diritto di Cronaca", il comma II dell'articolo 65 della Legge prevede che "la riproduzione o comunicazione al pubblico di opere o materiali protetti, se utilizzati in occasione di avvenimenti di attualità è consentita ai fini dell'esercizio del diritto di cronaca e nei limiti a scopo informativo, sempre che si indichi, salvo caso di impossibilità, la fonte, incluso il nome dell'autore, se riportato".

La Legge rende quindi possibile l'utilizzo di contenuti già pubblicati e protetti da copyright previa citazione della fonte.

L'Unione Europea ha emanato la direttiva 2001/29/CE del 22 maggio 2001 che i singoli Paesi hanno applicato alla propria legislazione. Il parlamento europeo nell'approvare la direttiva Ipred2, in tema di armonizzazione delle norme penali in tema di diritto d'autore, ha approvato anche l'emendamento 16, secondo il quale "Gli Stati membri provvedono a che l'uso equo di un'opera protetta, inclusa la riproduzione in copie o su supporto audio o con qualsiasi altro mezzo, a fini di critica, recensione, informazione, insegnamento (compresa la produzione di copie multiple per l'uso in classe), studio o ricerca, non sia qualificato come reato".

Nel vincolare gli stati membri ad escludere la responsabilità penale, l'emendamento si accompagnava alla seguente motivazione: "La libertà di stampa deve essere protetta da misure penali. Professionisti quali i giornalisti, gli scienziati e gli insegnanti non sono criminali, così come i giornali, gli istituti di ricerca e le scuole non sono organizzazioni criminali. Questa misura non pregiudica tuttavia la protezione dei diritti, poiché è possibile il risarcimento per danni civili".
29)*

Quest'opera non rappresenta una testata giornalistica in quanto potrebbe essere aggiornata senza alcuna periodicità. Non può pertanto considerarsi un prodotto editoriale. Singole immagini e alcuni testi inseriti in questo libro sono tratti, in parte, da Internet; qualora la loro pubblicazione violasse eventuali diritti d'autore, vogliate comunicarlo a sergiofelleti@gmail.com e saranno subito rimossi.

Una copia gratuita di questo libro, in formato PDF, si può richiedere presso: sergiofelleti@gmail.com

VIDEO ATTINENTI AL TEMA: MMS E CANCRO

https://youtu.be/YnDNSVKMnp0
https://youtu.be/Zvut8wxGlMU
https://youtu.be/oSo_gpMBu8M
https://youtu.be/mq_zQhZETdg
https://youtu.be/o50UeclHvmY
https://youtu.be/a7BuOUNVq2Q
https://youtu.be/19AD7uy7Sqw
https://youtu.be/j8dw4oAfunQ
https://youtu.be/nePtvVbZ3SE

FONTI DI RIFERIMENTO E CITAZIONI

1)* www.airc.it/cancro/cos-e/come-nasce-tumore/
Articolo conforme ai principi HONCode
2)* Lancet, 20/7/2002, 360(9328):187-95
3)* Istituto Nazionale dei Tumori - Obesity and Mortality from Cancer in a Prospectively Studied Cohort of U.S. Adults, E. Calle et al., N Engl J Med 348;17, 04/2003
4)* http://salute.doctissimo.it/malattie/tumori/differenze-tumore-maligno-benigno.html - di Giuditta Danzi.
5)* www.my-personaltrainer.it/fisiologia/linfonodi.html
6)* Associazione Italiana di Oncologia Medica
La guida per conoscere una delle armi fondamentali nella lotta al cancro
"Chemioterapia 100 domande100 risposte"
Editore: Intermedia
Via Malta 12/B, Brescia - 030 226105 - intermedia@intermedianews.it
www.medinews.it - www.intermedianews.it
Autori: Mauro Boldrini, Sabrina Smerrieri, Paolo Cabra
Coordinamento scientifico: Associazione Italiana di Oncologia Medica (AIOM)
Presidente Prof. Carmine Pinto
Via Nöe 23, Milano - 02 70630279 - aiom@aiom.it - www.aiom.it
Grafica: Luisa Goglio - © 2017 Intermedia srl
www.aiom.it/pazienti/iniziative-eventi-pubblici/chemio-terapia%3A-100-domande-100-risposte/1,4077,1,
7)* www.airc.it/cancro/terapia-tumori/radioterapia/
8)* http://salute.doctissimo.it/malattie/tumori/immunoterapia-in-cosa-consiste.html

8-B)* http://best5.it/post/5-principali-sistemi-difesa-corpo-umano/
9)* www.airc.it/tumori/tumore.asp
10)* http://www.scienzaeconoscenza.it/blog/cancro-medicina-alternativa-cure-naturali/tumore-ph-alcalino
11)* www.scienzaeconoscenza.it/blog/cancro-medicina-alternativa-cure-naturali/tumore-ph-alcalino
12)* Vedi l'articolo pubblicato da La Repubblica, dal titolo: "Lotta al tumore - Una molecola disorienta il cancro - E sulle terapie si punta sugli antiacidi" www.repubblica.it/salute/ricerca/2010/09/27/news/cancro_una_molecola_spegne_i_geni_responsabili_della_crescita_delle_cellule_cancerose-7490226/?ref=HREC2-12
13)* www.dionidream.com/lequilibrio-acido-base-una-breve-introduzione-scientifica/
14)* www.dionidream.com/17-segni-acidita-9-modi-alcalinizzarlo-rapidamente/
15)* www.cure-naturali.it/integratori-naturali/969/quali-sono-quando-usare-integratori-alcalinizzanti/5093/a
16)* – Hietavala EM et al. Effect of diet composition on acid-base balance in adolescents, young adults and elderly at rest and during exercise. Eur J Clin Nutr. 2015 Mar; 69(3):399-404.
– Balancing Act: Why pH is Crucial to Health. Dr. Axe.
– Rotin D et al. Cytotoxicity of compounds that interfere with the regulation of intracellular pH: A potential new class of anticancer drugs. Cancer Res. 1987 Mar 15;47(6):1497-504.
– N Mesner and J Geiger. (June 2005) "Understanding your watershed: What is pH?," Utah State University Extension.
17)* https://it.wikipedia.org/wiki/Dieta_alcalina
18)* www.istitutotumori.mi.it/upload_files/WCRF_2007.pdf
www.airc.it/cancro/affrontare-malattia/corretta-alimentazione/#p2
Autore: Roberta Villa, Elisa Buson - Articolo conforme ai principi HONCode
19)* www.aimac.it
20)* www.my-personaltrainer.it/salute/tumori.html
21)* https://it.wikipedia.org/wiki/Clorito_di_sodio#cite_ref-1 Sigma Aldrich; rev. del 05.11.2012
22)* Vedi video: https://youtu.be/a7BuOUNVq2Q
23)* Che cos'è l'MMS? con Andreas Kalcker - https://youtu.be/mq_zQhZETdg
24)* www.waterteam.it/
25)* www.vitalchimia.org - www.dionidream.com/cose-il-miracle-mineral-solution-mms/
www.miraclemineral.org
26)* www.nexusedizioni.it/it/CT/mms-teoria-e-pratica-di-un-integratore-straordinario-4863
27)* www.miraclemineral.it/chimica_del_sangue.php
www.procaduceo.org/it_schede/malaria.htm

http://compressamente.blogspot.it/2014/06/mms-lintegratore-miracoloso.html
28)*https://books.google.it/books?id=NA_RaSi4xZIC&pg=PT67&lpg=PT67&dq=Clorito+di+sodio+NaClo2+mms+%C3%A8+legale?&source=bl&ots=RAWrOl5i5D&sig=I3kg8oUAVUXLOevYZGwC-bPen6s&hl=it&sa=X&ved=0ahUKEwiHlNOT04fYAhUMsxQKHUs-Cb4Q6AEIPzAE#v=onepage&q=Clorito%20di%20sodio%20NaClo2%20mms%20%C3%A8%20legale%3F&f=false
29)* wikipedia.org/wiki/Diritto_di_citazione

- Fonti delle pagine medico-scientifiche: alcuni testi sono stati prodotti da AIRC (Associazione Italiana per la Ricerca sul Cancro) in collaborazione con:
Agenzia Zadig - Informazione e formazione in ambito scientifico - www.zadig.it
- Agenzia Zoe - Informazione medica e scientifica - www.agenziazoe.it
- Associazione Italiana di Oncologia Medica
- AGENAS (Agenzia Nazionale per i Servizi Sanitari Regionali) www.agenas.it
- AI FA (Agenzia Italiana del Farmaco) www.agenziafarmaco.gov.it
- AIM aC (Associazione Italiana Malati di Cancro, parenti e amici) www.aimac.it
- AIOM (Associazione Italiana di Oncologia Medica) www.aiom.it
- AIRC (Associazione Italiana per la Ricerca sul Cancro) www.airc.it
- AIRTUM (Associazione Italiana Registri Tumori) www.registri-tumori.it
- ALLEANZA CONTRO IL CANCRO - www.alleanzacontroilcancro.it
- ANT (Associazione Nazionale Tumori) www.ant.it
- AURO (Associazione Urologi Italiani) www.auro.it
- FAVO (Federazione Italiana delle Associazioni di Volontariato in Oncologia) www.favo.it
- FEDERAZIONE CURE PALLIATIVE - www.fedcp.org
- FONDAZIONE AIOM - www.aiom.it/fondazioneaiom/1,107,1
- FONDAZIONE INSIEME CONTRO IL
- CANCRO - www.insiemecontroilcancro.net
- FONDAZIONE MELANOMA - www.fondazionemelanoma.org
- FONDAZIONE UMBERTO VERONESI - www.fondazioneveronesi.it
- IL RITRATTO DELLA SALUTE - www.ilritrattodellasalute.org
- ISTAT - www.istat.it
- ISTITUTO SUPERIORE DI SANITÀ - www.iss.it
- LA LOTTA AL CANCRO NON HA COLORE - www.lalottaalcancrononhacolore.org
- LILT (Lega Italiana Lotta Tumori) www.lilt.it
- MINISTERO DELLA SALUTE - www.salute.gov.it
- SIAPEC -IAP (Società Italiana di Anatomia Patologica e Citologia Diagnostica) www.siapec.it
- SIPO (Società Italiana di Psiconcologia) www.siponazionale.it
- SIURO (Società Italiana di Urologia Oncologica) www.siuro.it
- INTERNAZIONALI ASCO (American Society of Clinical Oncology)

www.asco.org
- CANCER NET WORK - www.cancernetwork.com
- CANCER WORLD - www.cancerworld.org
- ECPC (European Cancer Patient Coalition) www.ecpc.org
- EMA (European Medicines Agency) www.ema.europa.eu
- ESMO (European Society for Medical Oncology) www.esmo.org
- IARC (International Agency for Research in Cancer) www.iarc.fr
- IASLC (International Association for the Study of Lung Cancer) www.iaslc.org
- START (State of the Art Clinical Oncology in Europe) www.startoncology.net
- WHO (World Health Organization) www.who.int
- www.airc.it/cura-del-tumore/chemioterapia.asp
- www.airc.it/cancro/disinformazione/chemioterapia-fa-male
- Chemotherapy. National Cancer Institute,
- www.cancer.gov/about-cancer/treatment/types/chemotherapy
- www.fondazioneveronesi.it
- La chemioterapia. Arcispedale Santa Maria Nuova di Reggio Emilia – IRCCS.
- La chemioterapia – Quando, perché, quali effetti. AIM aC, La Collana del Girasole.
- La chemioterapia – Quando è utile, quali sono i suoi risultati, gli effetti collaterali.
- Fondazione IRCCS Istituto Nazionale dei Tumori, I Manuali di Ulisse.
- Understanding Chemotherapy, www.cancer.net/navigating-cancer-care/howcancer-treated/chemotherapy/understanding-chemotherapy
- The Acid-Alkaline Diet for Optimum Health by Christopher Vassey N.D.
- Alkalize or Die by Theodore A. Baroody, N.D., D.C., Ph.D.
- Seifter JL. Acid-base disorders. In: Goldman L, Schafer AI, eds. *Goldman's Cecil Medicine*. 24th ed. Philadelphia, Pa: Elsevier Saunders; 2011:chap 120.
- The Alkaline Diet: Is There Evidence That an Alkaline pH Diet Benefits Health?
- Diet, evolution and aging–the pathophysiologic effects of the post-agricultural inversion of the potassium-to-sodium and base-to-chloride ratios in the human diet.
- Minerals and Disease; Journal of Orthomolecular Medicine Vol. 10, No. 3 & 4, 1995; Joseph D. Campbell.
- http://salutenaturale.forumattivo.com/t1973-mms-il-libro-di-jim-humble-1a-parte-free-download.
- http://miraclemineral.org
- www.epa.gov/safewater/mdbp/pdf/alter/chapt_4.pdf
- Food Standards Australia New Zealand, "Final Assessment Report – Application A476 – Acidified Sodium Chlorite as a Processing Aid", 12/03, 8 ottobre 2003, presso: www.foodstandards.gov.au/_srcfiles/A476_Chlorite_Final_Assessment_Report.pdf

- Rubinstein, A., Chanh, T., Rubinstein, D.B., "Chlorine dioxide sterilization of red blood cells for transfusion, additional studies", Int Conf AIDS 7–12 agosto 1994; 10:235 (abstract no. PB0953), presso: http://gateway.nlm.nih.gov/MeetingAbstracts/102210422.html
- "Use of a Chemically Stabilized Chlorite Solution for Inhibiting an Antigen-Specific Immune Response" (WO/1999/017787), presso: www.wipo.int/pctdb/en/wo.jsp?wo=1999017787&IA=WO1999017787&DISPLAY=DESC
- Humble, Jim V., "A Miracle Treatment for Malaria and Other Diseases", NEXUS 2008; 15(2).
- Last, Walter, "Sodium Chlorite: The Miracle Mineral Solution (MMS)", presso: www.health-science-spirit.com/MMS.html
- "Important Info – 2. The Standard MMS Protocol", presso: http://miraclemineral.org/importantinfo.php
- "A New Way to Administer MMS", presso: http://mms-articles.com/dmso-article.htm
- "MMS Intravenous Methods", presso: http://jimhumble.biz/biz-intervenous.htm
- Mulhall, Douglas, "The Nanobacteria Link to Heart Disease and Cancer", NEXUS 2005; 12(5) (nr. 62 ediz. Italiana).
- Per dettagli, vedere Walter Last, "The Ultimate Cleanse", presso: www.health-science-spirit.com/ultimatecleanse.html
- Last, Walter, "The Holistic Solution to Overcoming Cancer", NEXUS 2008; 16(1); vedere anche: www.health-science-spirit.com/cancersolution.htm
- Last, Walter, "How to Overcome Autoimmune Diseases", presso: www.health-science-spirit.com/autoimmune.htm
- Lyons, Graham, "Selenium and hepatitis C: a treatment role", presso: www.laucke.com.au/health/SeHepC.htm
- "Important Info – Why antioxidants to combat any excessive aging are not necessary?", presso: http://miraclemineral.org/importantinfo.php
- Hesselink, Thomas Lee, "On The Mechanisms Of Toxicity Of Chlorine Oxides Against Malarial Parasites – An Overview", presso: http://bioredox.mysite.com/CLOXhtml/CLOXprnt+refs.htm; anche in http://miraclemineral.org/part2.php
- Last, Walter, "How to Overcome Autoimmune Diseases", presso: www.health-science-spirit.com/autoimmune.htm

IL SEGUENTE LIBRO E' LA PRIMA PARTE DI QUESTA SERIE
SUL CANCRO & L'MMS (Mineral Master Supplement)

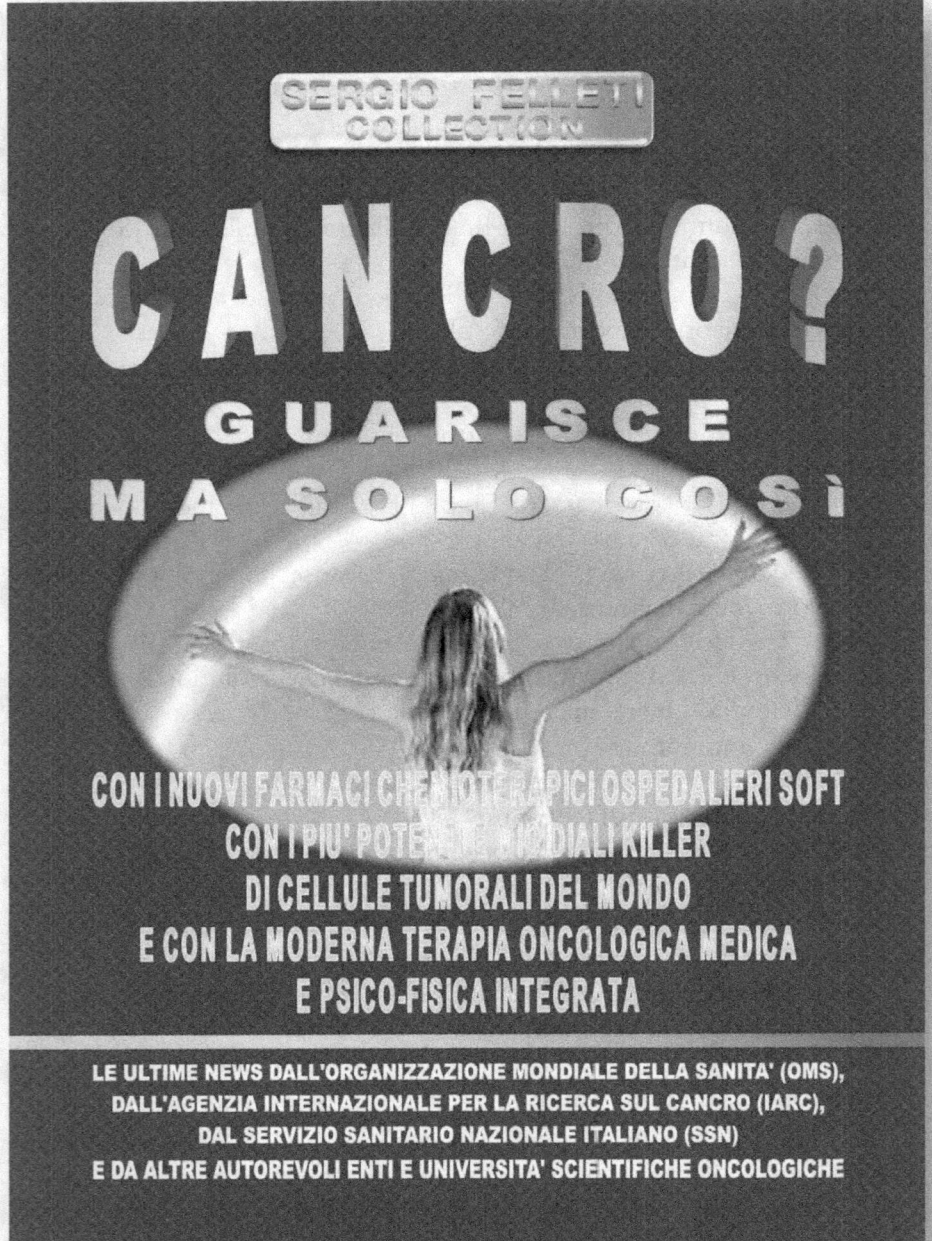